CASOS CLÍNICOS
EM ANATOMIA

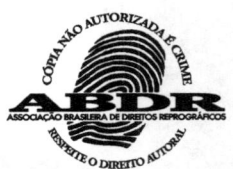

C341   Casos clínicos em anatomia / Eugene C. Toy ... et al. ; tradução e
        revisão técnica: Alexandre Lins Werneck. – 3. ed. – Porto
        Alegre : AMGH, 2016.
        xiii, 402 p. : il. ; 23 cm.

        ISBN 978-85-8055-562-2

        1. Medicina. 2. Anatomia – Casos clínicos. I. Toy, Eugene C.

CDU 611.01

Catalogação na publicação: Poliana Sanchez de Araujo – CRB 10/2094

3ª Edição

CASOS CLÍNICOS
EM ANATOMIA

TOY • ROSS • ZHANG • PAPASAKELARIOU

Tradução e revisão técnica:
Alexandre Lins Werneck
Tradutor e Professor na Faculdade de Medicina
de São José do Rio Preto (Famerp).
Mestre e Doutor em Ciências da Saúde:
Anatomia Humana pela Famerp.

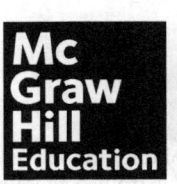
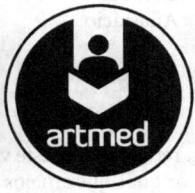

AMGH Editora Ltda.

2016

Obra originalmente publicada sob o título *Case Files Anatomy*, 3rd Edition
ISBN 0071794867 / 9780071794862

Original edition copyright©2014, The McGraw-Hill Global Education Holdings, LLC, New York, New York 10121. All rights reserved.

Portuguese language translation copyright©2016, AMGH Editora Ltda., a Grupo A Educação S.A. company. All rights reserved.

Gerente editorial: *Letícia Bispo de Lima*

Colaboraram nesta edição

Editora: *Mirela Favaretto*

Preparação de originais: *Alda Rejane Barcelos Hansen*

Leitura final: *Rebeca dos Santos Borges*

Arte sobre capa original: *Márcio Monticelli*

Editoração: *Bookabout – Roberto Carlos Moreira Vieira*

> NOTA
>
> A anatomia é uma ciência em constante evolução. À medida que novas pesquisas e a experiência clínica ampliam o nosso conhecimento, são necessárias modificações no tratamento e na farmacoterapia. Os autores desta obra consultaram as fontes consideradas confiáveis, em um esforço para oferecer informações completas e, geralmente, de acordo com os padrões aceitos à época da publicação. Entretanto, tendo em vista a possibilidade de falha humana ou de alterações nas ciências médicas, os leitores devem confirmar estas informações com outras fontes. Por exemplo, e em particular, os leitores são aconselhados a conferir a bula de qualquer medicamento que pretendam administrar, para se certificar de que a informação contida neste livro está correta e de que não houve alteração na dose recomendada nem nas contraindicações para o seu uso. Essa recomendação é particularmente importante em relação a medicamentos novos ou raramente usados.

Reservados todos os direitos de publicação, em língua portuguesa, à
AMGH EDITORA LTDA., uma parceria entre GRUPO A EDUCAÇÃO S.A.
e McGRAW-HILL EDUCATION
Av. Jerônimo de Ornelas, 670 – Santana
90040-340 – Porto Alegre – RS
Fone: (51) 3027-7000 Fax: (51) 3027-7070

Unidade São Paulo
Av. Embaixador Macedo Soares, 10.735 – Pavilhão 5 –
Cond. Espace Center – Vila Anastácio
05095-035 – São Paulo – SP
Fone: (11) 3665-1100 Fax: (11) 3667-1333

SAC 0800 703-3444

É proibida a duplicação ou reprodução deste volume, no todo ou em parte, sob quaisquer formas ou por quaisquer meios (eletrônico, mecânico, gravação, foto cópia, distribuição na Web e outros), sem permissão expressa da Editora.

IMPRESSO NO BRASIL
PRINTED IN BRAZIL

AUTORES

Eugene C. Toy, MD
Vice Chair of Academic Affairs and Program Director
Houston Methodist Hospital
Obstetrics and Gynecology Residency Program
Houston, Texas
Clinical Professor and Clerkship Director
Department of Obstetrics and Gynecology
University of Texas Medical School at Houston
Houston, Texas
John S. Dunn Senior Academic Chair
St. Joseph Medical Center
Houston, Texas

Lawrence M. Ross, MD, PhD
Adjunct Professor
Department of Neurobiology and Anatomy
University of Texas Medical School at Houston
Houston, Texas

Han Zhang, MD
Associate Professor, Research
Department of Neurobiology and Anatomy
University of Texas Medical School at Houston
Houston, Texas

Cristo Papasakelariou, MD, FACOG
Clinical Professor,
Department of Obstetrics and Gynecology
University of Texas Medical Branch
Galveston, Texas
Clinical Director of Gynecologic Surgery
St. Joseph Medical Center
Houston, Texas

Allison L. Toy
Senior Nursing Student
Scott & White Nursing School
University of Mary Hardin-Baylor
Belton, Texas
Revisora de originais

Ashley L. Gunter, MD
Resident Physician in Internal Medicine
University of Texas Medical School at Houston
Houston, Texas
Laceração do manguito rotador

Konrad P. Harms, MD
Associate Program Director
Obstetrics and Gynecology Residency Program
The Methodist Hospital-Houston
Houston, Texas
Clinical Assistant Professor
Weill Cornell School of Medicine
New York, New York
Abscesso da glândula vestibular maior (de Bartholin)

Krishna B. Shah, MD
Resident in Anesthesiology
Baylor College of Medicine
Houston, Texas
Lesão no joelho

Shen Song
Medical Resident
Emory University School of Medicine
Atlanta, Georgia
Hidrocefalia
Lesão no joelho
Laceração do manguito rotador

DEDICATÓRIA

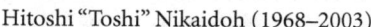
Hitoshi "Toshi" Nikaidoh (1968–2003)

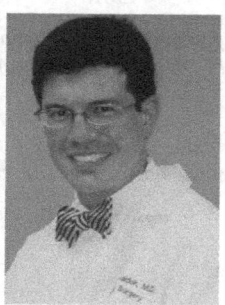

Dedicamos este livro ao nosso querido amigo Dr. Toshi Nikaidoh, que deu o exemplo, sempre além do senso de dever, e, ao longo do percurso, nos ensinou importantes fatos da vida.

Como um futuro cirurgião, ensinou colegas médicos e estudantes iniciantes não apenas como dominar os desafios da anatomia macroscópica, mas também como desenvolver a arte da dissecação e o respeito pelo corpo humano.

Como líder espiritual, ensinou aos grupos de jovens o significado de um bom companheirismo, recordando bons tempos passados em viagens missionárias ao exterior, e também o valor do respeito pelo compartilhamento de sua própria fé ao longo de todo o percurso.

Como médico, ensinou os pacientes não apenas a ter esperança quando tudo parece perdido, mas também a ter fé, pela qual se encontra a paz.

E como amigo, filho, irmão ou apenas como aquele médico alegre no corredor com sua gravata borboleta, ensinou-nos como é realmente possível uma pessoa fazer um mundo de diferença.

A dedicação de Toshi aos alunos e à educação, sua compaixão pelos doentes e os menos afortunados e sua incansável devoção à sua fé, família e amigos continuaram a nos impressionar e a mudar a vida de todos que o conheciam e, até mesmo, que apenas tinham ouvido falar dele.

Miki Takase, MD
Fellow classmate
University of Texas Medical School at Houston
St. Joseph Medical Center Ob/Gyn Resident
Escrito em nome dos muitos amigos, colegas de classe, residentes, corpo clínico e docentes da University of Texas Medical School at Houston and St. Joseph Medical Center

*Em memória do Dr. Hitoshi Nikaidoh, que demonstrou altruísmo,
amor pelos companheiros e compaixão por todos à sua volta.
Ele é o melhor exemplo de médico e fomos abençoados por conhecê-lo.*

ECT

*À minha esposa, Irene; a meus filhos, Chip, Jennifer, Jocelyn, Tricia e Trey; e aos
estudantes de medicina, cada um dos quais me ensinou alguma coisa de valor.*

LMR

*A meus alunos e colegas, que me proporcionam alegria e progresso
no ensino da anatomia, e à minha família por seu apoio infindável.*

HZ

*A meus pais, Kiriaki e Alexander, e à minha esposa, Beth,
pelo apoio, amor e estímulo.*

CP

AGRADECIMENTOS

A inspiração para esta série de ciências básicas aconteceu durante um retiro educacional conduzido pelo Dr. Maximillian Buja, que, naquela época, era o diretor da faculdade de medicina. Dr. Buja atuou como reitor da University of Texas Medical School, em Houston, de 1995 a 2003, antes de ser nomeado vice-presidente executivo para assuntos acadêmicos. É um prazer trabalhar com o Dr. Lawrence Ross, um brilhante professor e anatomista, e meu novo autor cientista, Dr. Han Zhang. Trabalhar em conjunto, durante o processo de escrita, à medida que descreviam com precisão as estruturas anatômicas foi academicamente gratificante, mas não apenas isso, pois também tornou-me um cirurgião melhor. É um privilégio trabalhar com o Dr. Cristo Papasakelariou, um amigo, um cientista, um líder querido e o melhor cirurgião laparoscópico ginecológico que conheço. Gostaria de agradecer à McGraw-Hill por acreditar na concepção de ensino por meio de casos clínicos. Tenho uma dívida muito grande com Catherine Johnson, uma editora entusiástica e estimuladora. É muito bom trabalhar com a minha filha, Allison, estudante do último ano do curso de enfermagem na Scott and White School of Nursing. Ela é uma revisora perspicaz e, no início da carreira, já possui um bom discernimento clínico e uma redação objetiva. Dr. Ross gostaria de agradecer à University of Texas Medical School, em Houston, os desenhos das figuras publicados originalmente no livro *Guide to Human Anatomy*, escrito por Philo et al, Philadelphia: Saunders, 1985. No Hospital Metodista, tenho alta consideração e sou grato aos Drs. Mark Boom, Alan Kaplan e Judy Paukert. No St. Joseph Medical Center, gostaria de agradecer a nossos excepcionais administradores: Pat Mathews e Paula Efird. Fico grato pela assistência e pelos conselhos de Linda Bergstrom. Sem a ajuda de meus colegas, os Drs. Konrad Harms, Priti Schachel, Gizelle Brooks-Carter, John McBride e Russell Edwards, este livro nunca teria sido escrito. Estou muito orgulhoso pelo amor, afeto e estímulo recebidos da minha adorável esposa, Terri, e de nossos filhos, Andy e sua esposa Anna, Michael, Allison e Christina.

Eugene C. Toy

PREFÁCIO

Agradecemos aos muitos estudantes de medicina pelos comentários e sugestões construtivos que recebemos durante os últimos cinco anos. A recepção positiva foi um estímulo incrível, especialmente considerando a vida curta da série Casos Clínicos. Nesta terceira edição de *Casos Clínicos em Anatomia*, conservamos a formatação básica do livro e fizemos melhoramentos na atualização dos capítulos. Novos casos incluem hidrocefalia, lesão na articulação do joelho, irritação do peritônio, lesão no manguito rotador e a síndrome do desfiladeiro torácico. Revisamos os casos com a intenção de aperfeiçoá-los; no entanto, as apresentações na "vida real" padronizadas conforme experiências clínicas reais continuam precisas e instrutivas. Revisamos cuidadosamente as questões de múltipla escolha, reescrevendo-as para melhor compreensão. Esperamos que o leitor continue a ter prazer no aprendizado do diagnóstico e do manejo por meio da simulação de casos clínicos. Certamente é um privilégio sermos professores de tantos alunos e é com essa humildade que apresentamos esta edição.

Os organizadores

SUMÁRIO

SEÇÃO I
Aplicação das ciências básicas à medicina clínica 1

Parte 1. Estratégias para aprendizagem 2
Parte 2. Terminologia básica 2
Parte 3. Técnicas para leitura 3

SEÇÃO II
Casos clínicos 7

SEÇÃO III
Lista de casos 381

Lista por número do caso 383
Lista por assunto (em ordem alfabética) 384

Índice 387

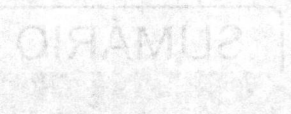

INTRODUÇÃO

Dominar os diversos conhecimentos dentro de uma área como a anatomia é uma tarefa descomunal. É ainda mais difícil basear-se nesse conhecimento, relacioná-lo a um ambiente clínico e aplicá-lo ao contexto individual do paciente. Para adquirir essas habilidades, o estudante aprende melhor com bons modelos anatômicos ou com um cadáver bem dissecado, em uma bancada do laboratório, orientado e instruído por professores experientes e inspirado por uma leitura assídua e autodirecionada. Obviamente, não existe substituição para a educação na bancada do laboratório. Mesmo com um conhecimento apurado da ciência básica, a aplicação desse conhecimento nem sempre é fácil. Portanto, esta coleção de casos de pacientes é elaborada para estimular a abordagem clínica e ressaltar sua relevância para as ciências anatômicas.

Mais importante ainda, as explicações para os casos realçam os mecanismos e os princípios estrutura-função em vez de simplesmente fazer perguntas e respostas de rotina. Este livro está organizado de uma forma versátil, permitindo que o estudante "impaciente" prossiga rapidamente pelas situações e verifique as respostas correspondentes ou considere as explicações estimulantes. As respostas estão organizadas do simples ao complexo: exposição da resposta, uma correlação clínica do caso, um teste de compreensão no final, dicas clínicas para maior ênfase e uma lista de referência para leitura adicional. As vinhetas clínicas são listadas por região anatômica, permitindo um enfoque mais sintetizado do material. Incluímos uma listagem dos casos na Seção III como auxílio para qualquer estudante que desejar testar seus conhecimentos de uma determinada área ou fazer uma revisão de um tópico que inclua definições básicas. Intencionalmente, usamos questões abertas nas situações dos casos para estimular o estudante a refletir sobre as relações e os mecanismos.

SEÇÃO I

Aplicação das ciências básicas à medicina clínica

Parte 1. Estratégias para aprendizagem
Parte 2. Terminologia básica
Parte 3. Técnicas para leitura

Parte 1. Estratégias para aprendizagem

O aprendizado da anatomia consiste não apenas na memorização, mas também na visualização das relações entre as diversas estruturas do corpo e na compreensão de suas funções correspondentes. A memorização mecânica leva ao esquecimento rápido e ao tédio, e o estudante deve ter um enfoque da estrutura anatômica tentando correlacionar sua finalidade com seu plano geral. Estruturas que estão próximas devem ser relacionadas não apenas em termos de espaço, mas também em termos de função. O estudante deve também tentar fazer a projeção da importância clínica para os achados anatômicos. Por exemplo, se dois nervos seguem juntos longitudinalmente para baixo no braço, poderíamos supor que um tumor, uma laceração ou uma lesão isquêmica afetaria ambos os nervos. O próximo passo seria descrever os déficits esperados no exame físico.

O estudante precisa abordar o assunto de uma forma sistemática, estudando as relações **esqueléticas** de uma determinada região do corpo, as **articulações**, o **sistema muscular**, o **sistema circulatório** (incluindo a perfusão arterial e a drenagem venosa), o **sistema nervoso** (p. ex., as inervações neurais motoras e sensoriais) e a **pele**. Cada osso ou músculo é único e, em função de sua estrutura, possui vantagens e limitações, ou talvez vulnerabilidade, para lesões específicas. Estimulamos o estudante a ler, do princípio ao fim, a descrição da relação anatômica em uma determinada região, correlacionar as ilustrações das mesmas estruturas e, assim, tentar visualizar a anatomia em três dimensões. Por exemplo, se os desenhos anatômicos estão no plano frontal, o estudante pode desenhar a mesma região no plano sagital ou transverso, como um exercício para visualizar mais claramente a anatomia.

Parte 2. Terminologia básica

Posição anatômica: A base de todas as descrições nas ciências anatômicas, com a cabeça, os olhos e os dedos dos pés voltados para frente; os membros superiores estendidos ao lado do corpo, com as palmas viradas para frente e os membros inferiores unidos.

Planos anatômicos: Um dos quatro planos comumente descritos é uma divisão pelo corpo. O **plano mediano** é um plano individual orientado verticalmente, dividindo o corpo em metades direita e esquerda, enquanto os **planos sagitais** estão orientados paralelamente ao plano mediano, mas não necessariamente na linha mediana. Os **planos frontais** são perpendiculares ao plano mediano e dividem o corpo em partes anterior e posterior. Os planos **transverso** e **"axial"**[*] passam através do corpo perpendicularmente aos planos mediano e coronal e dividem o corpo em partes superior e inferior.

---

[*] N. de T.: Os termos que não constam da Terminologia Anatômica oficial estão colocados entre aspas.

Termos de direção: Superior (cranial) é em direção à cabeça, enquanto **inferior (caudal)** é em direção aos pés; **medial** é em direção à linha mediana, e **lateral** é para longe da linha mediana. **Proximal** é em direção ao tronco ou à inserção; **distal** é para longe do tronco ou da inserção. **Superficial** é próximo da superfície, enquanto **profundo** é para longe da superfície.

Movimento: Adução é o movimento em direção à linha mediana, enquanto **abdução** é o movimento para longe da linha mediana. **Extensão** é o endireitamento de uma parte do corpo, e **flexão** é a inclinação da estrutura. **Pronação** é a ação de girar o antebraço fazendo a palma girar para trás, já **supinação** é a ação de girar o antebraço, fazendo com que a palma esteja voltada para frente.

Parte 3. Técnicas para leitura

O estudante deve **ler com uma finalidade** e não apenas para memorizar fatos. A leitura com o objetivo de compreender a relação entre estrutura e função é um dos pontos fundamentais para compreender a anatomia. Além disso, a capacidade de relacionar as ciências anatômicas com o quadro clínico é essencial. As seguintes perguntas-chave são úteis para assegurar a aplicação eficaz da informação da ciência básica ao ambiente clínico.

1. **Dada à importância de determinada função exigida, que estrutura anatômica proporciona a capacidade para a realização daquela função?**
2. **Dada a descrição anatômica de uma parte do corpo, qual é sua função?**
3. **De acordo com os sintomas do paciente, que estrutura é afetada?**
4. **Que linfonodos são mais provavelmente afetados pelo câncer em um local específico?**
5. **Se ocorrer uma lesão a uma parte do corpo, qual é a manifestação clínica esperada?**
6. **Levando-se em conta uma anomalia como formigamento, que outros sintomas ou sinais o paciente mais provavelmente teria?**
7. **Qual é o homólogo feminino ou masculino do órgão em questão?**

Consideremos estas sete perguntas com mais detalhes.

1. **Dada à importância de determinada função exigida, que estrutura anatômica proporciona a capacidade para a realização daquela função?**
O estudante deve ser capaz de relacionar a estrutura anatômica a uma função. Quando estuda o membro superior, por exemplo, o estudante pode começar com a afirmação: "O membro superior precisa ser capaz de se movimentar em muitas direções diferentes para conseguir realizar a flexão e a extensão e alcançar o lado (abdução), trazer o braço de volta (adução) ou girar a chave de fenda (pronação/supinação)". Como o membro superior precisa se movimentar em todas essas direções, a articulação entre o tronco e o braço precisa ser muito

versátil. Portanto, a articulação do ombro é uma articulação esferóidea, permitindo o movimento nas diferentes direções exigidas. Além disso, quanto mais rasa for a articulação, maior mobilidade ela terá. No entanto, a versatilidade da articulação torna seu deslocamento mais fácil.

2. **Dada a descrição anatômica de uma parte do corpo, qual é sua função?**
Essa é a congênere da questão anterior, considerando a relação entre função e estrutura. O estudante deve tentar ser imaginativo e não simplesmente aceitar a informação (de rotina) do livro didático. Devemos ser curiosos, perceptivos e distintivos. Por exemplo, um estudante pode supor o porquê de ossos conterem medula e não serem completamente sólidos e pode tentar discorrer da seguinte forma: "A finalidade principal dos ossos é sustentar o corpo e proteger diversos órgãos. Se os ossos fossem sólidos, poderiam ser ligeiramente mais resistentes, mas seriam muito mais pesados e causariam dano ao corpo. Além disso, a produção de células sanguíneas é uma função essencial do corpo. Assim, a medula estando no interior do centro do osso, o processo fica protegido".

3. **De acordo com os sintomas do paciente, que estrutura é afetada?**
Essa é uma das questões mais básicas da anatomia clínica. É também uma das principais perguntas que um clínico precisa responder quando avalia um paciente. Na resolução de problemas clínicos, o médico obtém informações fazendo perguntas (levantando a história) e realizando um exame físico enquanto faz observações. A história é a ferramenta mais importante para se fazer um diagnóstico. Uma compreensão completa da anatomia auxilia extraordinariamente o clínico, porque a maioria das doenças afeta partes do corpo sob a pele e requer "visualizar abaixo da superfície". Por exemplo, uma observação clínica pode ser: "Uma mulher de 45 anos queixa-se de formigamento na área do períneo e tem dificuldade de urinar". O estudante pode supor o seguinte: "A inervação sensorial da área do períneo é por meio dos nervos sacrais S2 a S4, e o controle da bexiga urinária é por meio dos nervos parassimpáticos, também de S2 a S4. Portanto, duas possibilidades são um problema na medula espinal, incluindo aquelas raízes nervosas, ou uma lesão a um nervo periférico. O "nervo pudendo interno inerva a região perineal e está implicado na micção". Mais informações são fornecidas: "A paciente afirma que sofre de lombalgia (dores nas costas) desde que sofreu uma queda há duas semanas". Atualmente, é possível isolar a lesão da coluna vertebral, mais provavelmente a **cauda equina**, que é um feixe de raízes nervosas espinais que atravessam o líquido cerebrospinal.

4. **Que linfonodos são mais provavelmente afetados pelo câncer em um local específico?**
A drenagem linfática de uma região específica do corpo é importante porque o câncer pode se difundir pelos vasos linfáticos, e a dilatação dos linfonodos pode resultar de infecção. O clínico precisa estar atento a essas vias para conhecer onde procurar por metástase (difusão) do câncer. Por exemplo, se um câncer está localizado nos lábios maiores do pudendo feminino (ou no escroto), o linfonodo mais provavelmente afetado é um linfonodo inguinal superficial. O

clínico estaria, assim, em alerta e apalparia a região inguinal à procura de um aumento no linfonodo, que indicaria uma estágio avançado de câncer e um diagnóstico pior.

5. **Se ocorrer uma lesão a uma parte do corpo, qual é a manifestação clínica esperada?**
Se uma laceração, tumor, trauma ou uma bala provoca lesão a uma área específica do corpo, é importante saber que ossos, músculos, articulações, vasos e nervos essenciais podem ter sido afetados. Além disso, um clínico experiente está ciente das vulnerabilidades específicas. Por exemplo, a parte mais fina do crânio localiza-se na região temporal e, abaixo dela, encontra-se a artéria meníngea média. Portanto, um golpe na têmpora pode ser desastroso. Uma laceração na artéria meníngea média levaria a um hematoma epidural (extradural), porque essa artéria se situa superficialmente à dura-máter e provoca dano ao cérebro.

6. **Levando-se em conta uma anomalia como formigamento, que outros sintomas ou sinais o paciente mais provavelmente teria?**
Isso requer um processo de três fases na análise. O estudante deve ser capaz de (a) deduzir a lesão inicial com base nos achados clínicos, (b) determinar o local provável da lesão e (c) fazer uma suposição com base nas informações sobre quais outras estruturas estão bem próximas e, caso lesadas, que manifestações clínicas ocorreriam. Para desenvolver conhecimentos práticos no discernimento dessas relações, devemos começar a partir dos achados clínicos, propor um déficit anatômico, propor um mecanismo ou local da lesão, identificar outro nervo ou vaso ou músculo naquele local, propor o novo achado clínico e assim por diante.

7. **Qual é o homólogo feminino ou masculino do órgão em questão?**
O conhecimento da correlação do homólogo masculino-feminino é importante na compreensão das relações embriológicas e, consequentemente, das relações anatômicas resultantes, porque poucas estruturas precisam ser memorizadas, uma vez que as relações homólogas são mais fáceis de discernir do que duas estruturas separadas. Por exemplo, o suprimento vascular das estruturas homólogas é normalmente semelhante. As artérias ováricas originam-se da parte abdominal da aorta, abaixo das artérias renais. Do mesmo modo, as artérias testiculares originam-se da parte abdominal da aorta.

PONTOS-CHAVE

▶ O estudante deve estudar uma estrutura anatômica visualizando-a e compreendendo sua função.
▶ A posição anatômica padrão é usada como referência para os planos anatômicos e a terminologia do movimento.
▶ Existem sete questões essenciais a se levar em consideração para garantir a aplicação eficaz das informações da ciência básica na área clínica.

REFERÊNCIA

Moore KL, Agur AMR, Dalley AF. *Clinically Oriented Anatomy*, 6th ed. Baltimore, MD: Lippincott Williams & Wilkins, 2010.

SEÇÃO II
Casos clínicos

CASO 1

Uma mulher de 32 anos de idade deu à luz, via parto normal, a uma criança grande (4.800 g), após alguma dificuldade no trabalho de parto. O diabetes, que se desenvolveu durante a gravidez, complicou a progressão do pré-natal. No parto, a cabeça do recém-nascido apareceu, mas os ombros estavam presos atrás da sínfise púbica, exigindo que o obstetra executasse manobras para liberar os ombros do recém-nascido e completar o parto. Percebeu-se que o recém-nascido tinha choro bom e cor rósea, mas não estava movimentando o braço direito.

▶ Qual é o diagnóstico mais provável?
▶ Qual é a etiologia mais provável para essa condição?
▶ Qual é o mecanismo anatômico mais provável para esse transtorno?

RESPOSTAS PARA O CASO 1
Lesão do plexo braquial

Resumo: Um recém-nascido grande (4.800 g), de uma mãe diabética, nasceu após alguma dificuldade e não conseguia movimentar o braço direito. Ocorre uma distocia do ombro (os ombros do recém-nascido ficaram presos após a passagem da cabeça).

- **Diagnóstico mais provável:** Lesão do plexo braquial, possivelmente paralisia de Erb (paralisia de Duchenne-Erb).
- **Etiologia mais provável para essa condição:** Estiramento da parte superior do plexo braquial durante o parto.
- **Mecanismo anatômico mais provável para esse transtorno:** Estiramento das raízes nervosas de C5 e C6, por meio de um aumento anormal no ângulo entre o pescoço e o ombro.

ABORDAGEM CLÍNICA

Durante o parto, especialmente de um recém-nascido grande, pode ocorrer distocia do ombro. Nessa situação, a cabeça do feto aparece, mas os ombros ficam alojados atrás da sínfise púbica. Um obstetra usa manobras como a flexão dos quadris contra o abdome da mãe (manobra de McRobert) ou manobras fetais como mover os ombros do feto para uma posição oblíqua. Essas ações são destinadas a permitir a passagem dos ombros do feto sem tração excessiva no pescoço do feto. Apesar dessas manobras cuidadosamente realizadas, recém-nascidos podem nascer com lesões por estiramento do plexo braquial, resultando em paralisias dos nervos. A lesão mais comum é uma lesão por estiramento na parte superior do plexo braquial, na qual as raízes nervosas de C5 e C6 são afetadas, resultando na fraqueza do braço do recém-nascido. Essas lesões, em geral, se resolvem espontaneamente.

ABORDAGEM AO
Plexo braquial

OBJETIVOS

1. Ser capaz de descrever os segmentos da medula espinal, citando os ramos terminais conhecidos e os déficits motores e sensoriais de uma **lesão da parte superior do plexo braquial.**
2. Ser capaz de descrever o mecanismo e os segmentos da medula espinal, citando os ramos terminais conhecidos e os déficits motores e sensoriais de uma **lesão da parte inferior do plexo braquial.**
3. Ser capaz de descrever o mecanismo e os segmentos da medula espinal, citando os ramos terminais conhecidos e os déficits motores e sensoriais com **lesão dos fascículos** do plexo braquial.

DEFINIÇÕES

PLEXO BRAQUIAL: Uma rede vital de nervos periféricos formada pelos ramos primários anteriores do quinto nervo espinal cervical ao primeiro nervo espinal torácico.
LESÃO À PARTE SUPERIOR DO PLEXO BRAQUIAL: Normalmente compreende as raízes nervosas de C5 e C6, tendo como resultado o membro superior pendendo ao lado do corpo, com rotação medial e a palma voltada para trás.
LESÃO À PARTE INFERIOR DO PLEXO BRAQUIAL: Lesão menos comum abrangendo o nervo espinal C8 até o nervo torácico T1 e o nervo ulnar, levando à atrofia do músculo interósseo e à mão em garra.
DISTOCIA DO OMBRO: Condição por meio da qual a cabeça do feto passa pela vagina, mas os ombros são impactados atrás da pelve óssea da mãe.

DISCUSSÃO

O **plexo braquial** se origina a partir da parte inferior da intumescência cervical da medula espinal. É formado pelos **ramos primários** anteriores **dos nervos espinais C5 até C8** e pela maior parte do nervo torácico **T1**. A rede de nervos que forma o plexo braquial é dividida anatomicamente de proximal (medial) para distal (lateral) em **raízes, troncos, divisões, fascículos** e **ramos terminais**. As raízes do plexo emergem entre os músculos escalenos anterior e médio, junto com a artéria subclávia. Os ramos para os **músculos longo do pescoço e escaleno** originam-se nas raízes, assim como os **nervos dorsal da escápula e torácico longo**. As raízes se unem para formar os **troncos superior, médio e inferior**. O **nervo supraescapular** e o nervo para o **músculo subclávio** se originam do **tronco superior**. Cada tronco tem **divisões anteriores** e **posteriores**, que inervam a musculatura dos compartimentos anterior e posterior, respectivamente (Figura 1.1).

As divisões anteriores dos troncos superior e médio se unem para formar o **fascículo lateral**, que dá origem ao **nervo peitoral lateral**. A divisão anterior do tronco inferior continua distalmente como o fascículo medial, cujos ramos são os **nervos peitoral medial, cutâneo medial do braço** e **cutâneo medial do antebraço**. As divisões posteriores de todos os três troncos se unem para formar o **fascículo posterior** e seus ramos são os **ramos superiores** e **inferiores dos nervos subescapulares** e o **nervo toracodorsal**. Os três fascículos são nomeados de acordo com sua relação com a **artéria axilar**, que passa através do plexo até esse nível. Os ramos terminais do plexo braquial são os **nervos axilar, musculocutâneo, mediano, ulnar** e **radial**.

O **nervo axilar** (**C5** e **C6**) origina-se do **fascículo posterior** e segue posteriormente em torno do **colo cirúrgico do úmero**, onde corre risco de lesão. A **artéria circunflexa posterior do úmero** acompanha o nervo nesse trajeto. O nervo axilar inerva os **músculos deltoide e redondo menor**, é sensorial para a pele sobre a parte inferior do deltoide, e é idealmente testado no tecido muscular do ombro, na parte superior do braço. **Lesão ao nervo axilar**, como aquela decorrente de fratura no **colo cirúrgico do úmero**, resulta na **incapacidade de abduzir o braço no ombro para uma posição horizontal** e em **perda sensorial na área do tecido muscular do ombro** (Figura 1.2).

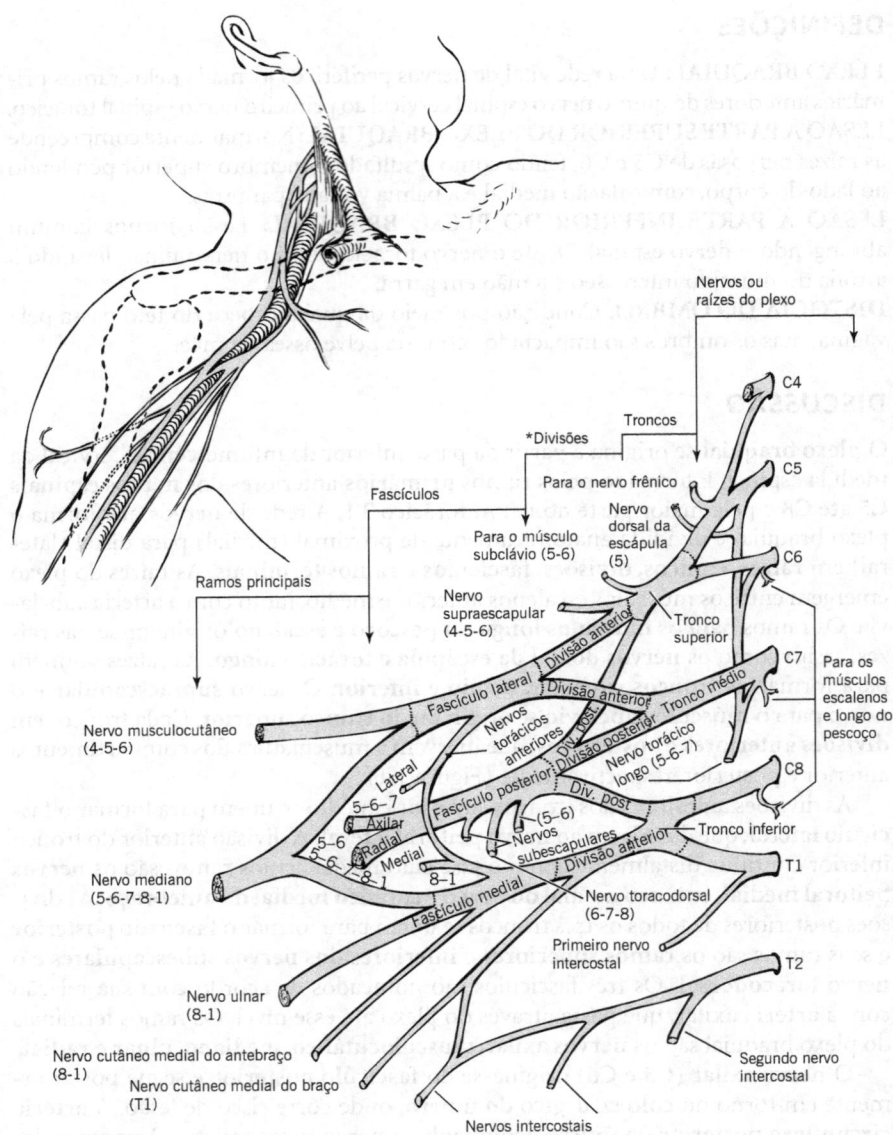

Figura 1.1 O plexo braquial. (*Reproduzida, com permissão, de Waxman SG. Clinical Neuroanatomy, 25th ed. New York: McGraw-Hill, 2003:348.*)

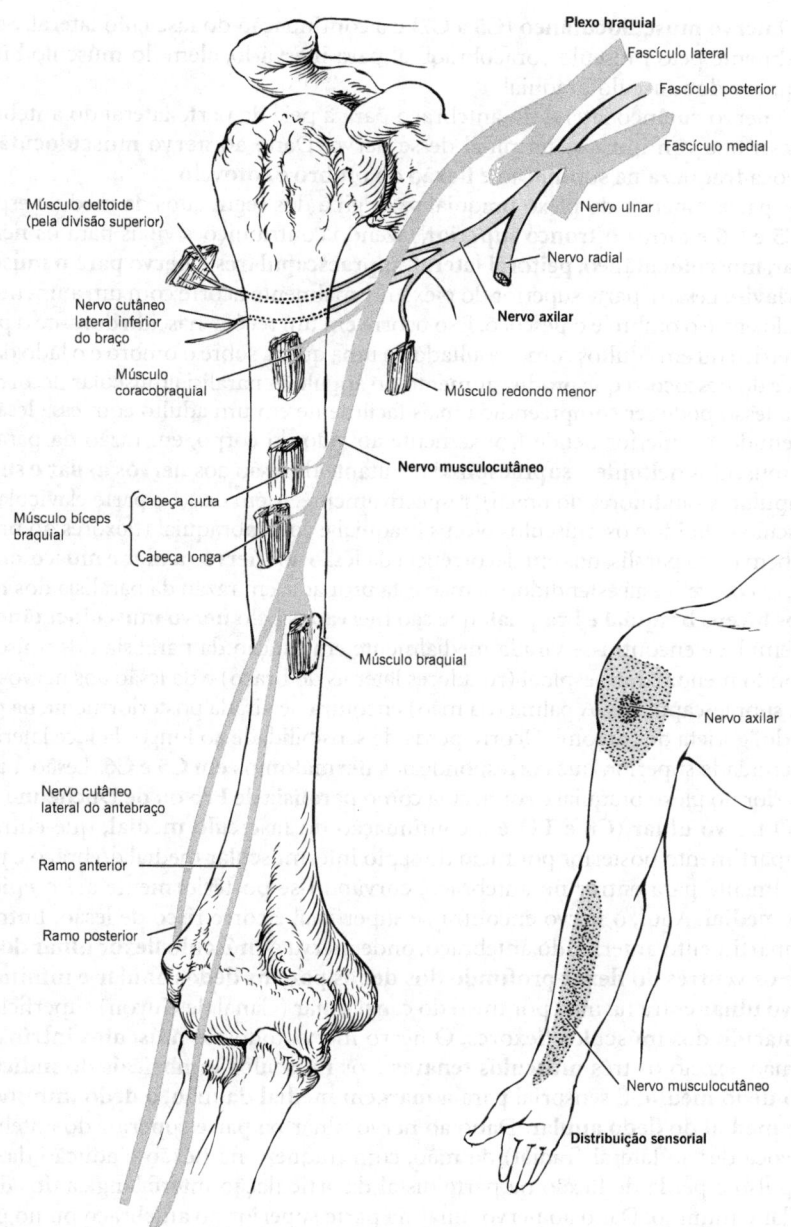

Figura 1.2 Os nervos musculocutâneos (C5 e C6) e nervos axilares (C5 e C6). (*Reproduzida, com permissão, de Waxman SG. Clinical Neuroanatomy, 25th ed. New York: McGraw-Hill, 2003:350.*)

O **nervo musculocutâneo (C5 a C7)** é a continuação do fascículo lateral. Segue distalmente pelo músculo coracobraquial para inervá-lo, além do músculo bíceps braquial e do músculo braquial.

O nervo cutâneo lateral do antebraço para a pele da parte lateral do antebraço representa a continuação terminal desse nervo. Dano ao **nervo musculocutâneo** provoca **fraqueza na supinação e flexão do ombro e cotovelo**.

A parte superior do plexo braquial se origina dos segmentos da medula espinal de C5 e C6 e forma o **tronco superior,** fazendo contribuições vitais para os **nervos axilar, musculocutâneo, peitoral lateral, supraescapulares e nervo para o músculo subclávio**. Lesão à parte superior do plexo normalmente ocorre com um aumento no ângulo entre o ombro e o pescoço. Isso ocorre em um recém-nascido durante o parto obstétrico ou em adultos como resultado de uma queda sobre o ombro e o lado da cabeça e do pescoço, o que produz aumento no ângulo. A paralisia muscular decorrente dessa lesão pode ser compreendida mais facilmente em um adulto com essa lesão. A extremidade superior pende frouxamente ao lado do corpo, em razão da paralisia nos músculos **deltoide** e **supraespinal** resultante da lesão aos **nervos axilar e supraescapulares** (abdutores do braço), respectivamente. Além disso, a parte clavicular do músculo deltoide e os músculos bíceps braquial e coracobraquial (flexores do braço) também estão paralisados em decorrência da lesão aos **nervos axilar e musculocutâneo**. O cotovelo está estendido, e a mão está pronada, em razão da paralisia dos **músculos bíceps braquial e braquial,** que são inervados pelo **nervo musculocutâneo**. A extremidade encontra-se virada medialmente em função da paralisia dos músculos redondo menor e infraespinal (rotadores laterais do braço) e da lesão aos nervos axilar e supraescapulares. A palma (da mão) encontra-se virada posteriormente na posição de "gorjeta de garçom". Ocorre perda de sensibilidade ao longo da face lateral da extremidade superior, que corresponde aos **dermátomos em C5 e C6**. Lesão à parte superior do plexo braquial é conhecida como **paralisia de Erb** ou **de Duchenne-Erb**.

O **nervo ulnar (C8 e T1)** é a continuação do **fascículo medial,** que entra no compartimento posterior por meio do septo intermuscular medial do braço e passa distalmente para entrar no antebraço, curvando-se posteriormente até o **epicôndilo medial**. Aqui, o nervo encontra-se superficial e corre risco de lesão. Entra no compartimento anterior do antebraço, onde inerva o **músculo flexor ulnar do carpo** e os **ventres do flexor profundo dos dedos para os dedos anular e mínimo**. O **nervo ulnar** entra na mão por meio do canal ulnar (Canal de Guyon) superficial ao **retináculo dos músculos flexores**. O nervo inerva todos os **músculos intrínsecos** da mão, exceto os três **músculos tênares** e os **músculos lumbricais do indicador** e do **dedo médio**. É sensorial para a **margem medial da mão, o dedo mínimo** e a **face medial do dedo anular**. Dano ao nervo ulnar na parte superior do antebraço provoca desvio lateral (radial) da mão, com fraqueza na flexão e adução da mão no pulso e perda de flexão na parte distal da articulação interfalângica dos dedos anular e mínimo. Dano ao nervo ulnar na parte superior do antebraço ou no pulso também resulta na perda da abdução e adução do indicador e dos dedos médio, anular e mínimo, em decorrência da paralisia dos músculos interósseos. O resultado é a deformidade de "mão em garra" e, com um dano prolongado, ocorre **atrofia dos músculos interósseos**.

Lesão à **parte inferior do plexo braquial,** conhecida como **paralisia de Klumpke,** ocorre por um mecanismo semelhante, isto é, um aumento anormal do ângulo entre a extremidade superior e o tórax. Isso pode ocorrer no parto obstétrico pela atração na cabeça do feto ou quando um indivíduo estende a mão para interromper uma queda. As raízes de **C8 e T1** e/ou o tronco inferior são estirados ou dilacerados. Os segmentos da medula espinal de **C8 e T1** formam o **nervo ulnar** e uma significativa porção do **nervo mediano.** A maioria dos **músculos da parte anterior do antebraço** é inervada **pelo nervo mediano** (ver Caso 4) e apresenta fraqueza. A maior parte dos **músculos da mão** é inervada pelo **nervo ulnar.** Ocorre perda de sensibilidade ao longo da **face medial do braço, antebraço, eminência hipotenar** e **dedo mínimo (dermátomos C8 e T1).**

Compressão dos fascículos do plexo braquial pode ocorrer com **hiperabdução** prolongada durante a realização de tarefas acima da cabeça. A **síndrome de hiperabdução da dor** que desce pelo braço, **parestesia, fraqueza da mão e vermelhidão da pele** pode resultar da compressão dos fascículos entre o **processo coracoide** e o **musculo peitoral menor.** Uma **muleta do tipo axilar,** que é muito longa, comprime o fascículo posterior, levando à paralisia do nervo radial.

QUESTÕES DE COMPREENSÃO

1.1 Um menino de 12 anos é diagnosticado com lesão na parte superior do plexo braquial, após cair de uma árvore. Ele se apresenta com a parte superior do braço direito frouxamente pendendo ao lado do corpo, em decorrência da perda de abdução. Qual dos seguintes grupos de músculos são basicamente responsáveis pela abdução do braço na articulação do ombro?

   A. Músculos deltoide e bíceps braquial
   B. Músculos deltoide e supraespinal
   C. Músculos deltoide e infraespinal
   D. Músculos supraespinal e infraespinal
   E. Músculos coracobraquial e supraespinal

1.2 Lesão ao fascículo lateral do plexo braquial também compromete sua continuação, o nervo musculocutâneo. Qual dos seguintes achados você observaria em um paciente com essa lesão?

   A. Fraqueza na abdução do braço na articulação do ombro
   B. Fraqueza na adução do braço na articulação do ombro
   C. Fraqueza na extensão do antebraço na articulação do cotovelo
   D. Fraqueza na flexão do antebraço na articulação do ombro
   E. Fraqueza na supinação do antebraço e da mão

1.3 Um homem de 22 anos chega ao pronto-socorro com uma lesão à faca na axila. O médico suspeita de lesão à parte inferior do plexo braquial. Qual dos seguintes nervos é mais provavelmente comprometido?

   A. Axilar

B. Musculocutâneo
C. Vago
D. Radial
E. Ulnar

RESPOSTAS

1.1 **B.** Os músculos deltoide e supraespinal, inervados pelos nervos axilar e supraescapular, respectivamente, são os abdutores primários do braço na articulação do ombro.
1.2 **D.** Lesão ao nervo musculocutâneo resulta na perda ou fraqueza de flexão na articulação do cotovelo, em razão da paralisia dos músculos bíceps braquial e braquial.
1.3 **E.** As partes das vértebras C8 e T1 da parte inferior do plexo braquial formam a maior parte do nervo ulnar.

DICAS DE ANATOMIA

- A ampliação do ângulo entre o pescoço e o ombro pode distender as raízes de C5 e C6 e/ou do tronco superior, danificando, dessa forma, os nervos axilar, musculocutâneo e supraescapular.
- Uma lesão à parte superior do plexo resulta na paralisia de Erb (ou paralisia de Duchenne-Erb), caracterizada por um braço girado medialmente e aduzido, articulação do cotovelo estendida e mão pronada (sinal de "gorjeta de garçom").
- O nervo axilar corre risco na fratura do colo cirúrgico do úmero.
- O nervo musculocutâneo inerva todos os músculos do compartimento anterior do braço.
- Um aumento anormal no ângulo entre o membro superior e o tórax e/ou abdução intensa por tração pode distender as raízes de C8 e T1 e/ou o tronco inferior e, por essa razão, afetar os nervos ulnar e mediano.
- Lesão à parte inferior do plexo pode resultar na paralisia de Klumpke, caracterizada basicamente por sinais de lesão ao nervo ulnar (mão em garra).
- O nervo ulnar inerva todos os cinco músculos da mão, exceto os três músculos tenares e os músculos lumbricais para o indicador e dedo médio. Nas paralisias do nervo ulnar, o paciente é incapaz de abduzir e aduzir os dedos da mão.
- Lesão ao fascículo posterior resulta nos sinais de lesão ao nervo radial (pulso caído).

REFERÊNCIAS

Gilroy WM, MacPherson BR, Ross LM. *Atlas of Anatomy*, 2nd ed. New York, NY: Thieme Medical Publishers; 2012:348–349, 352–357.

Moore KL, Dalley AF, Agur AMR. *Clinically Oriented Anatomy*, 7th ed. Baltimore, MD: Lippincott Williams & Wilkins; 2014:704–706, 721–726, 729–730.

Netter FH. *Atlas of Human Anatomy*, 6th ed. Philadelphia, PA: Saunders, 2014: plates 416, 460, 461.

CASO 2

Um homem de 32 anos envolveu-se em um acidente de carro. Usava um cinto de três pontos e dirigia um Sedan. O motorista da caminhonete não obedeceu ao sinal de pare, enquanto dirigia a aproximadamente 72 km/h, e abalroou o carro do paciente no lado do motorista. O paciente teve múltiplas lesões, incluindo luxação do úmero esquerdo. Queixa-se de incapacidade para abrir a mão esquerda e perda de sensibilidade de uma parte dessa mão.

▶ Qual é o diagnóstico mais provável?
▶ Qual é o mecanismo mais provável da lesão?
▶ Qual parte da mão esquerda provavelmente tem déficit sensorial?

RESPOSTAS PARA O CASO 2
Lesão ao nervo radial

Resumo: Um homem de 32 anos envolveu-se em um acidente de carro que provocou luxação do úmero esquerdo. Apresenta perda motora e sensorial na mão esquerda.

- **Diagnóstico mais provável:** Lesão ao nervo radial à medida que sobe em espiral em torno do úmero, resultando em incapacidade de estender o pulso ou os dedos da mão e em perda de sensibilidade da mão.
- **Mecanismo mais provável:** Estiramento ou lesão por esmagamento do nervo radial à medida que sobe em espiral em torno da parte média do úmero.
- **Localização mais provável do déficit sensorial:** Lado radial (lateral) do dorso da mão e dorso do polegar e indicador e dedo médio.

ABORDAGEM CLÍNICA

O nervo radial corre risco específico de lesão no seu trajeto no sulco do nervo radial conforme se espirala em torno da parte média do úmero. Fraturas do úmero comprometendo região da parte média são de especial interesse. Ocorre perda de inervação dos músculos do compartimento posterior do antebraço, resultando em pulso caído e na incapacidade de estender os dedos nas articulações metacarpofalângicas. A perda sensorial no dorso da mão e nos dedos reflete a distribuição cutânea distal do nervo radial. O músculo tríceps (extensor do cotovelo) é normalmente poupado. No entanto, dor relacionada à fratura normalmente impede o paciente de movimentar o membro. A artéria braquial profunda possui o mesmo trajeto do nervo radial no sulco do nervo radial e possui risco semelhante para lesão.

ABORDAGEM AO
Nervo radial

OBJETIVOS

1. Ser capaz de descrever origem, trajeto, inervação muscular e regiões cutâneas distais inervadas pelo nervo radial.
2. Ser capaz de descrever o suprimento sanguíneo arterial para o membro superior.
3. Ser capaz de descrever origem, trajeto, inervação muscular e regiões cutâneas distais inervadas pelos cinco principais ramos do plexo braquial (ver Casos 1, 2 e 4).

DEFINIÇÕES

FRATURA: Uma ruptura na integridade normal de um osso ou cartilagem.
TRAUMA CONTUSO: Lesão decorrente de uma força esmagadora em oposição a uma força penetrante intensa.

DISCUSSÃO

O **nervo radial** é uma continuação do **fascículo posterior do plexo braquial** e chega ao compartimento posterior do braço seguindo ao redor do sulco do nervo radial do **úmero,** com a **artéria braquial profunda** (Figura 2.1). O nervo dá múltiplos ramos para o **músculo tríceps** no compartimento posterior. A seguir, perfura o septo intermuscular lateral do braço para retornar ao compartimento anterior do braço e desce até o nível do epicôndilo lateral do úmero. Nesse nível, situa-se profundo ao **músculo braquiorradial,** onde se divide em seus dois ramos terminais. O **ramo profundo do nervo radial é totalmente motor para os músculos do compartimento posterior** do antebraço. O outro ramo terminal, o **ramo superficial do nervo radial,** é sensorial para o dorso da mão e o dorso do polegar, o indicador e o lado radial do dedo médio. O nervo radial também possui **ramos sensoriais para os compartimentos posterior e lateral do braço e posterior do antebraço.**

O **suprimento sanguíneo para o membro superior** deriva da **artéria braquial,** uma continuação direta da **artéria axilar.** A artéria braquial começa na margem inferior do músculo redondo maior e acompanha o nervo mediano na **face medial do úmero,** onde suas pulsações são palpadas ou a artéria é ocluída para controle de hemorragia. Na sua descida em direção ao cotovelo, dá origem à **artéria braquial profunda,** que irriga o compartimento posterior do braço e passa em torno do **sulco do nervo radial** com o nervo radial. Possui também **artérias colaterais lunares para a articulação do cotovelo.** A **artéria braquial** desvia-se anteriormente conforme entra no antebraço, situando-se **precisamente medial ao tendão do músculo bíceps braquial na fossa cubital.** Aproximadamente no nível do colo do rádio, divide-se em artérias ulnar e radial, as principais artérias do antebraço e da mão. Próximas da origem, cada uma envia ramos arteriais recorrentes para irrigar a articulação do cotovelo.

A **artéria radial** irriga as **faces laterais do antebraço** e, no pulso, passa dorsalmente (profundamente) pela **tabaqueira anatômica** (ver Caso 3) para tornar-se o **arco palmar profundo.** A **artéria ulnar** é o maior ramo da artéria braquial e irriga a **face medial do antebraço.** Um ramo próximo de sua origem, a **artéria interóssea comum,** se divide em artérias interósseas anterior e posterior. Essa última artéria é o principal suprimento sanguíneo para o compartimento posterior. No pulso, a **artéria ulnar** entra na mão para formar o **arco palmar superficial.** Os **arcos palmares superficial e profundo** formam uma **anastomose arterial** e dão origem às **artérias para os dedos.**

(Ver também Caso 1.)

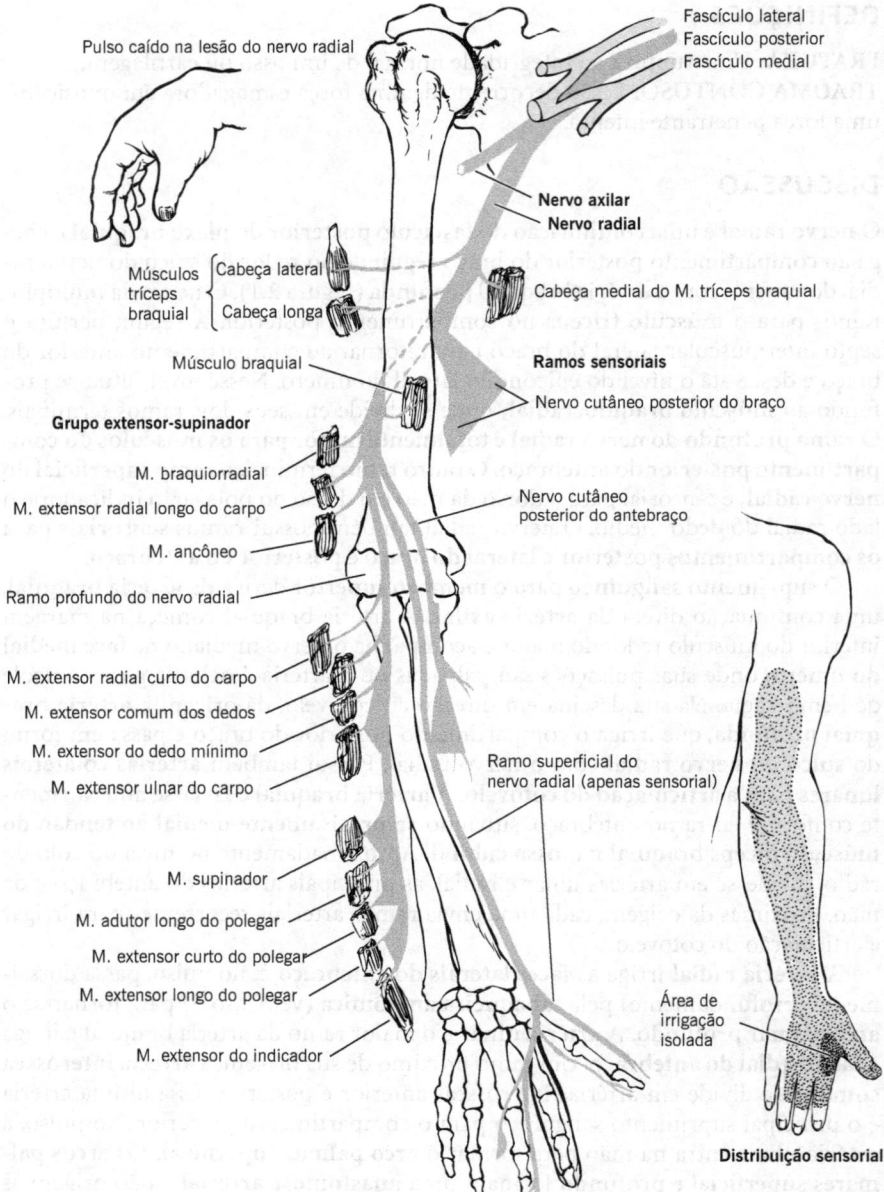

Figura 2.1 O nervo radial. (*Reproduzida, com permissão, de Waxman SG. Clinical Neuroanatomy, 25th ed. New York: McGraw-Hill, 2003:351.*)

QUESTÕES DE COMPREENSÃO

2.1 Um paciente de 18 anos não se ajustou às muletas do tipo axilar, que produziam muita pressão no fascículo posterior do plexo braquial. Qual dos seguintes nervos terminais seria provavelmente o mais afetado?

A. Nervo axilar
B. Nervo musculocutâneo
C. Nervo mediano
D. Nervo radial
E. Nervo ulnar

2.2 Um homem de 24 anos, após cair de um andaime, sofreu fratura no terço médio do corpo do úmero. Qual dos testes musculares abaixo você realizaria para testar a integridade do nervo radial?

A. Flexão do antebraço na articulação do cotovelo
B. Flexão da mão na articulação radiocarpal
C. Extensão da mão na articulação radiocarpal
D. Abdução do indicador, dedos médio, anular e mínimo
E. Adução do indicador, dedos médio, anular e mínimo

2.3 Uma mulher de 45 anos sofre ataques asmáticos graves e precisa de amostra de gás sanguíneo arterial para tratamento. Se você planejar coletar a amostra da artéria braquial, onde deve inserir a agulha?

A. Na face lateral do tendão do músculo bíceps braquial na fossa cubital
B. Lateral ao tendão do músculo bíceps braquial na fossa cubital
C. Medial ao tendão do músculo bíceps braquial na fossa cubital
D. Medial ao tendão do músculo flexor radial do carpo no pulso
E. Lateral ao tendão do músculo flexor radial do carpo no pulso

RESPOSTAS

2.1 **D.** O nervo radial é uma continuação direta do fascículo posterior e é afetado pelas lesões nesse fascículo.
2.2 **C.** O nervo radial inerva os músculos do compartimento posterior, que contém os extensores do pulso.
2.3 **C.** A artéria braquial se situa superficial e medialmente ao tendão do músculo bíceps braquial na fossa cubital.

> **DICAS DE ANATOMIA**
>
> ▶ O nervo radial inerva todos os músculos do compartimento posterior do braço e antebraço.
> ▶ A artéria braquial se situa imediatamente medial ao tendão do músculo bíceps braquial na fossa cubital.
> ▶ Os arcos palmares superficial e profundo são formados, respectivamente, pelas artérias ulnar e radial.

REFERÊNCIAS

Gilroy AM, MacPherson BR, Ross LM. *Atlas of Anatomy*, 2nd ed. New York, NY: Thieme Medical Publishers; 2012:353, 361.

Moore KL, Dalley AF, Agur AMR. *Clinically Oriented Anatomy*, 7th ed. Baltimore, MD: Lippincott Williams & Wilkins, 2014:736, 738, 743, 764, 786.

Netter FH. *Atlas of Human Anatomy*, 6th ed. Philadelphia, PA: Saunders, 2014: plates 418, 465–466.

CASO 3

Um jovem de 23 anos relata que, durante um jogo de basquete, tropeçou enquanto conduzia a bola para a cesta e caiu sobre a mão direita estendida, com a palma para baixo. Dois dias mais tarde, ligou para o pai, um anatomista, e relatou que o pulso direito estava dolorido. Mais tarde, naquele dia, visitou o pai, que achou o pulso levemente inchado e sensível ao toque, mas sem deformidade. Instruiu o filho a estender o polegar direito, acentuando, dessa forma, a "tabaqueira anatômica", que é extremamente sensível à palpação profunda. O pai o aconselhou a fazer uma radiografia da mão e do pulso.

▶ Qual é o diagnóstico mais provável?
▶ Qual é o defeito anatômico mais provável?

RESPOSTAS PARA O CASO 3
Fratura do pulso (carpo)

Resumo: Um jovem de 23 anos tropeça jogando basquete e sofre trauma no pulso direito. O pulso ficou ligeiramente inchado, sensível, mas não deformado. No entanto, a palpação profunda da tabaqueira anatômica provoca extrema hipersensibilidade dolorosa.

- **Diagnóstico mais provável:** Fratura do pulso (carpo).
- **Defeito anatômico mais provável:** Fratura da parte média estreita do escafoide.

ABORDAGEM CLÍNICA

Esse jovem tropeçou jogando basquete e estendeu a mão direita para proteger-se. A mão, com a palma para baixo e, provavelmente, desviada para o lado do rádio, recebeu o impacto da queda, o que resultou em força de impacto significativa no pulso. A consequência foi dor e inchaço no pulso, especialmente no lado radial, com **hipersensibilidade profunda localizada na tabaqueira anatômica**. Esse é o mecanismo comum para **fratura do escafoide**, o osso carpal mais comumente fraturado. Hipersensibilidade localizada sobre um osso ou processo ósseo é a marca registrada de uma fratura naquele local. A confirmação radiológica de uma fratura é importante. O escafoide possui um suprimento sanguíneo único, e redução e alinhamento adequados dos segmentos são necessários para reduzir o risco de **necrose avascular**. Uma queda sobre a mão estendida, como é o caso, produz hiperextensão do pulso e pode resultar na luxação do semilunar. Em geral, o semilunar é luxado anteriormente no túnel do carpo e pode afetar o nervo mediano. O semilunar é o osso carpal mais comumente luxado. Uma queda sobre a palma estendida também pode resultar em uma fratura transversa da extremidade distal do rádio ou uma **fratura de Colles**, que produz uma luxação posterior do fragmento distal, resultando em uma deformidade característica, chamada "garfo de jantar"/"em dorso de garfo" (também denominada "baioneta"). Uma fratura de Smith no rádio, na mesma região, em indivíduos jovens é menos comum. Na **fratura de Smith,** ocorre trauma na face dorsal do pulso flectido, que fica deformado com o fragmento distal do rádio deslocado anteriormente em uma deformidade reversa (em "pá de jardim").

ABORDAGEM AO
Pulso

OBJETIVOS

1. Ser capaz de descrever os ossos e as articulações do pulso.
2. Ser capaz de descrever a anatomia do rádio e da ulna conforme se relacionam com a transmissão de forças no membro superior e seus efeitos nos ossos do antebraço.

3. Ser capaz de descrever os limites da tabaqueira anatômica e sua importância clínica.

DEFINIÇÕES

TABAQUEIRA ANATÔMICA: Depressão na face lateral do pulso formada pelos tendões dos músculos extensor curto do polegar e abdutor longo do polegar, anteriormente, e pelo músculo extensor longo do polegar, posteriormente.
FRATURA: Rompimento na integridade normal de um osso ou cartilagem.
NECROSE AVASCULAR: Morte de células, tecidos ou órgão, decorrente da insuficiência de suprimento sanguíneo

DISCUSSÃO

A junção do antebraço com a mão, chamada de **região carpal**, é um complexo de diversas articulações. A articulação da extremidade distal do rádio com a ulna, chamada de **articulação radiulnar distal**, é o local de movimento do rádio anteriormente em torno da ulna durante a pronação. **O rádio e a ulna são unidos por um disco articular ou fibrocartilagem triangular** e por ligamentos associados, que estão situados entre a ulna e os ossos carpais. A **articulação radiocarpal, propriamente dita**, é formada entre a **extremidade distal do rádio**, a fibrocartilagem triangular e a **fileira proximal de ossos carpais**. Os oito ossos carpais estão dispostos em fileiras proximais e distais de quatro ossos cada. De lateral para medial, a fileira proximal é composta pelo **escafoide, semilunar, piramidal e pisiforme**, e a fileira distal é composta pelo **trapézio, trapezoide, capitato e hamato.** Aproximadamente 50% do movimento do pulso ocorrem na articulação radiocarpal, com os restantes 50% ocorrendo nas articulações do carpo, entre as duas fileiras de ossos carpais. Uma cápsula, reforçada pelos ligamentos radiocarpais dorsal e palmar, circunda a articulação. O **ligamento colateral radial do carpo** reforça a cápsula lateralmente e limita a adução (desvio ulnar). O **ligamento colateral ulnar do carpo** reforça a cápsula medialmente e limita a abdução (desvio radial) (Figura 3.1).

Além da articulação radiulnar distal, a articulação radiulnar proximal permite movimento de pivô (de articulação) do rádio com o úmero e a ulna durante a pronação e a supinação. O **rádio e a ulna também estão unidos pela membrana interóssea e suas fibras para formar uma sindesmose (articulação ligamentosa)**. As fibras individuais estão presas proximalmente no rádio, mas distalmente na ulna. Forças de impacto sobre a mão espalmada são transmitidas no pulso para o rádio, através da membrana interóssea para a **ulna**, para o **úmero** e, em seguida, para o **ombro**, que está preso ao tronco basicamente por músculo. Dessa forma, forças de impacto são transferidas distalmente no membro superior, com dissipação de forças conforme se movem proximalmente. Uma queda sobre a mão espalmada pode provocar fratura da **cabeça do rádio** sob certas circunstâncias. Fratura de um osso do antebraço frequentemente resulta em luxação de outro osso por meio de forças transferidas pela **membrana interóssea:**

Pulso → Rádio → Membrana interóssea → Ulna → Úmero

A **tabaqueira anatômica** é limitada anteriormente pelos tendões dos músculos **abdutor longo do polegar e extensor curto do polegar** e, posteriormente, pelo **tendão do músculo extensor longo do polegar**. O **escafoide** e a **artéria radial** (um ramo dessa artéria irriga o escafoide) se situam no assoalho da tabaqueira.

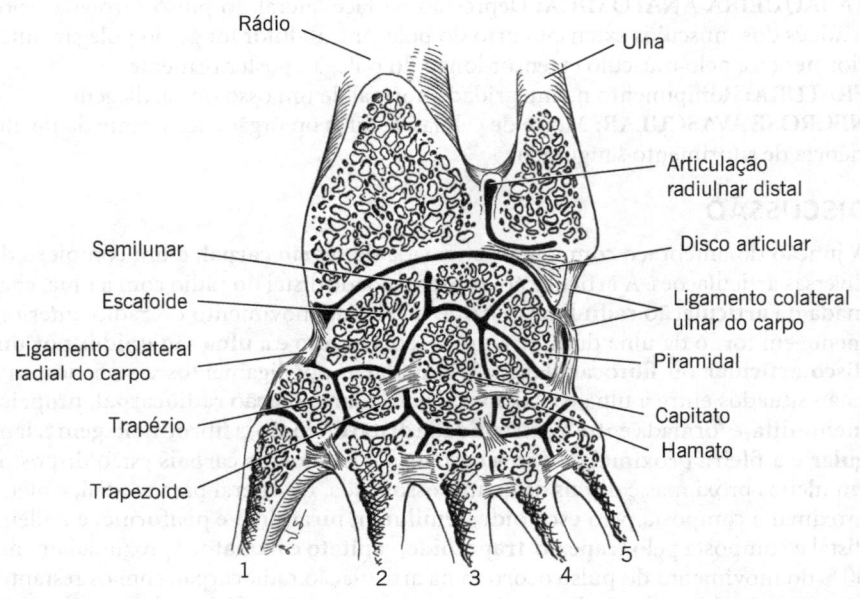

Figura 3.1 Articulações dos ossos do carpo. (*Reproduzida com permissão de Lindner HH. Clinical Anatomy. East Norwalk, CT: Appleton & Lange, 1989:563.*)

QUESTÕES DE COMPREENSÃO

3.1 Um contador de 23 anos tropeça em uma maleta de mão e cai sobre a mão espalmada. Suspeita-se de fratura em um osso carpal. Qual dos seguintes ossos mais provavelmente foi fraturado?

A. Escafoide
B. Semilunar
C. Piramidal
D. Pisiforme
E. Capitato

3.2 Você está examinando uma radiografia do pulso de um paciente e observa um desalinhamento (luxação/deslocamento) de um dos ossos carpais. Qual dos seguintes ossos carpais foi mais provavelmente deslocado?

A. Escafoide
B. Semilunar

C. Piramidal
D. Capitato
E. Hamato

3.3 Um paciente com laceração grave no ligamento colateral ulnar do carpo provavelmente apresentaria aumento em qual dos seguintes movimentos do pulso?

A. Flexão
B. Extensão
C. Abdução
D. Adução
E. Pronação

3.4 Um jovem de 24 anos escorrega em uma casca de banana e cai sobre a mão espalmada. Qual das seguintes estruturas transmite a força do rádio para a ulna?

A. Fibrocartilagem triangular
B. Membrana interóssea
C. Escafoide
D. Ligamento colateral ulnar do carpo
E. Ligamento colateral radial do carpo

RESPOSTAS

3.1 **A.** O escafoide é o osso carpal mais frequentemente fraturado.
3.2 **B.** O semilunar é o osso carpal mais frequentemente luxado (deslocado).
3.3 **C.** Os ligamentos colaterais ulnar e radial do carpo limitam a abdução ou o desvio radial do carpo, o que aumentaria se o ligamento fosse gravemente dilacerado.
3.4 **B.** A membrana interóssea conduz a força do rádio para a ulna quando a força se origina a partir do pulso (carpo).

DICAS DE ANATOMIA

▶ A união na articulação radiulnar distal é formada por fibrocartilagem triangular.
▶ A principal articulação óssea no carpo está localizada entre a cabeça distal do rádio e a fileira proximal de ossos carpais.
▶ A membrana interóssea forma uma articulação fibrosa entre o rádio e a ulna, que é importante para a transferência e a dissipação de forças de impacto.
▶ Os ossos carpais mais comumente fraturados e luxados (deslocados) são o escafoide e o semilunar, respectivamente.

REFERÊNCIAS

Gilroy AM, MacPherson BR, Ross LM. *Atlas of Anatomy*, 2nd ed. New York, NY: Thieme Medical Publishers; 2012:322–327.

Moore KL, Dalley AF, Agur AMR. *Clinically Oriented Anatomy*, 7th ed. Baltimore, MD: Lippincott Williams & Wilkins; 2014:679–680, 686.

Netter FH. *Atlas of Human Anatomy*, 6th ed. Philadelphia, PA: Saunders; 2014: plates 442–444.

CASO 4

Uma mulher grávida de 34 anos se queixa há mais de dois meses de formigamento no indicador e no dedo médio direitos. Ela percebe fraqueza na mão direita e começou a derrubar objetos como a xícara de café. Exceto por isso, ela está saudável e nega qualquer trauma ou dor no pescoço.

- Qual é o diagnóstico mais provável?
- Qual é o mecanismo anatômico para essa condição?

RESPOSTAS PARA O CASO 4
Síndrome do túnel do carpo

Resumo: Uma mulher grávida experimenta formigamento e fraqueza no indicador e no dedo médio direitos.

- **Diagnóstico mais provável:** Síndrome do túnel do carpo.
- **Mecanismo anatômico:** Compressão do nervo medial conforme atravessa o túnel do carpo no pulso.

ABORDAGEM CLÍNICA

A causa mais provável para os sintomas dessa paciente é síndrome do túnel do carpo. O **túnel do carpo** é um espaço rígido confinado no pulso, que contém nove tendões com suas bainhas sinoviais e o nervo mediano. Qualquer condição que reduza ainda mais o espaço disponível dentro do túnel do carpo pode comprimir o nervo mediano, produzindo dormência e dor nas áreas de distribuição cutânea, fraqueza muscular (especialmente no polegar) e atrofia muscular após compressão prolongada. No entanto, não será dada a distribuição da neuropatia deste caso. O nervo mediano pode ser comprimido em diversos locais ao longo de sua extensão, entre o plexo braquial e a mão, mas o túnel do carpo é o local mais comum. A síndrome do túnel do carpo está associada a condições endócrinas, como diabetes, hipotireoidismo, hipertireoidismo, acromegalia e gravidez. Outras causas incluem doença autoimune, lipomas dentro do canal, hematomas e anormalidades do carpo. Mulheres são mais comumente afetadas do que os homens em uma proporção de 3:1.

Tratamento inicial é usar uma tala à noite no pulso e evitar atividade excessiva com a mão. Se os sintomas não diminuírem, pode ser necessário dividir o retináculo dos músculos flexores (liberação do túnel do carpo).

ABORDAGEM AO
Túnel do carpo

OBJETIVOS

1. Ser capaz de descrever as estruturas que formam e atravessam o túnel do carpo.
2. Ser capaz de descrever o trajeto, os ramos e os músculos inervados pelo nervo mediano no antebraço e na mão.
3. Ser capaz de descrever as áreas cutâneas inervadas pelo nervo mediano na mão.
4. Ser capaz de descrever o trajeto do nervo ulnar no pulso conforme se relaciona com o túnel do carpo.

DEFINIÇÕES:

NEUROPATIA: Qualquer doença ou transtorno da parte periférica do sistema nervoso.
SÍNDROME DO TÚNEL DO CARPO: Aprisionamento do nervo mediano dentro do túnel do carpo, resultando em dor, parestesia sensorial e fraqueza muscular.
ATROFIA MUSCULAR: Perda de tecido muscular, frequentemente como resultado do desuso secundário à interferência com a inervação motora.

DISCUSSÃO

O **túnel do carpo** é formado **posteriormente** pelas faces côncavas dos ossos carpais (ver Caso 3 para sua disposição anatômica). O **limite anterior do túnel do carpo** é formado por um espessamento da fáscia muscular, o **retináculo dos músculos flexores**. O retináculo dos músculos flexores está fixado lateralmente aos tubérculos do escafoide e trapézio e medialmente ao **pisiforme e ao gancho do osso hamato**. O túnel do carpo é uma passagem para os **nove tendões e suas bainhas sinoviais de revestimento dos músculos flexores do polegar e dos dedos:** quatro tendões de cada um dos músculos **flexor superficial dos dedos** (FSD) e **flexor profundo dos dedos** (FPD), o tendão do músculo **flexor longo do polegar** (FLP) e o **nervo mediano**. O retináculo dos músculos flexores (e o retináculo dos músculos extensores posteriormente) evitam o "arqueamento" (distensão) dos tendões dos músculos extrínsecos da mão no pulso (Figura 4.1).

O **nervo mediano (C6 até T1)** é formado pelas contribuições dos fascículos lateral e medial. Passa distalmente ao longo do braço com a artéria braquial e entra na fossa cubital **medial àquela artéria**. O nervo corre algum risco na região da **fossa cubital**. Entra no antebraço passando entre as cabeças do **músculo pronador redondo** e, em seguida, desce no antebraço entre os músculos **flexor superficial dos dedos** e **flexor profundo dos dedos**. No antebraço, o nervo inerva todos os **músculos do compartimento anterior**, exceto o flexor ulnar do carpo e os ventres do músculo flexor profundo dos dedos para os dedos mínimo e anular. Conforme se aproxima do túnel do carpo, no pulso, o **nervo mediano se situa imediatamente medial ao tendão do músculo flexor radial do carpo** e, se presente, ligeiramente posterior ao tendão do músculo palmar longo. O **nervo mediano** entra na mão por meio do túnel do carpo, junto com os tendões dos músculos flexores superficial dos dedos, profundo dos dedos e longo do polegar e está em risco de **laceração no pulso** e compressão dentro do túnel do carpo, profundo ao retináculo dos músculos flexores. Em geral, o **ramo recorrente do nervo mediano** se origina distalmente ao retináculo dos músculos flexores e ao túnel do carpo para inervar os **três músculos tenares: os músculos flexor curto do polegar, abdutor curto do polegar e oponente do polegar.** Os músculos lumbricais do indicador e do dedo médio recebem seus ramos motores dos ramos digitais palmares comuns adjacentes.

O restante do nervo mediano se divide em **nervos digitais palmares comuns** para a **pele do polegar, indicador e dedo médio, e lado radial do dedo anular**,

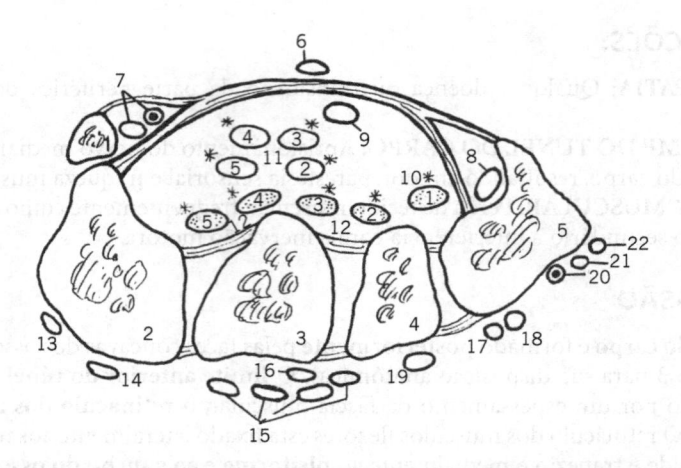

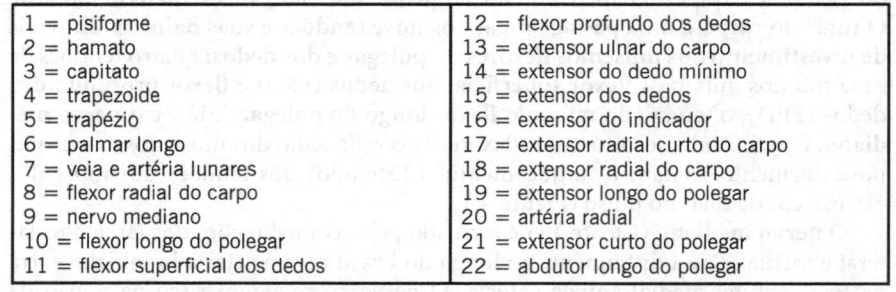

1 = pisiforme	12 = flexor profundo dos dedos
2 = hamato	13 = extensor ulnar do carpo
3 = capitato	14 = extensor do dedo mínimo
4 = trapezoide	15 = extensor dos dedos
5 = trapézio	16 = extensor do indicador
6 = palmar longo	17 = extensor radial curto do carpo
7 = veia e artéria lunares	18 = extensor radial do carpo
8 = flexor radial do carpo	19 = extensor longo do polegar
9 = nervo mediano	20 = artéria radial
10 = flexor longo do polegar	21 = extensor curto do polegar
11 = flexor superficial dos dedos	22 = abdutor longo do polegar

Figura 4.1 Ossos carpais em corte transversal: (*Reproduzida, com permissão, da University of Texas Health Science Center in Houston Medical School.*)

incluindo seus **leitos unguenais posteriores (dorsais)**. A pele da palma da mão e a eminência tenar são inervadas pelo ramo palmar do nervo mediano, que normalmente se origina a partir do nervo mediano, na extremidade distal do antebraço e não cruza o túnel do carpo. A **sensação cutânea intacta na palma** da mão indica aprisionamento, no **túnel do carpo**, do nervo mediano, enquanto a **perda de sensação cutânea na palma** indica uma **lesão nervosa superior**.

Dano ao nervo mediano na parte superior do antebraço resulta em **perda da pronação, fraqueza de flexão no pulso** e **desvio ulnar (medial)**. Ocorre também perda de flexão na articulação interfalângica proximal do indicador, dos dedos médio, anular e mínimo, e perda de flexão nas articulações interfalângicas distais do indicador e do dedo médio. Dano ao **nervo mediano** na **parte superior do antebraço** ou no pulso também resulta na **perda de flexão, abdução e oposição do polegar** e de **flexão nas articulações metacarpofalângicas do indicador e do dedo médio**. A perda de função do nervo mediano resulta na "mão de benção" (uma condição na qual o indicador e o dedo médio são estendidos, com os dedos anular e mínimo flexionados), quando se pede ao paciente para fazer um punho, e em

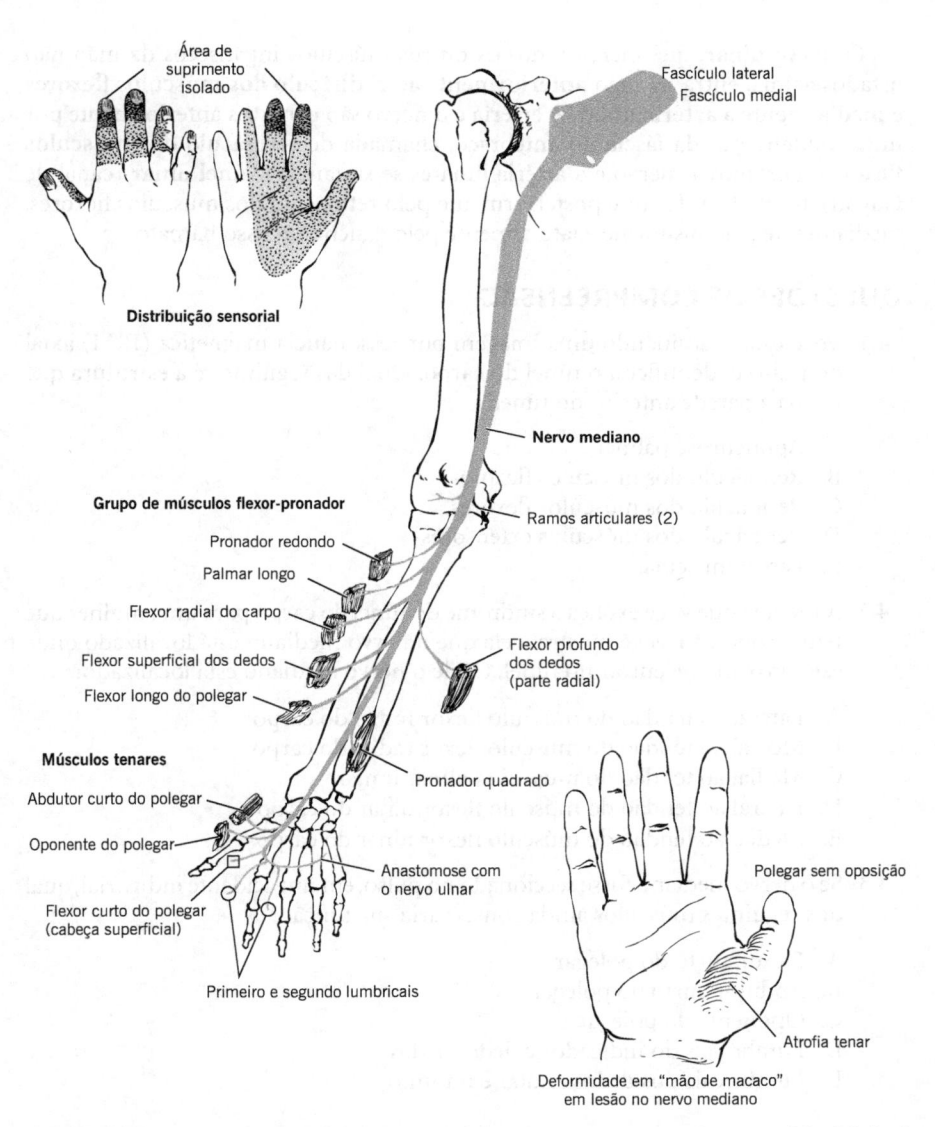

Figura 4.2 O nervo mediano. (*Reproduzida, com permissão,* de *Waxman SG. Clinical Neuroanatomy, 25th ed. New York: McGraw-Hill, 2003:352.*)

uma "mão de macaco" (articulação metacarpofalângica estendida, articulações interfalângicas distais e proximais flectidas) em razão da lesão prolongada com atrofia dos músculos tenares (Figura 4.2).

O **nervo ulnar**, que inerva todos os outros músculos intrínsecos da mão não listados acima, entra na mão **anteriormente ao retináculo dos músculos flexores e medialmente à artéria ulnar**. A artéria e o nervo são cobertos anteriormente por uma condensação da fáscia do antebraço, chamada de **retináculo dos músculos flexores**. Portanto, o nervo e a artéria lunares se situam no **túnel ulnar** (canal de Guyon), limitado anterior e posteriormente pelo retináculo dos músculos flexores, medialmente pelo pisiforme e lateralmente pelo gancho do osso hamato.

QUESTÕES DE COMPREENSÃO

4.1 Você está examinando uma imagem por ressonância magnética (IRM) axial do pulso e identificou o túnel do carpo. Qual das seguintes é a estrutura que forma a parede anterior do túnel?

A. Aponeurose palmar
B. Retináculo dos músculos flexores
C. Retináculo dos músculos flexores
D. Retináculo dos músculos extensores
E. Fáscia muscular

4.2 Á medida que você explica a síndrome do túnel do carpo para uma mulher que tem a condição, você mostra a ela que o nervo mediano está localizado onde está próximo de entrar no túnel. Onde o nervo mediano está localizado?

A. Lateral ao tendão do músculo flexor radial do carpo
B. Medial ao tendão do músculo flexor radial do carpo
C. Medial ao tendão do músculo palmar longo
D. Lateral ao tendão do músculo flexor ulnar do carpo
E. Medial ao tendão do músculo flexor ulnar do carpo

4.3 Se o nervo mediano fosse seccionado no pulso, em um acidente industrial, qual dos seguintes músculos ainda conservaria sua função?

A. Flexor curto do polegar
B. Abdutor curto do polegar
C. Oponente do polegar
D. Lumbricais do indicador e dedo médio
E. Lumbricais dos dedos anular e mínimo

RESPOSTAS

4.1 **C**. O retináculo dos músculos flexores forma o limite anterior do túnel do carpo.
4.2 **B**. O nervo mediano se situa logo medial ao tendão do músculo flexor radial do carpo, no pulso.
4.3 **E**. Os músculos lumbricais para os dedos anular e mínimo são inervados pelo nervo ulnar.

> **DICAS DE ANATOMIA**
>
> ▶ Todos os músculos do compartimento anterior do antebraço são inervados pelo nervo mediano, exceto o músculo flexor ulnar do carpo e a metade medial do músculo flexor profundo dos dedos, que são inervados pelo nervo ulnar.
> ▶ Lesão ao nervo mediano resulta em "mão de benção", quando tentamos fazer um punho.
> ▶ O túnel do carpo é formado pelo retináculo dos músculos flexores e por oito ossos carpais.
> ▶ O túnel do carpo contém nove tendões (quatro para o músculo flexor superficial dos dedos, quatro para o músculo profundo dos dedos e um para o músculo flexor longo do polegar) e o nervo mediano.
> ▶ O nervo mediano inerva cinco músculos na mão (flexor curto do polegar, abdutor curto do polegar, oponente do polegar, lumbricais 1 e 2); a pele do polegar; indicador, dedo médio e lateral do dedo anular.
> ▶ O ramo palmar do nervo mediano não cruza o túnel do carpo.
> ▶ O nervo ulnar não cruza o túnel do carpo; ele entra na mão anterior ao retináculo dos músculos flexores no túnel ulnar (canal de Guyon).

REFERÊNCIAS

Gilroy AM, MacPherson BR, Ross LM. *Atlas of Anatomy*, 2nd ed. New York, NY: Thieme Medical Publishers; 2012:370–371.

Moore KL, Dalley AF, Agur AMR. *Clinically Oriented Anatomy*, 7th ed. Baltimore, MD: Lippincott Williams & Wilkins, 2014:761–764, 786, 790–792.

Netter FH. *Atlas of Human Anatomy*, 6th ed. Philadelphia, PA: Saunders, 2014: plates 447, 449–450.

CASO 5

Enquanto jogava futebol americano, um ponta defensivo de 17 anos tentava deter um zagueiro (*fullback*) com o braço esquerdo estendido. O braço foi atingido com força substancial e, agora, o rapaz se queixa de dor intensa no ombro; o braço esquerdo está pendente e com pouca rotação externa. A dor impede que ele mova o braço. Uma radiografia é negativa para fratura, mas a cabeça do úmero está sobreposta pelo colo da escápula.

▶ Qual é o diagnóstico mais provável?
▶ Qual é o nervo mais provavelmente afetado?

RESPOSTAS PARA O CASO 5
Luxação do ombro

Resumo: O braço esquerdo de um jogador de futebol americano de 17 anos foi esticado e atingido com alguma força. Ele tem dor no ombro, e o braço pende ao lado do corpo com rotação externa. Não há fratura, e a cabeça do úmero é superposta pelo colo da escápula.

- **Diagnóstico mais provável:** Luxação da articulação do ombro (luxação do ombro).
- **Nervo mais provavelmente afetado:** Nervo axilar.

ABORDAGEM CLÍNICA

O ombro é a maior articulação mais comumente luxada do corpo e, normalmente, a luxação ocorre na direção anterior. Em geral, a luxação é também inferior, uma vez que a cabeça do úmero está localizada inferior e lateralmente ao processo coracoide. A cabeça do úmero com frequência está em uma posição infraglenoidal e infraclavicular. O diagnóstico pode ser difícil de fazer. O mecanismo típico consiste em uma força violenta contra o úmero, que está abduzido e girado externamente, resultando na extensão da articulação. Essa ação desloca (luxa) a cabeça do úmero inferiormente, rompendo, dessa forma, a parte inferior fraca da cápsula da articulação do ombro. Isso é facilitado pelo efeito de eixo (fulcro) do acrômio. Os fortes músculos flexores e adutores puxam a cabeça do úmero anterior e medialmente para a posição subcoracoide habitual. Muitas vezes, o paciente não move o braço e sustenta o membro flectido na articulação do cotovelo com a mão oposta. O braço permanece ligeiramente abduzido e girado medialmente. A curva em geral arredondada do ombro é perdida e ocorre uma depressão evidente inferiormente ao acrômio. A cabeça do úmero é palpável, se não visível, no trígono clavipeitoral. As primeiras prioridades são avaliação da integridade neural e vascular do membro superior, testando as funções motora e sensorial dos dedos, e a palpação do pulso da artéria radial. Existem métodos diferentes para reduzir a luxação, incluindo uma modificação do **método hipocrático**, no qual um operador puxa uma lâmina colocada em torno do tórax do paciente, enquanto um segundo operador suavemente aplica tração no pulso do lado afetado. Outras lesões que podem acompanhar a luxação do ombro incluem distensão dos tendões dos músculos subescapular e supraespinal, lacerações do lábio glenoidal, fratura do tubérculo maior do úmero, trauma ao nervo axilar (como demonstrado pela perda de sensação na região do ombro sobre o músculo deltoide) e trauma à artéria axilar ou a seus ramos, como nas artérias subescapular e circunflexa posterior do úmero.

ABORDAGEM AO
Ombro

OBJETIVOS
1. Ser capaz de descrever os ossos e as articulações que formam o cíngulo do membro superior.
2. Ser capaz de delinear a anatomia da articulação do ombro.
3. Ser capaz de listar os músculos extrínsecos do ombro, sua ação no ombro e a inervação.
4. Ser capaz de descrever os componentes do manguito rotador e sua ação, inervação e importância funcional para o ombro.

DEFINIÇÕES
OMBRO: Junção entre o braço e o tronco.
CÍNGULO DO MEMBRO SUPERIOR: A clavícula, a escápula e a parte proximal do úmero.

DISCUSSÃO
O **cíngulo do membro superior** e a **articulação do ombro** propriamente dita consistem em **clavícula, escápula** e **parte proximal do úmero**. A única articulação óssea entre o cíngulo do membro superior e o tronco ocorre na articulação esternoclavicular. Essa forte articulação possui dois espaços articulares criados pelo disco articular da cartilagem. A articulação sinovial da clavícula com o manúbrio do esterno é reforçada por uma cápsula articular, ligamentos esternoclaviculares anterior e posterior, interclavicular e costoclavicular. A extremidade lateral da **clavícula** se articula com o **acrômio da escápula** para formar a **articulação acromioclavicular**. Um disco articular incompleto está presente no interior dessa articulação sinovial. Uma cápsula frouxa fina envolve a articulação acromioclavicular, que é reforçada superiormente pelo **ligamento acromioclavicular,** mas seu principal reforço e apoio derivam dos **ligamentos trapezoide e conoide**, que juntos, formam o **ligamento coracoclavicular**.

A articulação da **cavidade glenoidal**, no colo da escápula com a cabeça do úmero, forma a **articulação do ombro**. Essa **articulação sinovial esferóidea rasa** forma a articulação do ombro propriamente dita. A anatomia dessa articulação permite uma **gama de movimento**, embora a **estabilidade seja diminuída**. O diâmetro da cabeça do úmero é aproximadamente três vezes maior do que o diâmetro da cavidade glenoidal, que é um pouco aumentado pela margem da fibrocartilagem presa à margem do **lábio glenoidal**. A cápsula articular se fixa na margem do lábio glenoidal proximalmente e ao colo anatômico do úmero distalmente. A **cápsula possui aberturas** para o tendão da **cabeça longa do músculo bíceps braquial** e para a **bolsa subtendínea do músculo subescapular**, que se comunica com a cavidade articular. **Três ligamentos glenoumerais,** espessamentos semelhantes a faixas da parte anterior da cápsula, são identificados apenas internamente (Figura 5.1). O **ligamento coracoumeral** reforça a

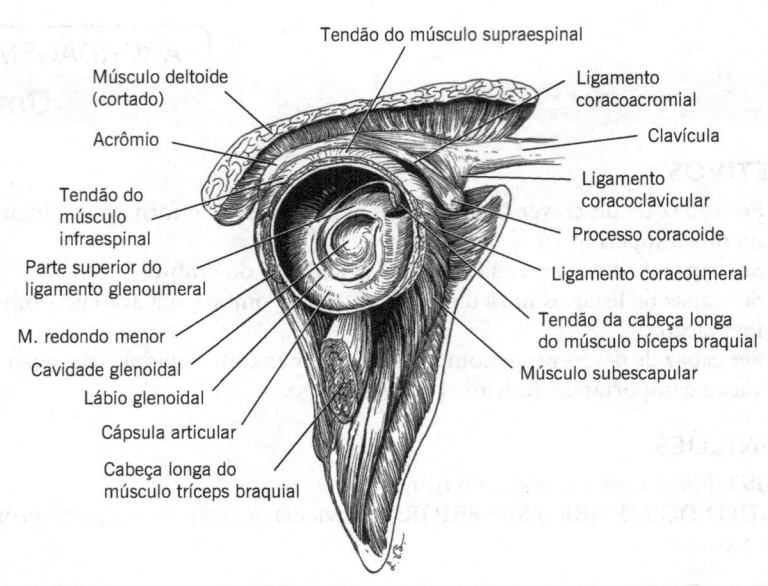

Figura 5.1 Anatomia da articulação do ombro. (*Reproduzida, com permissão, de Lindner HH. Clinical Anatomy. East Norwalk, CT: Appleton & Lange, 1989:528.*)

cápsula superiormente e o **ligamento transverso do úmero** liga o **sulco intertubercular** com o tendão e a bainha sinovial da cabeça longa do músculo bíceps braquial.

A **parte superior da articulação do ombro** é formada pela face inferior do **acrômio** e pelo **ligamento coracoacromial**.

O membro superior está fixado ao tronco basicamente pelos músculos. Esse grupo de músculos, os músculos extrínsecos do ombro, se originam no tronco e se inserem na escápula, que aumenta muito a amplitude de movimento na articulação do ombro. Os músculos extrínsecos e a ação e inervação de cada um estão listados na Tabela 5.1.

TABELA 5.1 • MÚSCULOS EXTRÍNSECOS DO OMBRO		
Músculo	**Ação**	**Inervação**
Trapézio	Retrai, eleva, abaixa e gira a escápula	Nervo acessório
Latíssimo do dorso	Estende, aduz e gira medialmente o braço	Nervo toracodorsal
Levantador da escápula	Eleva e gira a escápula	Nervo dorsal da escápula
Romboides maior e menor	Retrai e gira a escápula	Nervo dorsal da escápula
Serrátil anterior	Protrai e gira a escápula	Nervo torácico longo
Peitoral maior	Aduz e gira medialmente o braço	Nervos peitorais lateral e medial
Peitoral menor	Estabiliza a escápula	Nervo peitoral medial

Os **músculos intrínsecos do ombro** se originam na escápula e se inserem no úmero. Estes incluem os **músculos deltoide, redondo maior e manguito rotador**. Os **tendões dos músculos do manguito rotador** envolvem e se fundem com a cápsula da articulação do ombro e fornecem **maior força e estabilidade para a articulação**. Os músculos intrínsecos da articulação do ombro e suas ações e inervações são apresentados na Tabela 5.2. O tendão do **músculo supraespinal** passa **superiormente** à cápsula, entre ela e o acrômio e o músculo deltoide para se inserir no **tubérculo maior**. A **bolsa subacromial (subdeltóidea)** situa-se entre o tendão e a face inferior do acrômio e o músculo deltoide. Todavia, o **tendão do músculo supraespinal** é, em geral, danificado com as lacerações dos músculos do manguito rotador.

TABELA 5.2 • MÚSCULOS INTRÍNSECOS DO OMBRO

Músculo	Ação	Inervação
Deltoide	Abduz, flecte e estende o braço	Nervo axilar
Redondo maior	Aduz e gira medialmente o braço	Ramo inferior do nervo subescapular
Supraespinal*	Inicia a abdução do braço	Nervo supraescapular
Infraespinal*	Gira lateralmente o braço	Nervo supraescapular
Redondo menor*	Gira lateralmente o braço	Nervo axilar
Subescapular*	Aduz e gira medialmente o braço	Ramos superior e inferior do nervo subescapular

Músculos do manguito rotador.

QUESTÕES DE COMPREENSÃO

5.1 Você está avaliando uma radiografia da única articulação óssea entre o membro superior e o tronco. Qual é essa articulação?

   A. Articulação do ombro
   B. Articulação acromioclavicular
   C. Articulação umeroclavicular
   D. Articulação coracoclavicular
   E. Articulação esternoclavicular

5.2 Você está explicando a anatomia do ombro a um jovem atleta que sofreu uma lesão em um dos ombros. Você lhe diz que a principal estabilidade para essa articulação é proveniente de qual(is) estrutura(s) abaixo?

   A. Ligamentos glenoumerais
   B. Ligamento acromioclavicular
   C. Músculos do manguito rotador

D. Ligamentos coracoclaviculares
E. Ligamento coracoumeral

5.3 Um arremessador de beisebol de uma universidade apresenta desconforto no ombro e você suspeita de laceração no manguito rotador. Você mais provavelmente observará dano no tendão de qual dos seguintes músculos?

A. Supraespinal
B. Infraespinal
C. Subescapular
D. Redondo maior
E. Redondo menor

RESPOSTAS

5.1 **E.** O membro superior está preso ao tronco apenas na articulação esternoclavicular. A fixação básica é muscular.
5.2 **C.** A estabilidade primária para a articulação do ombro é fornecida pelos tendões dos músculos do manguito rotador.
5.3 **A.** O tendão do músculo supraespinal é, em geral, danificado na laceração do manguito rotador, em função do espaço estreito entre a cabeça do úmero e o acrômio.

DICAS DE ANATOMIA

▶ Luxações do ombro são comuns, são quase sempre anteriores e colocam o nervo axilar em risco.
▶ A única articulação óssea entre o membro superior e o tronco está na articulação esternoclavicular. A fixação primária do membro ao tronco é pela musculatura.
▶ A articulação do ombro, uma articulação esferóidea rasa, permite uma gama de movimento, mas com redução da estabilidade.
▶ Os tendões dos músculos do manguito rotador fornecem a força e a estabilidade básicas para a articulação do ombro.
▶ O tendão do músculo supraespinal se funde com a parte superior da cápsula. Embora seja protegida da face inferior do acrômio pela bolsa subacromial (subdeltóidea), seu tendão é normalmente comprometido nas lacerações do manguito rotador.

REFERÊNCIAS

Gilroy AM, MacPherson BR, Ross LM. *Atlas of Anatomy*, 2nd ed. New York, NY: Thieme Medical Publishers; 2012:282–287.

Moore KL, Dalley AF, Agur AMR. *Clinically Oriented Anatomy*, 7th ed. Baltimore, MD: Lippincott Williams & Wilkins, 2014:704–707, 712, 796–800, 814–815.

Netter FH. *Atlas of Human Anatomy*, 6th ed. Philadelphia, PA: Saunders, 2014: plates 405–408.

CASO 6

A esposa de um contador de 37 anos vai buscá-lo no escritório. Ele entra no carro, se senta no banco do passageiro e se vira para colocar o cinto de segurança, conforme a esposa começa a deixar o estacionamento. Outro veículo que entrava no estacionamento bate de frente no carro, e ele é atirado para frente pela desaceleração súbita. O joelho esquerdo atinge o painel violentamente e ele sente um estalo doloroso no quadril esquerdo. Após a ambulância transportá-lo para o pronto-socorro do hospital, observa-se que ele sofre dor intensa na região do quadril esquerdo e também que o membro inferior esquerdo está aduzido e girado medialmente e menor do que o membro inferior direito. Há uma massa dolorida na parte lateral da região glútea.

▶ Qual é o diagnóstico mais provável?
▶ Que estruturas são mais provavelmente comprometidas nessa lesão?
▶ Que estruturas clinicamente importantes provavelmente correm risco?

RESPOSTAS PARA O CASO 6
Luxação posterior do quadril

Resumo: Um passageiro de carro, de 37 anos, virava-se para a direita durante uma colisão frontal, na qual o joelho esquerdo atingiu o painel do carro. Ele experimenta um estalido doloroso no quadril esquerdo. O quadril esquerdo está muito dolorido, e o membro inferior esquerdo está diminuído, aduzido e girado medialmente. Uma grande massa dolorida está presente na parte lateral da área glútea.

- **Diagnóstico mais provável:** Luxação posterior do quadril com ou sem fratura do acetábulo.
- **Estrutura comprometida:** Articulação do quadril, incluindo cabeça do fêmur, cápsula articular e ligamentos e acetábulo.
- **Estruturas em risco:** Nervo isquiático.

ABORDAGEM CLÍNICA

O passageiro do carro sofreu uma lesão por desaceleração, na qual o joelho esquerdo atingiu violentamente o painel do carro, forçando a cabeça do fêmur para trás sobre a margem do acetábulo. Quando ele se virou para pegar o cinto de segurança, o quadril estava flectido porque ele estava sentado e foi aduzido e girado medialmente, a posição clássica do quadril para esse tipo de lesão. O estalido doloroso foi a cabeça do fêmur dilacerando a parte posterior da cápsula articular e os ligamentos. A massa glútea lateral dolorosa é a cabeça do fêmur na face lateral do ílio, e o membro afetado parece menor do que o outro em razão da posição anormal da cabeça do fêmur. O primeiro passo é uma confirmação radiográfica da luxação ou da fratura por luxação, acompanhada pela redução urgente da luxação para diminuir o risco de necrose avascular da cabeça do fêmur e de outras complicações como artrite pós-traumática. O reparo da fratura, se esta estiver presente, pode ser realizado posteriormente.

ABORDAGEM À
Articulação do quadril

OBJETIVOS

1. Ser capaz de descrever a anatomia da articulação do quadril, incluindo a parte proximal do fêmur, a cápsula articular e ligamentos e o acetábulo.
2. Ser capaz de descrever o trajeto do nervo isquiático à medida que se relaciona com a articulação do quadril.

DEFINIÇÕES

OSSO DO QUADRIL: Osso plano irregular formado pela fusão do púbis, ílio e ísquio.
ARTICULAÇÃO DO QUADRIL: Articulação formada pelo acetábulo e pela cabeça do fêmur.
NERVO ISQUIÁTICO: O maior nervo do corpo, formado a partir do plexo sacral pelos ramos anteriores de L4 até S3, unindo anatomicamente os nervos fibular comum e tibial.

DISCUSSÃO

A **articulação do quadril** é uma articulação esferóidea única, formada pelo fêmur e pelo osso do quadril, que permite estabilidade para a transferência de peso aos membros inferiores e a postura ereta, com uma gama de movimento. A **parte esférica** da articulação é constituída pela **cabeça do fêmur** e forma um ângulo **superomedialmente** com o corpo do fêmur por meio do colo do fêmur. Os grandes **trocanteres maior e menor** adjacentes funcionam como pontos de fixação para os músculos que atuam em toda a articulação do quadril. A parte de **encaixe** da articulação é formada pelo **acetábulo cupuliforme** na face lateral do osso do quadril. O osso do quadril é formado pela fusão do **ílio, ísquio e púbis**, os quais participam na formação do **acetábulo**. A profundidade do acetábulo é aumentada por uma **margem em forma de C de fibrocartilagem**, chamada de **lábio do acetábulo**. A parte inferior incompleta do lábio, a incisura do acetábulo, é completada pelo **ligamento transverso do acetábulo**, e o **ligamento** intra-articular fraco da **cabeça do fêmur** passa da cabeça do fêmur para o acetábulo, adjacente à incisura. A cabeça do fêmur e o acetábulo são revestidos com cartilagem articular.

A **articulação do quadril** é envolvida por uma **cápsula** revestida com membrana sinovial e reforçada por três espessamentos ligamentosos, denominados por suas fixações proximais. A cápsula é reforçada anterior e superiormente pelo forte **ligamento iliofemoral em forma de Y**. Espessamentos capsulares inferiores e posteriores são os **ligamentos pubofemoral e isquiofemoral**, respectivamente. O suprimento sanguíneo para a articulação do quadril se origina nas **artérias circunflexas femorais laterais e mediais**, normalmente ramos da **artéria femoral profunda**. A **artéria circunflexa femoral medial** é a mais importante. Esses **vasos** chegam à cabeça do fêmur ao longo do colo do fêmur, onde correm risco de **fraturas**. Uma pequena artéria da cabeça do fêmur (um ramo da artéria obturatória) corre no interior do ligamento da cabeça do fêmur.

Além de produzir movimento na articulação do quadril, os **músculos** que cruzam a articulação conferem muito da **estabilidade da articulação** enquanto a pessoa permanece ereta. Os movimentos na articulação do quadril e os músculos (com sua inervação) que produzem esses movimentos estão listados na Tabela 6.1.

O **grande nervo isquiático** (Figura 6.1) deixa a pelve por meio do **forame isquiático maior** e entra na **parte profunda da região glútea**, imediatamente **inferior**

TABELA 6.1 • MÚSCULOS ATUANTES NA ARTICULAÇÃO DO QUADRIL

	Músculos	Inervação
Flexão	Iliopsoas (psoas) Iliopsoas (ilíaco), reto femoral, pectíneo, sartório Adutores longo, curto e magno, grácil Tensor da fáscia lata	Ramos anteriores dos nervos L1-L3 Nervo femoral Nervo obturatório Nervo glúteo superior
Extensão	Jarretes: semitendíneo, semimembranáceo, cabeça longa do m. bíceps femoral, adutor magno (parte do jarrete) Glúteo máximo	Parte tibial do nervo isquiático Nervo glúteo inferior
Abdução	Glúteos médio e mínimo, tensor da fáscia lata	Nervo glúteo superior
Adução	Adutores longo, curto e magno, grácil, obturador externo Pectíneo	Nervo obturatório Nervo femoral
Rotação medial	Glúteos médio e mínimo, tensor da fáscia lata	Nervo glúteo inferior
Rotação lateral	Obturador interno, piriforme, gêmeos superior e inferior, quadrado femoral Obturador externo Glúteo máximo	Nervos diretos para os músculos que se originam de L5, S1-S2 Nervo obturatório Nervo glúteo inferior

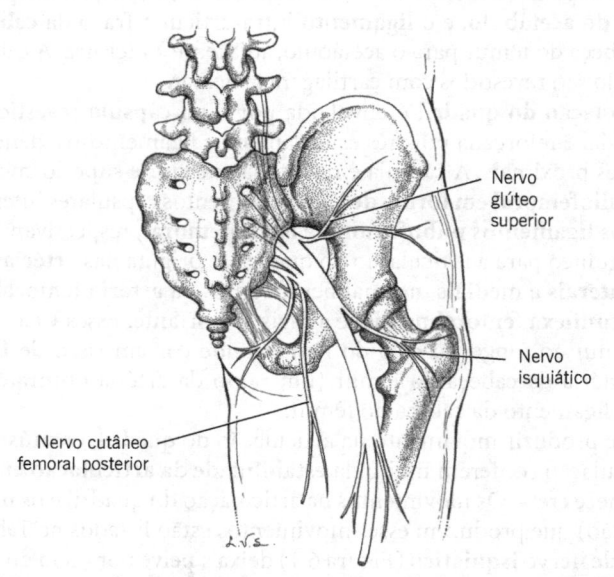

Figura 6.1 O nervo isquiático. (*Reproduzida, com permissão, de Lindner HH. Clinical Anatomy. East Norwalk, CT: Appleton & Lange, 1989:591.*)

ao músculo piriforme. O nervo isquiático é uma **combinação do nervo fibular comum** (parte lateral) com o **nervo tibial (parte medial)**. O nervo fibular comum inerva os músculos do compartimento lateral (nervo fibular superficial) e os músculos do compartimento anterior (nervo fibular profundo) da perna. **A parte tibial inerva os músculos dos compartimentos posteriores da coxa e da perna (panturrilha) e a sola do pé.** O nervo isquiático se situa **posteriormente à articulação do quadril**.

QUESTÕES DE COMPREENSÃO

6.1 Em um paciente com luxação posterior do quadril, qual das seguintes estruturas ligamentosas seria dilacerada?

   A. Ligamento pubofemoral
   B. Ligamento iliofemoral
   C. Ligamento isquiofemoral
   D. Ligamento lacunar
   E. Ligamento sacrotuberal

6.2 Um homem de 52 anos acabou de luxar o quadril direito. O médico está preocupado com a integridade do suprimento sanguíneo da articulação. Que artéria fornece a maior parte do suprimento sanguíneo para a articulação do quadril?

   A. Circunflexa femoral lateral
   B. Circunflexa femoral medial
   C. Circunflexa ilíaca superficial
   D. Circunflexa ilíaca profunda
   E. Perfurante

6.3 Um paciente com luxação no quadril está apresentando também fraqueza na extensão da coxa na articulação do quadril. Isso indica um possível dano a qual das seguintes opções?

   A. Nervo femoral
   B. Nervo obturatório
   C. Parte fibular comum do nervo isquiático
   D. Parte tibial do nervo isquiático
   E. Nervo safeno

RESPOSTAS

6.1 **C.** A luxação posterior do quadril romperia o ligamento isquiofemoral, reforçando, assim, a cápsula do quadril posteriormente.

6.2 **B.** O principal suprimento sanguíneo para o quadril é a artéria circunflexa femoral medial.

6.3 **D.** A maioria dos músculos extensores do quadril (os jarretes) é inervada pela parte tibial do nervo isquiático. O músculo glúteo máximo, inervado pelo nervo glúteo inferior, ainda estenderia fracamente a coxa e o quadril.

> ### DICAS DE ANATOMIA
>
> ▶ Os ossos que formam quadril, ílio, ísquio e púbis convergem para formar o acetábulo.
> ▶ O ligamento mais resistente reforçando a cápsula da articulação do quadril é o iliofemoral ou ligamento em Y.
> ▶ A artéria mais importante que supre a articulação do quadril é a artéria circunflexa femoral medial.

REFERÊNCIAS

Gilroy AM, MacPherson BR, Ross LM. *Atlas of Anatomy*, 2nd ed. New York, NY: Thieme Medical Publishers; 2012:386–389.

Moore KL, Dalley AF, Agur AMR. *Clinically Oriented Anatomy*, 7th ed. Baltimore, MD: Lippincott Williams & Wilkins, 2014:626–634, 660–661.

Netter FH. *Atlas of Human Anatomy*, 6th ed. Philadelphia, PA: Saunders, 2014: plates 473–475, 490–491.

CASO 7

Uma mulher de 25 anos viaja pela primeira vez ao Colorado para esquiar. Ela progrediu na pista para iniciantes e, durante a última volta do dia, caiu e torceu a perna direita. Não conseguia ficar de pé sobre a perna direita por causa da dor e desceu a montanha em uma moto de neve. No exame físico, o joelho direito está inchado e sensível ao toque. Com a paciente sentada na maca com o joelho flectido, a parte inferior da perna parece ter vários centímetros de mobilidade anterior excedentes.

▶ Qual é o diagnóstico mais provável?
▶ Qual é o mecanismo da **lesão**?

RESPOSTAS PARA O CASO 7
Rompimento do ligamento cruzado anterior

Resumo: Uma mulher de 25 anos torce o membro inferior direito em um acidente de esqui. Apresenta joelho direito inchado e sensível ao toque e mobilidade anterior excessiva com o joelho flectido.

- **Diagnóstico mais provável:** Laceração do ligamento cruzado anterior (LCA).
- **Mecanismo da lesão:** Força rotacional excessiva distende ou rompe o ligamento.

ABORDAGEM CLÍNICA

Lesões no joelho são muito comuns devido à sustentação de peso, combinação de mobilidade na flexão e extensão e margem para um pouco de rotação. A estabilidade do joelho depende totalmente de seus ligamentos e músculos. Lesões esportivas no joelho são provocadas mais comumente por forças de alta velocidade e rotacionais aplicadas à perna por meio da articulação do joelho. Além disso, determinados ligamentos estão relacionados anatomicamente com os meniscos, nos quais a parte distal do fêmur se articula. Essa mulher de 25 anos sofreu uma lesão ao esquiar, um ambiente comum para lesão do ligamento cruzado anterior. A força de torção no membro inferior quando um esqui fica cravado na neve e o corpo continua a girar produz trauma significativo no joelho. O ligamento cruzado anterior passa da face posterior da parte distal do fêmur para a região intercondilar da face anterior da parte proximal da tíbia, limitando o movimento anterior da tíbia em relação ao fêmur. Assim, no exame físico, essa paciente apresenta o "sinal da gaveta anterior" ou mobilidade anterior excessiva da tíbia com o joelho flectido. Essa lesão normalmente requer cirurgia.

ABORDAGEM À
Articulação do joelho

OBJETIVOS

1. Ser capaz de descrever a anatomia da articulação do joelho, incluindo ossos, ligamentos, movimentos possíveis e músculos responsáveis por esses movimentos.
2. Ser capaz de descrever o mecanismo da lesão nos quatro ligamentos principais do joelho.

DEFINIÇÕES

JOELHO: Gínglimo (articulação em dobradiça) entre o fêmur e a parte proximal da tíbia.
PATELA: Osso triangular medindo aproximadamente 5 cm de diâmetro, situado na frente do joelho, na inserção dos tendões do músculo quadríceps.
MENISCO: Cartilagem intra-articular semilunar.

DISCUSSÃO

A **articulação do joelho** é uma **articulação sinovial em dobradiça**, formada pela parte distal do **fêmur, parte proximal da tíbia e patela**. É uma articulação relativamente estável e seus movimentos consistem basicamente em flexão e extensão, com um pouco de deslizamento, rolagem e rotação de boqueio. A **parte distal do fêmur** forma duas grandes nodosidades, os **côndilos medial e lateral**, que se articulam com os **côndilos medial e lateral da tíbia**. As faces superiores dos côndilos da tíbia são achatadas para formar o "**platô tibial**". A **eminência intercondilar** ajusta-se entre os côndilos do fêmur, e a parte proximal da fíbula se articula com o côndilo lateral da tíbia, mas não é parte da articulação do joelho. A **patela** se articula com o fêmur anteriormente. As faces planas dos côndilos da tíbia são modificadas para acomodar os côndilos do fêmur pelos **meniscos medial e lateral em forma de C**. Essas estruturas fibrocartilaginosas são cuneiformes no corte transversal, sendo espessas perifericamente, mas finas internamente e firmemente presas aos côndilos da tíbia, servindo como absorvedores de choques. O **menisco lateral** é o menor dos dois e um tanto **circular**, enquanto o **menisco medial tem o formato de um C**. As partes restantes e femorais dos côndilos da tíbia são revestidas com cartilagem articular (Figura 7.1).

A articulação do joelho é envolvida por uma cápsula revestida com membrana sinovial e reforçada por diversos espessamentos ligamentosos. Anteriormente, a **patela está engastada no tendão do grupo muscular do quadríceps femoral**. Inferiormente à patela, o tendão se torna o ligamento da patela, que se insere na **tuberosidade da tíbia**. Lateralmente, a cápsula é espessada para formar o **ligamento colateral fibular**, proveniente do epicôndilo lateral do fêmur para a cabeça da fíbula. O ligamento colateral fibular permanece separado do menisco lateral pelo tendão do músculo poplíteo. O ligamento impede o aumento do ângulo lateral ou a adução da perna na articulação do joelho. O **ligamento colateral tibial** se estende do epicôndilo medial do fêmur até o côndilo medial da tíbia. A face profunda desse ligamento está firmemente presa à margem do menisco medial. O ligamento impede o aumento do ângulo medial ou a abdução da perna na articulação do joelho. Posteriormente, a cápsula é reforçada pelos **ligamentos poplíteos oblíquo e arqueado**. O joelho é único, por causa da presença de dois ligamentos intra-articulares: o **ligamento cruzado anterior (LCA)** e o **ligamento cruzado posterior (LCP)**. Os ligamentos cruzados são revestidos por membrana sinovial e, assim, são externos à cavidade sinovial e nomeados pelas suas inserções na tíbia. O ligamento cruzado anterior se estende desde a parte anterior do platô tibial, próximo da eminência intercondilar, até a face posteromedial do côndilo lateral do fêmur. O ligamento **limita o deslocamento anterior da tíbia em relação ao fêmur** e limita a hiperextensão. O **ligamento cruzado posterior** se estende desde a face posterior do platô tibial até a face anterolateral do côndilo medial do fêmur. No seu trajeto, esse ligamento cruza o ligamento cruzado anterior, no seu lado medial, sendo **mais forte e maior** do que o ligamento cruzado anterior. O **ligamento cruzado posterior limita o deslocamento posterior** da tíbia sobre o fêmur e limita a hiperflexão. Aproximadamente uma dúzia ou mais de **bolsas** estão associadas com a articulação do joelho, e quatro

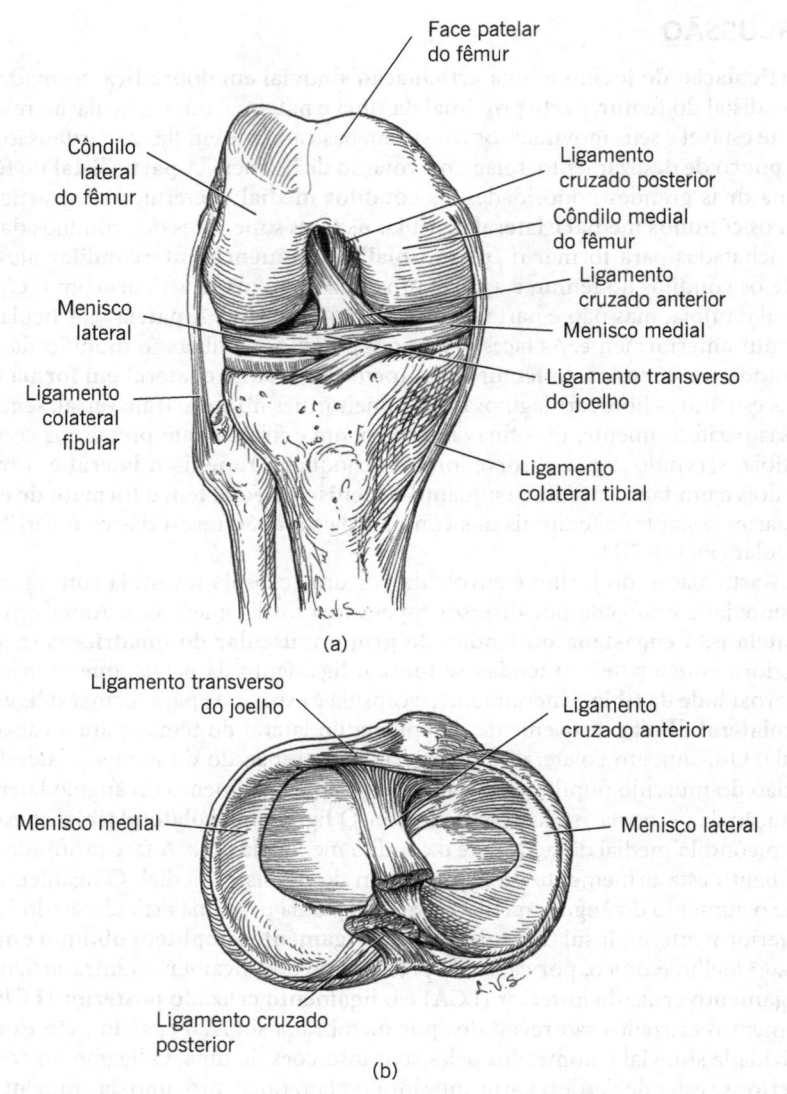

Figura 7.1 A Articulação do joelho. Ligamentos da articulação do joelho em extensão total (a). A face superior do joelho mostrando os meniscos (b). (*Reproduzida, com permissão, de Lindner HH. Clinical Anatomy. East Norwalk, CT: Appleton & Lange, 1989:615.*)

destas se comunicam com a cavidade sinovial da articulação: as bolsas suprapatelar, anserina e subtendínea do gastrocnêmio e o recesso poplíteo. Portanto, inflamação em qualquer dessas bolsas (bursite) provavelmente resulta na tumefação (inchaço) de toda a articulação do joelho. A articulação do joelho é ricamente irrigada por diversas **artérias do joelho e recorrentes provenientes das artérias femoral, poplítea e tibial anterior.**

Força e estabilidade adicionais para a articulação do joelho são fornecidas pelos músculos que cruzam e produzem movimento na articulação. A ação e inervação desses músculos são apresentadas na Tabela 7.1.

Uma **força** anormal **aplicada na face lateral do joelho** com o pé plantado **estira (distende) o ligamento colateral tibial,** provocando uma entorse (distensão) ou, se suficientemente vigorosa, uma ruptura desse ligamento. A face lateral exposta do joelho torna essa lesão mais frequente. Como o menisco medial está firmemente preso à face profunda do ligamento colateral tibial, ele também é comprometido com frequência. De forma semelhante, forças aplicadas à face medial do joelho comprometem o ligamento colateral fibular. No entanto, como o menisco lateral não está preso ao ligamento, normalmente não é comprometido. Força excessiva aplicada na face anterior da tíbia faz com que ela se mova posteriormente, estirando ou lacerando, dessa maneira, o ligamento cruzado posterior. O **ligamento cruzado anterior** é mais frequentemente comprometido quando forças ou atividades produzem **hiperextensão da articulação do joelho.**

TABELA 7.1 • MÚSCULOS ATUANTES NA ARTICULAÇÃO DO JOELHO

	Músculos	Inervação
Extensão	Grupo quadríceps: reto femoral, vasto lateral, intermédio e medial	Nervo femoral
Flexão	Grupo jarrete: semitendíneo, semimembranáceo e bíceps femoral	Parte tibial do nervo isquiático
Rotação lateral	Bíceps femoral	Parte tibial do nervo isquiático
Rotação medial	Poplíteo, semitendíneo e semimembranáceo	Nervo tibial

QUESTÕES DE COMPREENSÃO

7.1 Seu paciente experimentou força externa no joelho. Qual dos seguintes ligamentos evitou a abdução da perna na articulação do joelho?

    A. Poplíteo oblíquo
    B. Cruzado anterior
    C. Cruzado posterior
    D. Colateral fibular
    E. Colateral tibial

7.2 Nesse mesmo paciente, qual dos seguintes ligamentos evitou o deslocamento posterior da tíbia sobre o fêmur?

A. Poplíteo oblíquo
B. Cruzado anterior
C. Cruzado posterior
D. Colateral fibular
E. Colateral tibial

7.3 Você examinou um paciente e descobriu que existe fraqueza na capacidade de flectir a articulação do joelho. Isso indica um problema com qual dos seguintes nervos?

A. Nervo femoral
B. Nervo tibial
C. Nervo fibular comum
D. Nervo fibular profundo
E. Nervo fibular superficial

RESPOSTAS

7.1 **E.** A abdução da perna na articulação do joelho é limitada pelos ligamentos colaterais fibular e tibial.
7.2 **C.** O deslocamento posterior da tíbia sobre o fêmur é limitado pelo ligamento cruzado posterior.
7.3 **B.** Os músculos que flectem a articulação do joelho são inervados pela parte tibial do nervo isquiático.

DICAS DE ANATOMIA

▶ O ligamento cruzado **anterior** é assim denominado porque está inserido na face **anterior** da tíbia e evita o deslocamento **anterior** da tíbia sobre o fêmur.
▶ O ligamento colateral tibial está inserido no menisco medial; portanto, ambos são frequentemente comprometidos por uma força anormal aplicada na lateral do joelho.
▶ O ligamento cruzado anterior é mais frequentemente comprometido pela hiperextensão da articulação do joelho.

REFERÊNCIAS

Gilroy RM, MacPherson BR, Ross LM. *Atlas of Anatomy*, 2nd ed. New York, NY: Thieme Medical Publishers; 2012:406–414.

Moore KL, Dalley AF, Agur AMR. *Clinically Oriented Anatomy*, 7th ed. Baltimore, MD: Lippincott Williams & Wilkins; 2014:634–645, 662–663.

Netter FH. *Atlas of Human Anatomy*, 6th ed. Philadelphia, PA: Saunders; 2014: plates 494–498.

CASO 8

Uma mulher de 23 anos encontra-se na sala de recuperação pós-parto, no dia seguinte ao dar à luz um menino de 4 kg. Ela está preocupada com seu pé direito, que ficou dormente e fraco desde o parto. Andar tem sido difícil, porque o pé direito tende a cair e os dedos arrastam. Quando perguntada sobre a evolução do trabalho de parto, relata que tomou anestesia epidural, com alívio satisfatório da dor, mas com um estágio expulsivo prolongado e difícil do trabalho de parto (três horas) nos suportes de perna. Ela nega qualquer dor nas costas ou problemas com a outra perna. No exame, apresenta sensação reduzida no topo do pé direito e no lado lateral da parte inferior da perna, junto com uma incapacidade de realizar dorsiflexão do pé direito, resultando em um pé caído. Edema periférico mínimo é observado em ambas as extremidades.

- Qual é o diagnóstico mais provável?
- Que fatores mais provavelmente levaram à essa condição?

RESPOSTAS PARA O CASO 8
Lesão ao nervo fibular comum

Resumo: Uma mulher de 23 anos no 1º dia após o parto apresenta fraqueza e dormência no pé direito e pé caído após dificuldade no parto normal.

- **Diagnóstico mais provável:** Lesão (compressão) ao nervo fibular comum.
- **Fatores predisponentes à lesão:** Compressão prolongada do nervo fibular comum pelos suportes de perna e flexão na articulação do joelho.

ABORDAGEM CLÍNICA

Compressão do nervo fibular comum durante trabalho de parto é a lesão nervosa mais comum pós-parto do membro inferior. A compressão do nervo fibular comum ocorre a partir da flexão dos joelhos e da compressão dos suportes de perna na face lateral do joelho. O nervo fibular comum também pode ser comprometido durante cirurgia do joelho, devido a trauma ou a períodos prolongados de compressão (como sono profundo ou membro inferior engessado). Em decorrência da anestesia epidural, a paciente provavelmente não sentiu dor decorrente da compressão prolongada. Lesão ao nervo fibular comum provoca dormência, fraqueza na parte inferior da perna e no pé e pé caído (incapacidade de realizar dorsiflexão do pé). A maioria das lesões por compressão após o parto são autolimitantes e melhoram com cuidado sintomático. O posicionamento adequado da paciente requer uma boa compreensão da anatomia para evitar períodos prolongados de compressão do nervo.

ABORDAGEM AO
Membro inferior

OBJETIVOS

1. Ser capaz de descrever a origem, o trajeto, a inervação muscular e as regiões cutâneas distais inervadas pelo nervo isquiático e seus ramos tibial e fibular comum.
2. Ser capaz de descrever a origem, o trajeto, a inervação muscular e as regiões cutâneas distais inervadas pelos nervos femoral e obturatório.

DEFINIÇÕES

PERIDURAL: O espaço externo à dura-máter da medula espinal; agentes anestésicos são injetados nesse espaço para produzir anestesia epidural.

COMPRESSÃO DO NERVO: Pressão em um nervo, de forma que a transmissão neural é temporariamente bloqueada.

DORSIFLEXÃO: Redução no ângulo entre a parte inferior da perna e o pé, como no caminhar sobre os calcanhares; o oposto de plantarflexão, como estar em pé, ficar na ponta dos pés.

DISCUSSÃO

O **nervo isquiático** (L4-S3) é o maior nervo no corpo, originando-se no plexo lombossacral. Deixa a pelve por meio do **forame isquiático maior,** inferior ao músculo pisiforme (ver Figura 8.1). O nervo isquiático são dois nervos, o **nervo tibial (medial)** e o **nervo fibular comum (lateral)**, ligados por tecido conectivo frouxo. O nervo tibial é derivado da divisão anterior dos ramos anteriores, enquanto o nervo fibular comum deriva da divisão posterior dos ramos anteriores. Nenhum músculo da região glútea é inervado pelo nervo isquiático. Ele desce no compartimento posterior da coxa, onde seu **nervo tibial inerva todos os músculos (extensores do quadril e flexores da articulação do joelho) da parte posterior da coxa**, exceto a cabeça curta do músculo bíceps femoral (inervada pelo nervo fibular comum). Aproximadamente no ângulo superior da fossa poplítea, as partes tibial e fibular comum se separam.

O **nervo fibular comum** passa lateral e superficialmente e **segue em torno do colo da fíbula** subcutaneamente, **onde corre risco de lesão ou compressão** (Figura 8.2). A seguir, se divide no nervo fibular superficial, que inerva os músculos fibulares (eversores) do compartimento lateral da perna, e a pele da parte lateral da perna e do dorso do pé. O nervo fibular profundo entra no compartimento anterior da perna e inerva os músculos nesse compartimento (dorsiflexores), os músculos dorsais intrínsecos do pé e a pele entre o hálux e o segundo dedo. **A secção do nervo fibular profundo resulta em pé caído.**

O **nervo tibial** desce pela fossa poplítea e entra no compartimento posterior da perna para inervar os músculos do compartimento posterior (plantarflexores e inversores). Além disso, dá origem ao nervo cutâneo sural medial que se une ao ramo fibular comunicante do nervo fibular comum para formar o **nervo sural,** que é sensorial para a face posterior da perna e lateral do pé. No nível do "maléolo posterior", o nervo tibial se divide em **nervos plantares lateral e medial,** que inervam os músculos intrínsecos e a pele da sola do pé. **A secção do nervo tibial, na perna, resulta em incapacidade de ficar de pé nas pontas dos dedos.**

O **nervo femoral** (L2-L4) se origina no plexo lombar. Deixa o abdome posterior ao ligamento inguinal e se situa lateralmente e fora da bainha femoral e de seus conteúdos. Inerva os músculos (flexores do quadril e extensores da articulação do joelho) do compartimento anterior da coxa e a pele da parte anterior da coxa e parte medial da perna. O **nervo obturatório** (L2-L4) deixa o abdome por meio do canal obturatório e entra no compartimento medial da coxa para inervar esses músculos (adutores) e uma área da pele no lado medial da coxa.

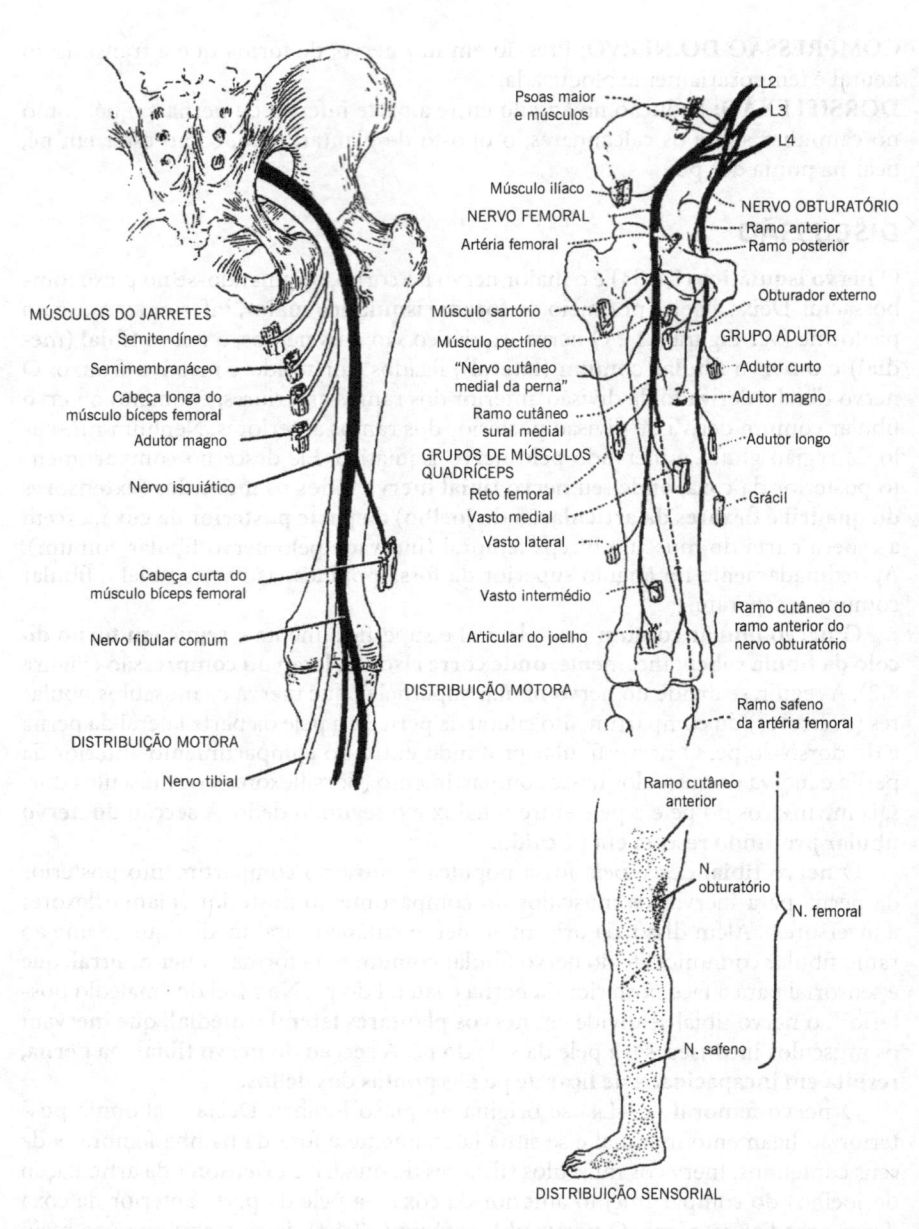

Figura 8.1 Inervação da coxa. (*Reproduzida, com permissão, de Lindner HH. Clinical Anatomy. Norwalk, CT: Appleton & Lange, 1989.*)

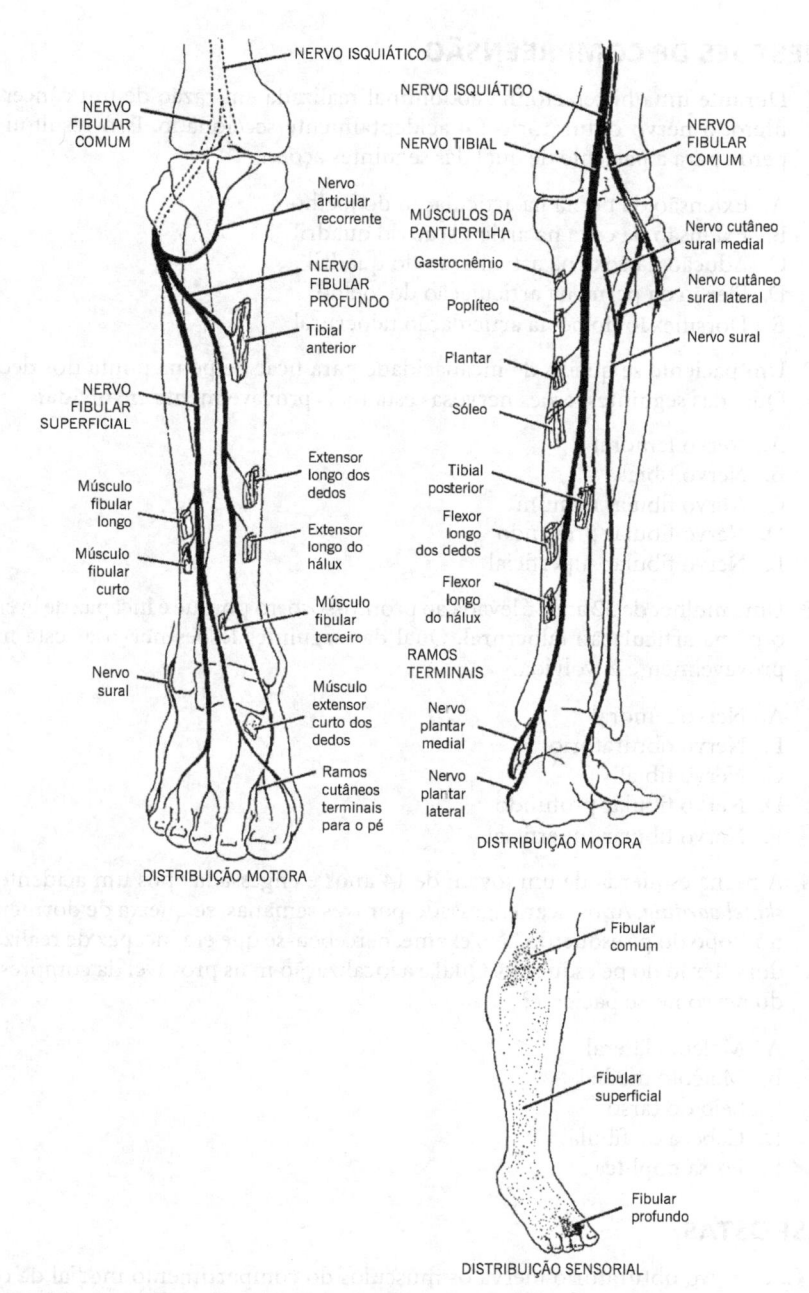

Figura 8.2 Inervação da parte inferior da perna. (*Reproduzida, com permissão, de Lindner HH. Clinical Anatomy. Norwalk, CT: Appleton & Lange, 1989:50.*)

QUESTÕES DE COMPREENSÃO

8.1 Durante uma histerectomia abdominal realizada em razão de um câncer de útero, o nervo obturatório foi acidentalmente seccionado. Isso resultou na perda para a paciente de qual das seguintes ações?

   A. Extensão da perna na articulação do joelho
   B. Extensão da coxa na articulação do quadril
   C. Adução da coxa na articulação do quadril
   D. Flexão da perna na articulação do joelho
   E. Dorsiflexão do pé na articulação talocrural

8.2 Um paciente se queixa de incapacidade para ficar de pé na ponta dos dedos. Qual das seguintes lesões nervosas está mais provavelmente envolvida?

   A. Nervo femoral
   B. Nervo tibial
   C. Nervo fibular comum
   D. Nervo fibular profundo
   E. Nervo fibular superficial

8.3 Uma mulher de 32 anos é levada ao pronto-socorro porque é incapaz de everter o pé na articulação talocrural. Qual das seguintes lesões nervosas está mais provavelmente envolvida?

   A. Nervo femoral
   B. Nervo obturatório
   C. Nervo tibial
   D. Nervo fibular profundo
   E. Nervo fibular superficial

8.4 A perna esquerda de um jovem de 14 anos é engessada após um acidente de *skateboarding*. Após ficar engessado por três semanas, se queixa de dormência no "topo do pé esquerdo". No exame, percebeu-se que era incapaz de realizar a dorsiflexão do pé esquerdo. Qual é a localização mais provável da compressão do nervo nesse paciente?

   A. Maléolo lateral
   B. Maléolo medial
   C. Seio do tarso
   D. Cabeça da fíbula
   E. Fossa poplítea

RESPOSTAS

8.1 **C.** O nervo obturatório inerva os músculos do compartimento medial da coxa que aduz a coxa na articulação do quadril.

8.2 **B.** Os plantarflexores estão localizados no compartimento posterior da perna e são inervados pelo nervo tibial.

8.3 **E.** Os músculos do compartimento lateral da perna evertem o pé e são inervados pelo nervo fibular superficial.

8.4 **D.** Esse jovem provavelmente tem compressão do nervo fibular comum, conforme o nervo passa lateralmente em torno da cabeça da fíbula, onde é relativamente superficial e não é bem protegido. Lesão ao nervo fibular comum leva ao "pé caído" e à incapacidade de realizar a dorsiflexão.

DICAS DE ANATOMIA

▶ Os músculos da parte posterior da coxa, perna e sola do pé são todos inervados pelo nervo tibial (exceto a cabeça curta do músculo bíceps femoral).
▶ Os músculos dorsiflexores são inervados pelo nervo fibular profundo.

REFERÊNCIAS

Gilroy AM, MacPherson BR, Ross LM. *Atlas of Anatomy*, 2nd ed. New York, NY: Thieme Medical Publishers; 2012:446–448.

Moore KL, Dalley AF, Agur AMR. *Clinically Oriented Anatomy*, 7th ed. Baltimore, MD: Lippincott Williams & Wilkins; 2014:574–575, 586–587, 592, 596.

Netter FH. *Atlas of Human Anatomy*, 6th ed. Philadelphia, PA: Saunders; 2014: plates 525–529.

CASO 9

Uma mulher diabética de 42 anos se queixa de sensibilidade dolorosa na perna esquerda. Ela é moderadamente obesa e se recupera de uma cirurgia para remoção da vesícula (colecistectomia) realizada há duas semanas. No exame, apresentou inchaço óbvio na parte inferior da perna esquerda e alguma hipersensibilidade ao toque na sura, que aumenta quando apertada suavemente. Não há vermelhidão na perna e está afebril.

▶ Qual é o diagnóstico mais provável?
▶ Qual é a estrutura mais provavelmente afetada?

RESPOSTAS PARA O CASO 9
Trombose venosa profunda

Resumo: Uma mulher diabética e obesa, de 42 anos, se queixa de sensibilidade dolorosa na perna esquerda. Submeteu-se a uma cirurgia para retirada da vesícula duas semanas antes. A sura esquerda está hipersensível ao toque, mas sem eritema. Ela está afebril.

- **Diagnóstico mais provável:** Trombose venosa profunda (TVP).
- **Estruturas provavelmente afetadas:** Veias tibiais anteriores e posteriores e veias fibulares.

ABORDAGEM CLÍNICA

Trombose venosa, ou coágulos sanguíneos patológicos em uma veia, é uma causa comum de morbidade e mortalidade. A tríade de Virchow (estase venosa, hipercoagulabilidade e dano à parede do vaso) compreende fatores de risco notórios. Essa paciente apresenta diversos fatores de risco para trombose venosa profunda. Ela é obesa, diabética e está inativa em razão do repouso pós-operatório, esse último produzindo estase venosa. Embora cirurgias ginecológicas e ortopédicas especialmente predispõem os indivíduos à trombose venosa profunda, qualquer cirurgia aumenta o risco. A prevenção da trombose venosa profunda inclui o uso de dispositivos de compressão do membro inferior durante e após a cirurgia. Esses dispositivos comprimem as pernas, simulando, dessa forma, a contração muscular da atividade física. Terapia com anticoagulante, como uma pequena dose de heparina, é algumas vezes também usada antes da cirurgia e 1 ou 2 dias após. Se a trombose venosa profunda é confirmada, com ultrassonografia ou radiografia com contraste venoso (venograma), a terapia com anticoagulante é importante para reduzir o risco de embolização da trombose, que se desloca diretamente para os pulmões, produzindo embolia pulmonar potencialmente fatal.

ABORDAGEM AO
Suprimento vascular do membro inferior

OBJETIVOS

1. Ser capaz de descrever o suprimento sanguíneo arterial para o membro inferior.
2. Ser capaz de descrever a drenagem venosa superficial e profunda do membro inferior.

DEFINIÇÕES

AFEBRIL: Sem febre.

ÊMBOLO: Uma massa, por exemplo, parte do coágulo sanguíneo (trombo), ar ou gordura que se desloca por meio de um vaso, se aloja e obstrui o fluxo sanguíneo.
TROMBOSE: Processo pelo qual um coágulo sanguíneo se forma dentro de um vaso sanguíneo.

DISCUSSÃO

O principal suprimento sanguíneo para o membro inferior é proveniente da artéria femoral, a continuação da **artéria ilíaca externa** inferior ao ligamento inguinal, no interior do **trígono femoral**. O trígono femoral é limitado pelo **ligamento inguinal superiormente,** pelo **músculo sartório lateralmente** e pelo **músculo adutor longo medialmente.** O trígono contém o nervo femoral e a bainha femoral e seus conteúdos. A artéria femoral se situa no compartimento lateral da **bainha femoral,** com a **veia femoral** medial a ela, e o canal femoral, com seus linfonodos inguinais associados, medial à veia. O nervo femoral se situa lateral e fora da bainha femoral. Logo abaixo do ligamento inguinal, as **artérias epigástrica superficial e circunflexa ilíaca superficial e duas artérias pudendas externas** se originam da artéria femoral. Dentro do **trígono femoral,** se origina a artéria femoral profunda, que desce posteriormente aos vasos femorais e ao músculo adutor magno. As **artérias circunflexas femorais lateral e medial** normalmente se originam da **artéria femoral profunda,** assim como os ramos musculares e diversos ramos perfurantes, para irrigar a parte posterior da coxa. À medida que a artéria femoral desce em direção ao ápice do trígono femoral, ela entra no **canal dos adutores** e se torna a **artéria poplítea,** assumindo uma posição posterior ao fêmur. Ela desce inferiormente por meio da fossa poplítea, dando origem a cinco artérias geniculares para o joelho e termina se dividindo em **artérias tibiais anterior e posterior** próximo da margem inferior do músculo poplíteo (Figura 9.1).

A **artéria tibial anterior** perfura a **membrana interóssea,** a partir da qual desce por meio do **compartimento anterior,** irrigando estruturas nesse compartimento e terminando anterior ao tarso, tornando-se a **artéria dorsal do pé.** A artéria dorsal e seu ramo tarsal lateral formam um **arco do dorso do pé** e fornecem o principal suprimento sanguíneo para o pé. A **artéria tibial posterior** desce irrigando os compartimentos posterior e lateral por meio de ramos perfurantes, além de seu ramo fibular. A artéria passa posteriormente ao **maléolo medial,** entra na sola do pé e se divide em artérias plantares lateral e medial que irrigam a sola do pé.

Outras artérias que irrigam partes do membro inferior incluem a **artéria obturatória,** que irriga o compartimento medial da coxa. As **artérias pudenda interna e glúteas superior e inferior** fornecem o principal suprimento sanguíneo para a região glútea.

O membro inferior possui **sistemas superficial e profundo de veias,** ambos terminando na **veia femoral,** que continua superiormente para o ligamento inguinal como a veia ilíaca externa. O sistema profundo de veias normalmente consiste nas **veias acompanhantes pareadas,** que acompanham as artérias pelas quais são denominadas. Assim, as veias tibiais anterior e posterior são formadas a partir do

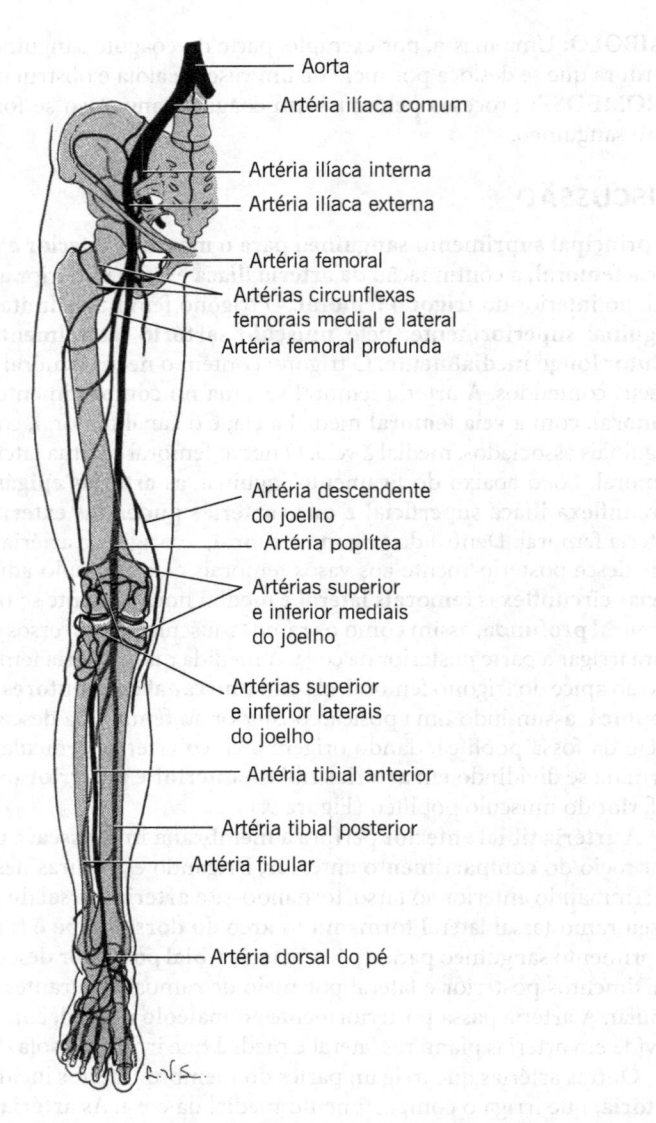

Figura 9.1 Suprimento arterial para a perna. (*Reproduzida, com permissão, de Lindner HH. Clinical Anatomy. East Norwalk, CT: Appleton & Lange, 1989:602.*)

dorso e da sola do pé. As veias fibulares se originam no compartimento posterior e drenam sangue para as veias tibiais posteriores, que sobem e se unem às veias tibiais anteriores para formar a veia poplítea. A **veia poplítea** se torna a **veia femoral** quando atravessa o **canal dos adutores**, recebendo a veia femoral profunda na bainha femoral e entrando no abdome abaixo do canal inguinal para se tornar a veia ilíaca externa. Uma veia profunda da coxa acompanha sua artéria e drena para a femoral. O sistema superficial de veias é composto pelas **veias safenas parva e magna** e encontrado na fáscia superficial do membro. A veia safena parva se forma posteriormente ao maléolo lateral e sobe no meio da sura para terminar na veia poplítea, na fossa poplítea.

A **veia safena magna é formada a partir do arco venoso dorsal do pé, anterior ao maléolo medial.** A veia sobe ao longo da **face medial da perna e da coxa.** Perfura o hiato safeno, na fáscia lata (fáscia profunda da coxa) para desembocar na veia femoral, no interior da bainha femoral. Existem numerosas comunicações entre as duas veias safenas. As **comunicações entre os sistemas superficial e profundo de veias ocorrem por meio dos ramos perfurantes** e são de grande importância clínica, uma vez que suas válvulas estão dispostas para permitir o fluxo venoso de superficial para profundo, mas não na direção oposta. Essa importante derivação permite que a contração muscular produza retorno venoso contra os efeitos da gravidade.

QUESTÕES DE COMPREENSÃO

9.1 Enquanto operava no compartimento posterior da coxa, um cirurgião ortopédico toma cuidado para preservar o suprimento sanguíneo arterial para os músculos naquela região. Esses são ramos de quais das seguintes artérias?

   A. Artéria femoral profunda
   B. Artéria femoral
   C. Artéria glútea superior
   D. Artéria glútea inferior
   E. Artéria obturatória

9.2 Um paciente sofreu trauma no membro inferior que comprometeu a artéria tibial posterior. Consequentemente, você está preocupado com o suprimento sanguíneo para qual das seguintes estruturas?

   A. Parte posterior da coxa apenas
   B. Compartimento lateral da perna apenas
   C. Compartimento posterior da perna apenas
   D. Sola do pé apenas
   E. Compartimento posterior da perna e sola do pé

9.3 Quais são as principais veias profundas da perna relacionadas com a trombose venosa profunda?

   A. Veia safena parva
   B. Veia safena magna
   C. Veia femoral profunda
   D. Veias tibiais anteriores e posteriores
   E. Veia obturatória

RESPOSTAS

9.1 **A.** O suprimento sanguíneo para o compartimento posterior da coxa se origina a partir dos ramos perfurantes da artéria femoral profunda.

9.2 **E.** A artéria tibial posterior fornece o suprimento sanguíneo para a sura e a sola do pé.

9.3 **D.** As veias profundas da perna são as veias tibiais anteriores e posteriores que acompanham as artérias de mesmo nome.

DICAS DE ANATOMIA

▶ As relações entre as partes lateral e medial das estruturas no interior do trígono femoral são definidas pelo acrônimo NAVeL (Nervo femoral, Artéria, Veia, espaço vazio, Linfonodos).
▶ O principal suprimento sanguíneo para a coxa e o quadril se origina da artéria femoral profunda.
▶ A artéria tibial posterior entra no pé por meio do seio do tarso, posterior ao maléolo medial.
▶ O fluxo de sangue venoso é proveniente do sistema superficial para o profundo.

REFERÊNCIAS

Gilroy AM, MacPherson BR, Ross LM. *Atlas of Anatomy*, 2nd ed. New York NY: Thieme Medical Publishers; 2012:446–447.

Moore KL, Dalley AF, Agur AMR. *Clinically Oriented Anatomy*, 7th ed. Baltimore, MD: Lippincott Williams & Wilkins; 2014:532–535, 540, 551–556, 602–603.

Netter FH. *Atlas of Human Anatomy*, 6th ed. Philadelphia, PA: Saunders; 2014: plates 470–471, 487, 499, 505.

CASO 10

Um homem de 42 anos é levado ao pronto-socorro se queixando de dor intensa na sura e no tarso esquerdos. Ele participava de um torneio de tênis com seu filho de 15 anos e afirma que quando colocou um pé ao lado enquanto dobrava o joelho contrário a um ângulo de 90 graus para dar um saque vigoroso, ouviu um "estalido", caiu na quadra com dor excruciante e não conseguia andar. No exame, a sura esquerda estava sensível ao toque e endurecida, com uma massa irregular percebida no dorso da área média da sura.

▶ Qual é o diagnóstico mais provável?
▶ Que tipo de movimento anormal excessivo do tarso estaria presente?

RESPOSTAS PARA O CASO 10
Rompimento (ruptura) do tendão do calcâneo

Resumo: Um homem de 42 anos ouviu um "estalido" enquanto jogava tênis e teve dor na sura esquerda após colocar um pé ao lado enquanto dobrava o joelho contrário a um ângulo de 90 graus para atingir a bola. A sura esquerda está sensível ao toque, endurecida e inchada.

- **Diagnóstico mais provável:** Rompimento (ruptura) do tendão do calcâneo.
- **Movimento provavelmente anormal presente na articulação talocrural:** Dorsiflexão.

ABORDAGEM CLÍNICA

Os músculos gastrocnêmio e sóleo formam um grupo de músculos com três cabeças (tríceps sural) que se unem para formar um único tendão, o tendão do calcâneo, que se insere no calcâneo. Esses músculos produzem flexão plantar do pé na articulação talocrural e limitam a dorsiflexão. Corrida ou atividade de início rápido, como a descrita nesse caso, pode levar a uma entorse ou ruptura do tendão. O estalido ouvido pelo paciente é razoavelmente comum em uma avulsão do tendão do calcâneo. A massa observada na sura esquerda é decorrente do esforço do músculo tríceps sural. Comparado com o lado oposto, o pé comprometido apresenta maior amplitude de movimento na dorsiflexão e perda da flexão plantar. O tratamento geralmente é a cirurgia reconstrutiva do tendão. Em razão do suprimento sanguíneo limitado para esse tendão, uma imobilização longa é normalmente recomendada. Fisioterapia pós-operatória para evitar contratura do tendão é essencial.

ABORDAGEM À
Articulação talocrural

OBJETIVOS

1. Ser capaz de descrever a anatomia da articulação talocrural.
2. Ser capaz de descrever os músculos que cruzam a articulação talocrural, os movimentos que eles produzem e os ligamentos que limitam esses movimentos.

DEFINIÇÕES

ENDURECIDO: Processo no qual normalmente o tecido mole se torna extremamente duro.
ENTORSE: Lesão que resulta do uso excessivo ou inapropriado.
AVULSÃO: Separação ou laceração violenta.

DISCUSSÃO

Os movimentos do pé no tarso ocorrem em duas articulações: a **articulação talocrural**, que é formada pelas extremidades distais, ou maléolos da fíbula e a tíbia, e a **tróclea do tálus**. Uma **articulação macho-fêmea** é formada, na qual ocorrem os movimentos em dobradiça de **dorsiflexão e plantarflexão**.

A articulação talocrural é mais estável na dorsiflexão, porque a face anterior da tróclea está firmemente alojada entre os maléolos lateral e medial. Os movimentos de **inversão e eversão** do pé ocorrem basicamente na **articulação talocalcânea** (entre o tálus e o calcâneo), mas também na articulação transversa do tarso, com articulação do tálus e calcâneo com o navicular e o cuboide (Figuras 10.1 e 10.2).

A cápsula da articulação talocrural é fina anterior e posteriormente, mas ligamentos reforçam a cápsula lateral e medialmente para fornecer grande parte da estabilidade.

Um **ligamento colateral lateral relativamente fraco** é formado por **três ligamentos individuais,** todos se fixando no maléolo lateral da fíbula: o **ligamento colateral lateral limita a inversão excessiva.** O ligamento colateral medial (deltóideo) é um ligamento muito forte composto de quatro ligamentos individuais que se fixam na tíbia: partes tibionavicular, tibiotalar anterior e posterior, e tibiocalcânea. O **ligamento colateral medial limita a eversão.** Os músculos que produzem a dorsiflexão na articulação talocrural estão localizados no compartimento anterior da perna, enquanto os músculos que produzem a flexão plantar e a eversão estão localizados nos compartimentos posterior e lateral, respectivamente. Os músculos que produzem movimentos do pé na articulação talocrural estão listados na Tabela 10.1.

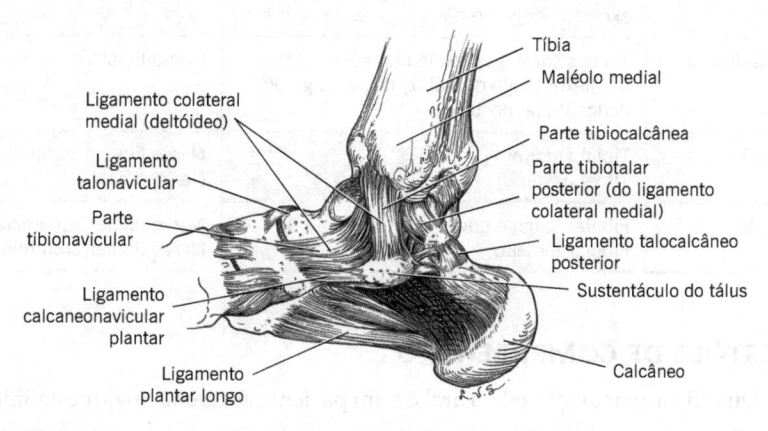

Figura 10.1 Os ligamentos mediais da articulação talocrural. (*Reproduzida, com permissão, de Lindner HH. Clinical Anatomy. East Norwalk, CT: Appleton & Lange, 1989:638.*)

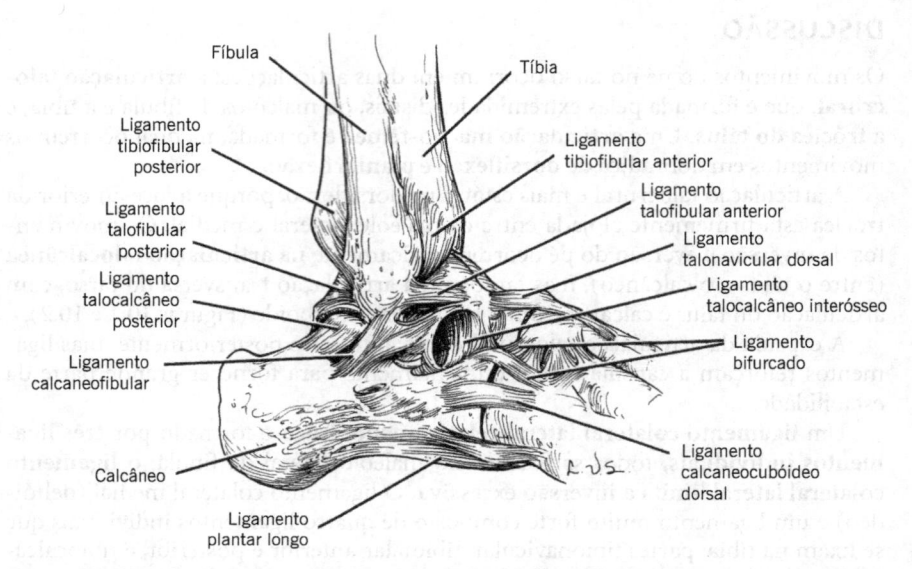

Figura 10 2 Os ligamentos laterais da articulação talocrural. (*Reproduzida, com permissão, de Lindner HH. Clinical Anatomy. East Norwalk, CT: Appleton & Lange, 1989:639.*)

TABELA 10.1 • MÚSCULOS ATUANTES NO PÉ		
	Músculo	**Inervação**
Dorsiflexão	Tibial anterior, extensor longo dos dedos, extensor longo do hálux, fibular terceiro	Nervo fibular profundo
Plantarflexão	Tríceps sural: gastrocnêmio, sóleo, plantar, flexor longo do hálux, flexor longo dos dedos, tibial posterior	Nervo tibial
Inversão	Tibial anterior Tibial posterior	Nervo fibular profundo Nervo tibial
Eversão	Fibular longo e curto Fibular terceiro	Nervo fibular superficial Nervo fibular profundo

QUESTÕES DE COMPREENSÃO

10.1 Quando a articulação talocrural de um paciente apresenta maior estabilidade?

    A. Quando a articulação do joelho está flectida
    B. Quando o pé realiza dorsiflexão
    C. Quando o pé realiza plantarflexão

CASOS CLÍNICOS EM ANATOMIA   **73**

D. Quando o pé está evertido
E. Quando o pé está invertido

10.2 Você está preocupado porque o ligamento colateral medial (deltóideo) foi dilacerado próximo de sua inserção proximal. Qual dos seguintes você palparia por sensibilidade?

A. A face medial do corpo da tíbia
B. A face lateral do corpo da fíbula
C. O maléolo lateral
D. O maléolo medial
E. O calcâneo

10.3 Sua paciente é incapaz de caminhar nas pontas dos dedos. Você imediatamente suspeita de lesão a qual dos seguintes nervos?

A. Nervo sural
B. Nervo tibial
C. Nervo fibular comum
D. Nervo fibular superficial
E. Nervo fibular profundo

RESPOSTAS

10.1 **B.** A articulação talocrural possui maior estabilidade na dorsiflexão.
10.2 **D.** Os quatro componentes do ligamento colateral medial (deltóideo) se originam do maléolo medial.
10.3 **B.** A plantarflexão do pé na articulação talocrural é produzida pelos músculos na sura, que são inervados pelo nervo tibial.

DICAS DE ANATOMIA

▶ A dorsiflexão e a plantarflexão ocorrem na articulação talocrural, enquanto a inversão e a eversão correm basicamente na articulação talocalcânea.
▶ Um paciente com lesão no nervo tibial acima do joelho seria incapaz de ficar de pé na ponta dos dedos (a plantarflexão do pé na articulação talocrural).
▶ Um paciente com pé caído e incapacidade de everter o pé (caminhar com a parte dorsal do arco do pé) apresenta uma lesão no nervo fibular comum (que corre risco quando passa em torno do colo da fíbula).

REFERÊNCIAS

Gilroy AM, MacPherson BR, Ross LM. *Atlas of Anatomy*, 2nd ed. New York, NY: Thieme Medical Publishers; 2012:418, 422, 435, 439, 467.

Moore KL, Dalley AF, Agur AMR. *Clinically Oriented Anatomy*, 7th ed. Baltimore, MD: Lippincott Williams & Wilkins; 2014:596–600, 607, 647–650.

Netter FH. *Atlas of Human Anatomy*, 6th ed. Philadelphia, PA: Saunders, 2014: plates 504, 506, 514.

CASO 11

Um homem de 48 anos se queixa de tumefação no pescoço e falta de ar há uma semana. Percebeu congestão nasal com rouquidão na voz por aproximadamente três semanas e atribuiu esses sintomas a uma infecção das vias respiratórias superiores. Nega ingestão de álcool, porém, fumou dois maços de cigarro por dia durante 30 anos. Ultimamente, sente como se algo pressionasse a garganta. No exame físico, o rosto do paciente apresenta vermelhidão e inchaço. As veias jugulares estão dilatadas.

▶ Qual é o diagnóstico mais provável?
▶ Qual é a causa mais provável?
▶ Quais são as estruturas anatômicas comprometidas?

RESPOSTAS PARA O CASO 11
Síndrome da veia cava superior

Resumo: Fumante inveterado de 48 anos tem histórico de uma semana de inchaço no pescoço, dispneia e sensação de que algo está pressionando a garganta. Há três semanas, desenvolveu congestão nasal e rouquidão na voz. Apresenta pletora facial e edema, além de uma dilatação na veia jugular.

- **Diagnóstico mais provável:** Síndrome da veia cava superior (SVCS).
- **Causa mais provável:** Carcinoma pulmonar broncogênico.
- **Estruturas anatômicas mais provavelmente comprometidas:** Veia cava superior, traqueia e brônquio principal superior.

ABORDAGEM CLÍNICA

A veia cava superior recebe drenagem venosa da cabeça, do pescoço, dos membros superiores e do tórax. Situado no mediastino superior, esse vaso com paredes finas é suscetível à pressão de fontes externas. A causa mais comum de compressão externa é a malignidade, normalmente de um carcinoma broncogênico no lado direito. Esse tumor também comprime a traqueia, produzindo dispneia, e pode comprometer o nervo laríngeo recorrente, produzindo rouquidão, como no caso desse paciente. O gânglio cervicotorácico simpático pode ser comprimido, levando à síndrome de Horner, à tríade clínica da miose unilateral (constrição da pupila), à anidrose facial (ausência de suor) e à ptose (queda da pálpebra superior). O desenvolvimento da SVCS normalmente é uma emergência, pois a traqueia pode ser obstruída, levando a um comprometimento da respiração. A prioridade no tratamento está direcionada à via respiratória, com oxigênio e, provavelmente, com agentes diuréticos e agentes corticosteroides para aliviar o edema. Uma radiografia de tórax, uma tomografia computadorizada (TC) e uma biópsia de tecido, nessa ordem, são os próximos passos para o diagnóstico. A maioria dos pacientes que têm carcinoma pulmonar é tratada com radioterapia. Embora os pacientes com SVCS com frequência respondam bem ao tratamento com radiação, o prognóstico geral quase sempre é insuficiente em razão da extensão avançada do carcinoma.

ABORDAGEM AO
Mediastino

OBJETIVOS
1. Ser capaz de descrever as divisões do mediastino e os conteúdos de cada divisão.
2. Ser capaz de descrever a drenagem linfática dos órgãos torácicos.

DEFINIÇÕES

SÍNDROME DA VEIA CAVA SUPERIOR: Ingurgitamento dos vasos da cabeça, do pescoço e dos membros superiores acompanhado de tosse e dificuldade respiratória decorrente da compressão da veia cava superior ou de suas tributárias principais por uma massa benigna ou maligna.
CARCINOMA BRONCOGÊNICO: Um tumor maligno decorrente de um epitélio da mucosa dos grandes brônquios.
MEDIASTINO: A região central do tórax entre as duas cavidades pleurais.

DISCUSSÃO

O **mediastino** é a parte central da cavidade torácica, situado entre as duas cavidades pulmonares. É limitado lateralmente pela parte mediastinal da pleura parietal. O mediastino contém todas as vísceras torácicas, exceto os dois pulmões. **As divisões superior e inferior** são descritas, com a última dividida em **anterior, média e posterior**.

O **mediastino superior** se estende pela abertura superior do tórax, limitado pela margem superior do manúbrio, primeira costela e corpo vertebral de T1. O limite inferior é uma linha horizontal do ângulo do esterno, posterior ao disco intervertebral entre T4 e T5. O mediastino superior contém as seguintes estruturas, de anterior para posterior: tecido adiposo com vestígios do timo, veias braquiocefálicas direita e esquerda, veia cava superior, aorta com seu tronco braquiocefálico, artéria carótida comum esquerda e ramos arteriais da subclávia esquerda, traqueia, esôfago e ducto torácico. Relacionadas a essas estruturas estão os nervos frênico, vago, laríngeo recorrente esquerdo e cardíacos e o grupo de "linfonodos mediastinais anteriores" (Figura 11.1).

O **mediastino inferior** é limitado pelo esterno anteriormente, pelos corpos vertebrais de T5 a T12 posteriormente e pelo diafragma inferiormente. O **mediastino anterior** está situado entre o esterno e o pericárdio e contém pequenos ramos da artéria torácica interna e alguns linfonodos do grupo de linfonodos paraesternais. O timo está presente durante a infância. O **mediastino médio** contém o pericárdio com o coração, as terminações da veia cava superior, a veia cava inferior (VCI), as veias pulmonares, a parte ascendente da aorta, o tronco pulmonar e suas bifurcações para as artérias pulmonares direita e esquerda, as raízes dos pulmões, o nervo frênico e os linfonodos bronquiais. O **mediastino posterior** está situado entre o pericárdio e os corpos vertebrais de T5 a T12. Ele contém o esôfago, as partes descendente e torácica da aorta, as artérias intercostais e esofágicas, o sistema venoso ázigo, o ducto torácico, os nervos vagos e esplâncnico e os linfonodos mediastinais posteriores.

O principal vaso linfático do corpo, o **ducto torácico**, se origina no abdome no nível de L1, como uma dilatação muito variável, chamada **cisterna do quilo**. Ela entra no mediastino posterior por meio do hiato aórtico e se situa na face anterior direita dos corpos vertebrais torácicos, posteriormente ao esôfago, ente o **sistema venoso ázigo** e a parte torácica da aorta. No nível do ângulo do esterno, o ducto completa um desvio à esquerda, cruza o mediastino superior e termina desembo-

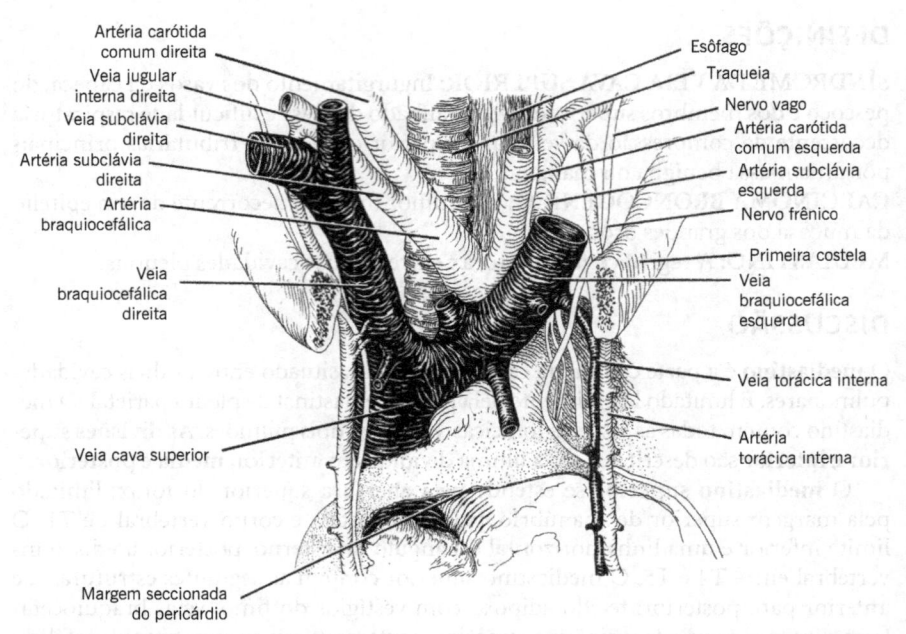

Figura 11.1 O mediastino superior e a raiz do pescoço. (*Reproduzida, com permissão, de Lindner HH. Clinical Anatomy, East Norwalk, CT: Appleton & Lange, 1989:226.*)

cando no sistema venoso, próximo à junção das veias jugular interna e subclávia esquerdas. O **ducto torácico recebe drenagem de membros inferiores, abdome e hemitórax esquerdo, membros superiores e da cabeça e pescoço.** Um pequeno ducto linfático direito recebe drenagem linfática do hemitórax direito, dos membros superiores, da cabeça e do pescoço. Os ductos torácico e linfático direito são descritos como receptores de linfa da jugular, da subclávia e dos troncos broncomediastinais, embora esses troncos possam variavelmente unir-se ou desembocar nas veias de forma independente.

Os grupos de linfonodos que drenam a linfa da parede torácica incluem o paraesternal, os intercostais e vários grupos diafragmáticos. Os linfonodos que drenam as vísceras torácicas incluem os linfonodos mediastinais anteriores na região anterior do mediastino superior e aqueles situados nas superfícies anteriores das veias braquiocefálicas, da veia cava superior e do arco da aorta e seus ramos. Esses linfonodos recebem linfa do timo, parte inferior da glândula tireoide, coração, pericárdio, parte mediastinal da pleura parietal, hilo pulmonar e linfonodos paraesternais e diafragmáticos. Os vasos do mediastino anterior ajudam a formar os troncos broncomediastinais direito e esquerdo. Os linfonodos mediastinais posteriores se situam ao longo do esôfago e da parte torácica da aorta e drenam a linfa do esôfago, do pericárdio, do diafragma e da face superior do fígado. Os vasos desse grupo desembocam no ducto torácico ou nos linfonodos traqueobronquiais (Figura 11.2).

CASOS CLÍNICOS EM ANATOMIA 79

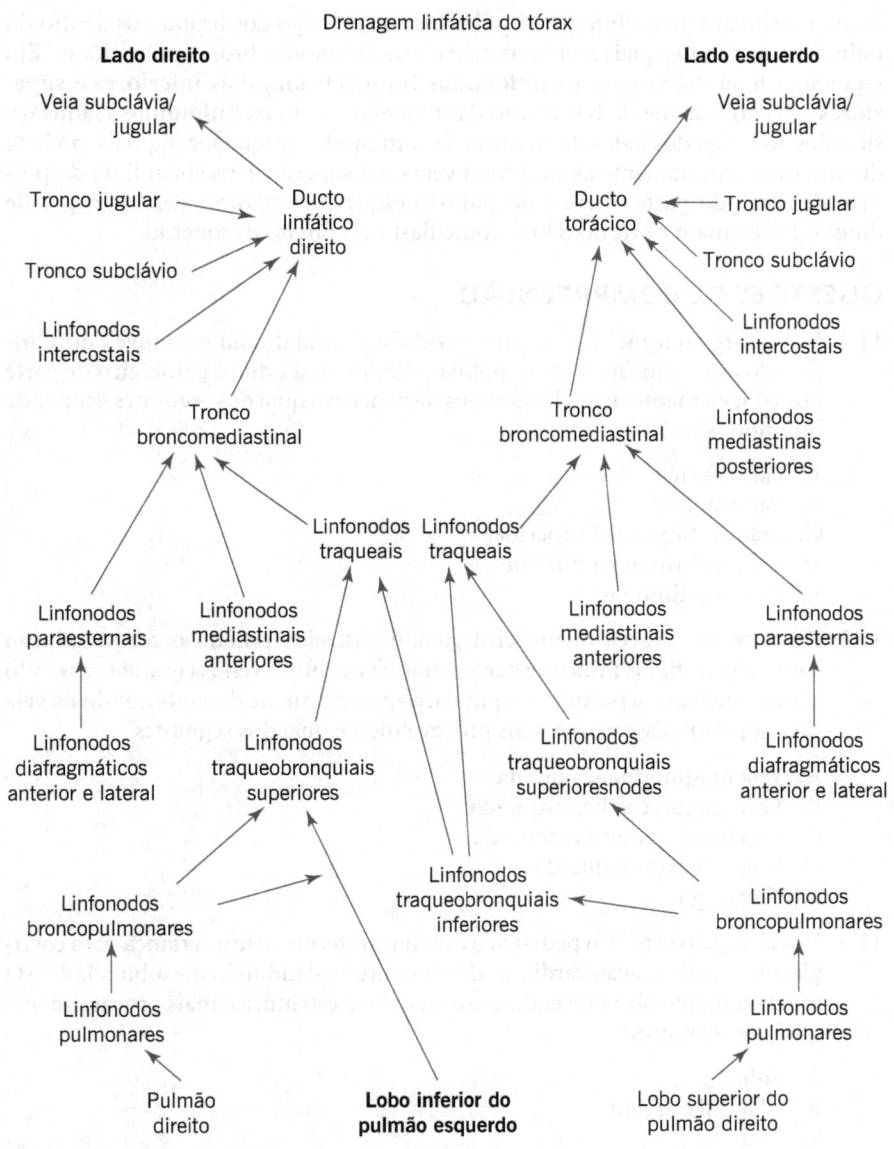

Figura 11.2 Fluxo linfático pelo tórax.

O maior número de linfonodos viscerais está associado aos pulmões e às vias respiratórias. Os pulmões têm **plexos linfáticos superficiais e profundos** que drenam para o linfonodo broncopulmonar (hilar). **Os plexos profundos**, entretanto, drenam primeiro pelos linfonodos pulmonares, ao longo dos brônquios dentro do pulmão, a partir dos quais a linfa passa para os linfonodos broncopulmonares. Em seguida, a linfa drena para **os linfonodos traqueobronquiais inferiores e superiores** (abaixo e acima da bifurcação da traqueia) e para **os linfonodos traqueais**, situados ao longo dos lados da traqueia. Os linfonodos traqueobronquiais, no lado direito, estão intimamente associados à veia cava superior e recebem linfa do pulmão direito e da parte inferior do pulmão esquerdo. Os vasos desses grupos de linfonodos formam os troncos broncomediastinais direito e esquerdo.

QUESTÕES DE COMPREENSÃO

11.1 Um cirurgião torácico acessou a cavidade pleural direita e removeu dois linfonodos suspeitos no hilo do pulmão direito para estudo patológico de corte por congelamento. Esses linfonodos pertencem à qual dos seguintes grupos de linfonodos?

   A. Paraesternal
   B. Paratraqueal
   C. Traqueobronquial superior
   D. Traqueobronquial inferior
   E. Broncopulmonar

11.2 Durante um procedimento cirúrgico, o cirurgião refletiu o corpo adiposo contendo vestígios tímicos e percebeu uma estrutura venosa grande cruzando a linha mediana, a partir da esquerda, e aparentemente desembocando na veia cava superior. Esse vaso é mais provavelmente qual dos seguintes?

   A. Veia braquiocefálica direita
   B. Veia braquiocefálica esquerda
   C. Veia jugular interna esquerda
   D. Veia subclávia esquerda
   E. Veia ázigo

11.3 Um cirurgião cardíaco pediátrico dividiu o esterno de uma criança para corrigir uma malformação cardíaca. Uma estrutura glanduliforme lobulada é vista imediatamente obscurecendo o coração. Essa estrutura é mais provavelmente qual das seguintes?

   A. Pulmão
   B. Glândula tireoide
   C. Timo
   D. Linfonodos
   E. Fígado

RESPOSTAS

11.1 **E.** O grupo de linfonodos broncopulmonares está localizado no hilo de cada pulmão e recebe a linfa dos plexos linfáticos superficiais e profundos.

11.2 **B.** A veia braquiocefálica cruza a linha mediana para se unir à veia braquiocefálica direita, quase vertical, para formar a veia cava superior.

11.3 **C.** O mediastino anterior se situa na parte imediatamente posterior ao esterno e, nas crianças, contém o timo.

DICAS DE ANATOMIA

- O ponto de referência superficial para o limite entre os mediastinos superior e inferior (mediastinos anterior, médio e posterior) é o ângulo do esterno.
- O ducto torácico se situa nos mediastinos posterior e superior.
- Os linfonodos traqueobronquiais drenam a linfa do pulmão direito e da parte inferior do pulmão esquerdo.
- A maior parte da linfa do tórax e de seus conteúdos drena para o tronco broncomediastinal.

REFERÊNCIAS

Gilroy AM, MacPherson BR, Ross LM. *Atlas of Anatomy*, 2nd ed. New York, NY: Thieme Medical Publishers; 2012:78–79, 85, 89, 114, 127.

Moore KL, Dalley AF, Agur AMR. *Clinically Oriented Anatomy*, 7th ed. Baltimore, MD: Lippincott Williams & Wilkins; 2014:117–118, 127–128, 133, 160–166.

Netter FH. *Atlas of Human Anatomy*, 6th ed. Philadelphia, PA: Saunders, 2014: plates 203, 205.

CASO 12

Observou-se que uma mulher de 60 anos tinha uma massa de 2 cm na mama esquerda. O médico da paciente recomenda a realização de uma biópsia com agulha de grande calibre. A análise do tecido realizada pelo patologista, ao microscópio, revela um carcinoma intraductal. O cirurgião aconselha a paciente a fazer uma cirurgia para remoção da massa mamária primária, além de alguns linfonodos. A paciente se submete a uma excisão grande da massa mamária e à remoção dos linfonodos.

- Que linfonodos são mais provavelmente comprometidos?
- Que estrutura anatômica define os "níveis" dos linfonodos?

RESPOSTAS PARA O CASO 12
Carcinoma de mama

Resumo: Uma mulher de 60 anos se submete a uma lumpectomia e à dissecação de linfonodos decorrente de carcinoma intraductal de 2 cm na mama.

- **Linfonodos mais provavelmente comprometidos:** Linfonodos axilares.
- **Estrutura anatômica que define os "níveis" dos linfonodos:** O músculo peitoral menor é utilizado para definir os níveis dos linfonodos. Os níveis 1, 2 e 3 estão laterais, profundos e mediais ao músculo peitoral menor, respectivamente.

ABORDAGEM CLÍNICA

Essa mulher de 60 anos tinha uma massa mamária palpável. O exame patológico revelou carcinoma intraductal na biópsia com agulha de grande calibre. Os fatores de risco incluem a idade da paciente; o carcinoma intraductal é o tipo histológico mais comum. O plano de tratamento mais comum é um procedimento conservador da mama, como uma lumpectomia (excisão da massa maligna com as margens) e dissecção dos linfonodos. A presença ou ausência de células malignas nos linfonodos axilares é o único fator de prognóstico mais importante para a sobrevivência. **As opções para determinação do estadiamento nodal incluem dissecção dos linfonodos axilares de nível 1 e 2 *versus* biópsia do linfonodo sentinela.** O(s) linfonodo(s) sentinela(s) representa(m) o(s) linfonodo(s) para o(s) qual(is) a drenagem linfática primária ocorre a partir de um tumor ou sítio anatômico. É identificado pela injeção de radiomarcadores e de um corante azul no local primário do tumor. A biópsia do(s) linfonodo(s) sentinela(s) resulta em uma incisão menor e menos trauma na axila. Entretanto, se o(s) linfonodo(s) sentinela(s) for(em) positivo(s) para doença metastática, deve-se realizar uma dissecção axilar de nível 1 e 2 completa.

Outros sinais físicos de carcinoma de mama, que a paciente não apresentou, incluem covinhas na pele ou retração da pele, que é formada pelo carcinoma subjacente, aderente aos septos fibrosos da mama, e aparência vermelha espessada de **casca de laranja**, que é provocada pelas células malignas que se proliferam dentro dos vasos linfáticos subjacentes à pele. Uma mama avermelhada e quente em uma mulher que não esteja amamentando também representa um carcinoma de mama inflamatório, decorrente da malignidade no interior dos canais linfáticos da pele.

ABORDAGEM AOS
Linfonodos axilares

OBJETIVOS

1. Ser capaz de descrever a anatomia da mama feminina adulta, incluindo os suprimentos sanguíneo e nervoso.

2. Ser capaz de listar as vias primárias para drenagem linfática da mama e os vários subgrupos de linfonodos axilares.
3. Ser capaz de descrever as vias secundárias da drenagem linfática.

DEFINIÇÕES

AXILA: Pequeno espaço piramidal entre a parte lateral superior do tórax e a parte medial do braço, incluindo vasos sanguíneos, nervos e linfonodos.
PROCESSO AXILAR (CAUDA DE SPENCE): Protrusão do tecido mamário na axila, que algumas vezes aumenta no período pré-menstrual.
DISSECÇÃO DOS LINFONODOS AXILARES: Excisão cirúrgica dos linfonodos da axila, normalmente associada com carcinoma de mama, por razões diagnósticas e terapêuticas.
CASCA DE LARANJA: Aparência de casca de laranja na pele da mama, com edema e poros secundários proeminentes, em razão da obstrução dos canais linfáticos por um tumor com inflamação associada.

DISCUSSÃO

A mama feminina adulta consiste no tecido glandular mamário subcutâneo e em gordura dispostos radialmente, em geral, se estendendo das costelas 2 a 6, de superior para inferior, e da margem do esterno até a linha axilar média (Figura 12.1).

O **nervo torácico longo** se situa próximo da linha axilar média. Para fins descritivos, é dividido em quadrantes. Cada mama é centralizada pela elevação da papila mamária que contém as aberturas dos **ductos lactíferos** e é composta por uma camada circular de músculo liso. Ao redor da papila mamária encontra-se pele pigmentada, ou a aréola, que contém a abertura das glândulas sebáceas lubrificantes. O tecido glandular mamário disposto radialmente forma de **15 a 20 lobos**, cada um drenado por um ducto lactífero que tem uma dilatação, chamada **seio lactífero**, antes de sua abertura na papila mamária. Os lobos são separados irregularmente por septos de tecido conectivo densos incompletos inseridos na derme da pele subjacente. Esses **septos, chamados ligamentos suspensórios (ligamento de Cooper)**, são especialmente bem desenvolvidos na metade superior da mama. Uma camada de tecido conectivo frouxo, o espaço retromamário, separa os componentes da mama e a **fáscia peitoral**, permitindo alguns movimentos. A mama se situa sobre o músculo peitoral maior e a parte anterior do músculo serrátil anterior. Uma parte do tecido da mama se situa, em geral, na axila, como o **processo axilar (cauda de Spence)**. A mama é irrigada por ramos das **artérias torácica interna, torácica lateral e intercostais anteriores e posteriores. A mama é inervada pelos ramos cutâneos anteriores e laterais dos nervos intercostais.**

A drenagem linfática da mama começa como um plexo subareolar. A maior parte da linfa drenada da mama (normalmente quantificada em 75%) **drena para os linfonodos axilares**. O grupo de linfonodos axilares é com frequência descrito como uma pirâmide, assim como a axila, e é normalmente subdividido em **cinco subgrupos: peitorais (anteriores), umerais (laterais), subescapulares (posterio-

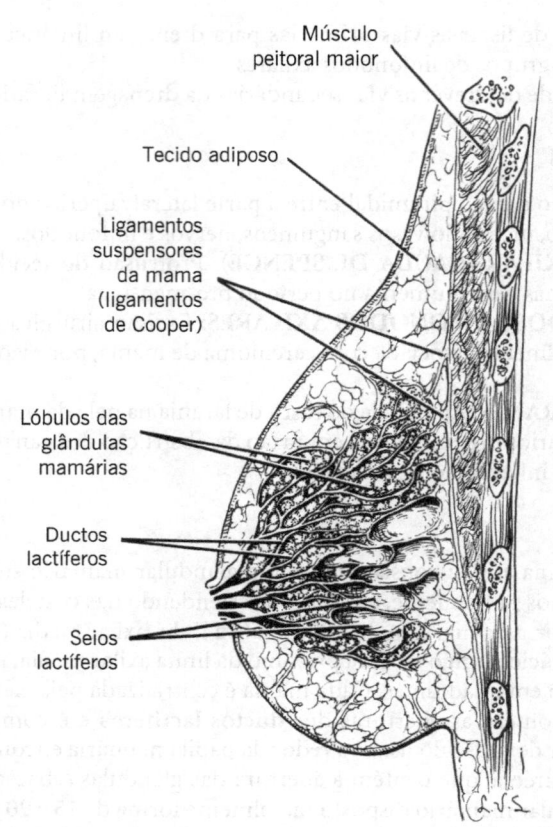

Figura 12.1 Corte sagital da mama. (*Reproduzida, com permissão, de Lindner HH. Clinical Anatomy, East Norwalk, CT: Appleton & Lange, 1989:202.*)

res), **centrais e apicais**. A linfa proveniente dos linfonodos axilares, em geral, drena para os **linfonodos (cervicais) profundos inferiores**. Entretanto, a linfa proveniente do grupo de linfonodos axilares pode drenar para outros linfonodos, como os interpeitorais e deltopeitorais (Figura 12.2). Isso é especialmente verdadeiro em casos de metástase, pois as vias "normais" são obstruídas por malignidade, e as rotas alternativas precisam ser estabelecidas. **Os linfonodos peitorais, umerais e subescapulares são linfonodos nível 1, enquanto os linfonodos centrais e apicais são linfonodos nível 2 e 3, respectivamente.**

A linfa dos **quadrantes mediais da mama é drenada para os linfonodos paraesternais**, ao longo dos **vasos torácicos internos**. Parte da linfa dos quadrantes inferiores pode drenar para os **linfonodos frênicos inferiores**.

CASOS CLÍNICOS EM ANATOMIA   **87**

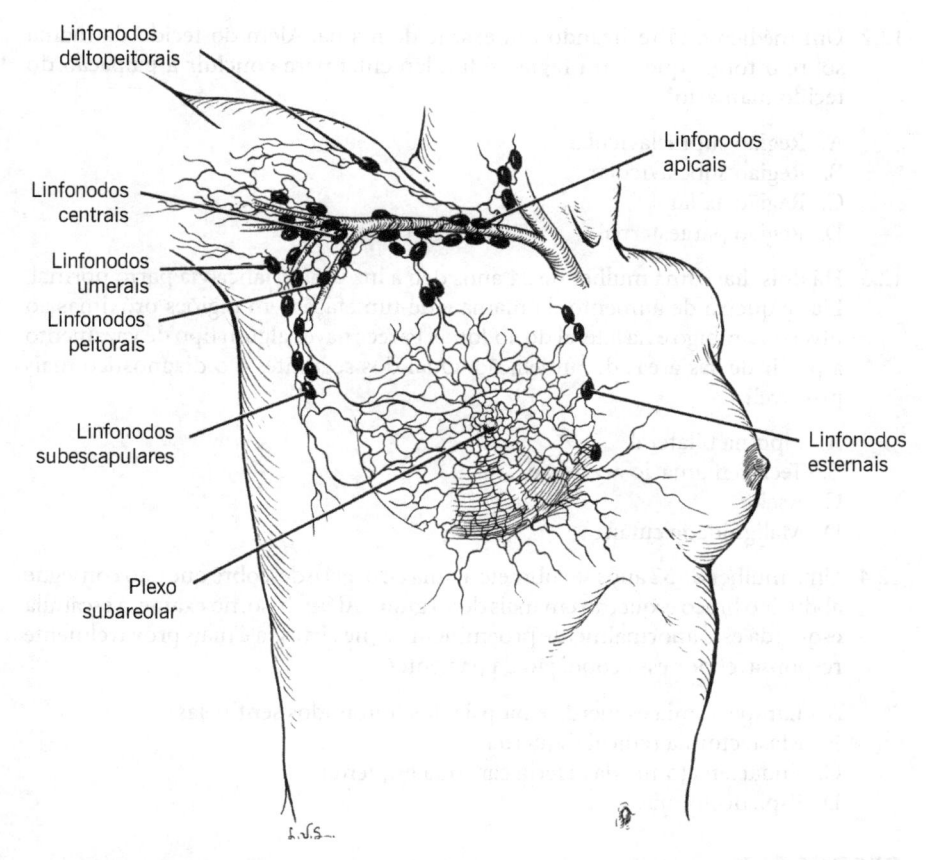

Figura 12.2 Vasos linfáticos da mama. (*Reproduzida, com permissão, de Lindner HH. Clinical Anatomy, East Norwalk, CT: Appleton & Lange, 1989:205.*)

QUESTÕES DE COMPREENSÃO

12.1 Observa-se que uma mulher de 45 anos tem carcinoma de mama, medindo 1,5 cm, localizado no quadrante interno superior da mama direita. Qual dos seguintes linfonodos é mais provavelmente comprometido?

   A. Linfonodo axilar nível 1
   B. Linfonodo axilar nível 2
   C. Linfonodo axilar nível 3
   D. Linfonodo paraesternal
   E. Linfonodo frênico inferior

12.2 Um médico está realizando um exame de mama. Além do tecido da mama sobre o tórax, que outra região é fundamental para concluir a palpação do tecido mamário?
- A. Região supraclavicular
- B. Região subclavicular
- C. Região axilar
- D. Região paraesternal

12.3 Há dois dias, uma mulher de 24 anos deu à luz uma criança via parto normal. Ela se queixa de aumento da mama e de tumefação em regiões próximas ao nível do umbigo e na lateral do abdome. Parece haver algum tipo de vazamento a partir dessas áreas de tumefação. Qual dos seguintes é o diagnóstico mais provável?
- A. Lipoma bilateral
- B. Tecido mamário acessório
- C. Ascite
- D. Malignidade cutânea

12.4 Uma mulher de 52 anos se submete a uma cirurgia e descobre que não consegue abduzir o braço esquerdo em mais de 90 graus. Além disso, no exame, a escápula esquerda está anormalmente proeminente. Que cirurgia é mais provavelmente responsável por essa condição da paciente?
- A. Lumpectomia esquerda e biópsia dos linfonodos sentinelas
- B. Mastectomia radical esquerda
- C. Endarterectomia da artéria carótida esquerda
- D. Esplenectomia

RESPOSTAS

12.1 **D.** Os carcinomas localizados na parte medial da mama normalmente drenam para os linfonodos paraesternais.

12.2 **C.** O processo axilar (cauda de Spence) está localizado na área axilar e contém tecido mamário.

12.3 **B.** Essas áreas provavelmente são tecido mamário acessório. A "crista mamária" se estende da axila até a região inguinal, e o tecido mamário acessório pode estar presente em qualquer lugar ao longo dessa crista.

12.4 **B.** A paciente provavelmente tem uma lesão no nervo torácico longo esquerdo, e os déficits são resultantes da debilidade no músculo serrátil anterior esquerdo. A lesão no nervo torácico esquerdo leva à incapacidade de abduzir o braço em mais de 90 graus, além da aparência de uma "escápula alada". A cirurgia que mais provavelmente provoca uma lesão ao nervo torácico longo é a mastectomia radical, especialmente na região axilar. Uma biópsia dos linfonodos sentinelas é uma cirurgia menos extensiva e provavelmente não lesiona esse nervo.

DICAS DE ANATOMIA

- ▶ A mama é uma estrutura subcutânea composta de 15 a 20 lobos de tecido glandular mamário e tecido adiposo e se estende normalmente na axila como o processo axilar.
- ▶ A mama se estende das costelas 2 a 6 e da margem do esterno até a linha axilar média. Isso coloca o nervo torácico lateral em risco durante uma cirurgia.
- ▶ Os ligamentos suspensores da mama estão ligados à derme da pele.
- ▶ A maior parte da linfa proveniente da mama drena para os linfonodos axilares, com drenagem secundária para os linfonodos paraesternais e frênicos inferiores.

REFERÊNCIAS

Gilroy AM, MacPherson BR, Ross LM. *Atlas of Anatomy*, 2nd ed. New York, NY: Thieme Medical Publishers; 2012:72–73.

Moore KL, Dalley AF, Agur AMR. *Clinically Oriented Anatomy*, 7th ed. Baltimore, MD: Lippincott Williams & Wilkins; 2014:98–101, 104–106.

Netter FH. *Atlas of Human Anatomy*, 6th ed. Philadelphia, PA: Saunders, 2014: plates 179–182.

CASO 13

Uma mulher hispânica de 35 anos chega ao consultório cansada e se queixando de dispneia e fadiga. Sua história não é surpreendente, exceto pelo histórico impreciso de febre e dor na articulação durante a infância no México. Observa uma fadiga recente e dificuldade para dormir, que atribui a estresse relacionado ao trabalho. No exame, a frequência cardíaca é de 120 batimentos/min e o ritmo não tem um padrão discernível (é irregularmente irregular). A ausculta do coração indica sopro sistólico (durante a ejeção de sangue do ventrículo esquerdo) que tem característica estridente.

▶ Qual é o diagnóstico mais provável?
▶ Qual é a etiologia subjacente?

RESPOSTAS PARA O CASO 13
Fibrilação atrial/estenose da valva atrioventricular esquerda

Resumo: Uma mulher hispânica de 35 anos se queixa de fadiga. Teve febre e dor na articulação durante a infância no México. No exame, a frequência cardíaca é de 120 batimentos/min e irregularmente irregular. O exame cardíaco mostra um murmúrio sistólico estridente.

- **Diagnóstico mais provável:** Fibrilação atrial em decorrência de intumescência do átrio esquerdo.
- **Etiologia subjacente:** Estenose da valva atrioventricular esquerda em razão de cardiopatia reumática.

ABORDAGEM CLÍNICA

Essa mulher de 35 anos apresenta fibrilação atrial com taquicardia que é irregularmente irregular. O impulso elétrico originado no nó sinoatrial (SA) do átrio direito não despolariza ambos os átrios de forma regular e ordenada, em vez disso, os átrios dessa paciente recebem estímulos elétricos constantes, levando a uma contração atrial quase contínua, que visualmente se assemelha a uma bolsa de vermes. A característica irregular do pulso é o resultado de uma transmissão inconsistente de impulsos elétricos para e pelo nó atrioventricular (AV) e, em seguida, para os dois ventrículos. Uma causa comum de fibrilação atrial é a intumescência (aumento) do átrio esquerdo. Nessa paciente, o histórico de febre e dores nas articulações durante a infância provavelmente é resultado de febre reumática causada por estreptococos e, se não tratada, o microrganismo pode causar inflamação na valva atrioventricular esquerda, levando à estenose da valva atrioventricular esquerda (mitral). Após 3 a 5 anos, a estenose da valva atrioventricular esquerda tende a piorar, levando à intumescência atrial, à fibrilação e a edema pulmonar com intolerância a esforço físico. O tratamento nessa paciente concentra-se na redução da frequência cardíaca com um agente que atua no nó AV, como a digoxina. O oxigênio e os diuréticos aliviam os sintomas pulmonares. Um objetivo final será a conversão das contrações cardíacas para um ritmo sinusal normal. A anticoagulação é, com frequência, garantida na presença de fibrilação atrial de longo prazo, em decorrência da probabilidade do trombo intracardíaco e da possibilidade dos êmbolos após a conversão para o ritmo sinusal, chamado efeito de "nocaute atrial". A correção cirúrgica da estenose da valva atrioventricular esquerda também é importante.

ABORDAGEM AO
Complexo estimulante do coração

OBJETIVOS

1. Ser capaz de descrever o tipo de tecido que compõe o complexo estimulante do coração.
2. Ser capaz de descrever as localizações e funções do nó SA, nó AV, fascículo AV (feixe de His) e dos ramos direito e esquerdo do fascículo.
3. Ser capaz de descrever a natureza do ritmo sinusal e a influência das divisões da parte autônoma do sistema nervoso nesse ritmo.
4. Ser capaz de descrever a anatomia das quatro valvas cardíacas.

DEFINIÇÕES

SOPROS: Sopros cardíacos anormais suaves e estridentes, com frequência provocados por fluxo sanguíneo turbulento e descritos em relação à fase do ciclo cardíaco em que são ouvidos.
FIBRILAÇÃO ATRIAL: Contração muscular rápida e descoordenada da parede atrial.
TAQUICARDIA: Frequência cardíaca de pelo menos 100 batimentos/min.

DISCUSSÃO

Complexo estimulante do coração

O **complexo estimulante do coração** é composto de células especialmente modificadas do músculo cardíaco. O complexo inicia e conduz rapidamente os impulsos cardíacos pelo coração para produzir a contração do músculo cardíaco. O sistema garante a contração simultânea de ambos os átrios, seguida de uma contração coordenada semelhante de ambos os ventrículos.

O **nó SA**, composto por essas células modificadas do músculo cardíaco, se situa no interior da **parede do átrio, no lado direito** de sua junção com a **veia cava superior** (VCS). Essa pode se situar na extremidade superior do ponto de referência externo, o **sulco terminal**. O nó SA se despolariza espontaneamente para iniciar o impulso de estímulos cardíacos e, assim, é geralmente denominado **marca-passo do coração**. O impulso gerado pelo nó SA se propaga pela parede do átrio, para convergir no **nó AV,** e produz contrações atriais simultâneas. **As vias internodais anterior, média e posterior** de condução muito rápidas são descritas (Figura 13.1).

O **nó AV** é uma massa um tanto menor de células modificadas do músculo cardíaco, situadas no **septo interatrial**, imediatamente superior à abertura do **seio coronário**. O **fascículo AV (feixe de His)** se origina desse nó e se situa no interior da **parte membranácea do septo interventricular**. O feixe segue em direção ao ápice do coração e, na porção superior da parte muscular do septo, se divide em **ramos direito e esquerdo do fascículo AV**. Os ramos do fascículo AV se situam em seus

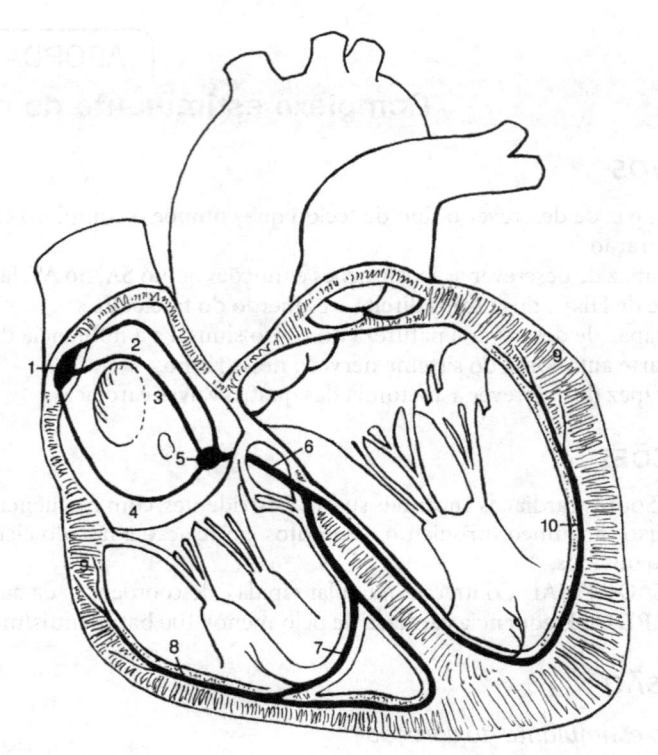

Figura 13.1. Complexo estimulante do coração: 1 = nó sinoatrial, 2 = via internodal anterior, 3 = via internodal média (fascículo de Wenckebach), 4 = via internodal posterior, 5 = nó atrioventricular, 6 = fascículo atrioventricular (feixe de His), 7 = trabécula septomarginal, 8 = ramo direito do fascículo AV, 9 = ramos subendocárdicos de condução terminal, 10 = ramo esquerdo do fascículo AV. (*Reproduzida, com permissão, de University of Texas Health Science Center Houston Medical School.*)

respectivos lados do septo, abaixo do endocárdio. Os ramos do fascículo AV, em seguida, se dividem para formar um **plexo subendocárdico dos ramos subendocárdicos**. O ramo direito é descrito como suprimento do septo interventricular, músculo papilar anterior (ao alcance da trabécula septomarginal) e parede do ventrículo direito. O ramo esquerdo supre o septo interventricular, os músculos papilares anterior e posterior e a parede do ventrículo esquerdo.

O nó SA, ou marca-passo, normalmente se despolariza a uma frequência de aproximadamente 70 vezes por minuto. Essa frequência é definida como **ritmo sinusal**. O nó SA é inervado por fibras das **partes simpática e parassimpática** da divisão autônoma do sistema nervoso. O estímulo do nó SA pelos impulsos dos nervos simpáticos aumenta a frequência da despolarização do nó SA, e o estímulo das fibras parassimpáticas reduz essa frequência.

Valvas cardíacas

O efluxo proveniente dos dois átrios e dos dois ventrículos é guardado pela valva **AV e pelas válvulas semilunares**, respectivamente. As válvulas dessas valvas cardíacas e as fibras do miocárdio estão inseridas no **esqueleto fibroso do coração**. Essa estrutura consiste em **quatro anéis fibrosos** nos quais as valvas, os trígonos fibrosos direito e esquerdo e a parte membranácea do septo interventricular estão inseridos.

A valva atrioventricular (AV) direita, entre o átrio direito e o ventrículo direito, consiste nas válvulas anterior, posterior e septal. **As cordas tendíneas** estão inseridas nas margens das válvulas das valvas adjacentes e evitam a separação e inversão (prolapso) das valvas para dento do átrio durante a contração ventricular. A inserção proximal das cordas tendíneas é para as projeções cônicas do miocárdio, chamadas **músculos papilares**. Existem três músculos papilares, nomeados **anterior, posterior** e **septal**, como as válvulas. As cordas tendíneas do músculo papilar anterior estão inseridas nas válvulas anterior e posterior. As cordas tendíneas do músculo papilar posterior estão inseridas nas válvulas septal e anterior.

A valva AV esquerda ou **valva bicúspide (mitral)**, entre o átrio esquerdo e o ventrículo esquerdo, consiste nas válvulas anterior e posterior. As cordas tendíneas dos músculos papilares anterior e posterior (que são maiores em função do aumento das demandas de pressão) estão inseridas nas válvulas adjacentes e funcionam de forma similar à descrita para a valva atrioventricular direita.

O efluxo dos ventrículos direito e esquerdo é guardado pela **valva do tronco pulmonar e pelas válvulas semilunares da aorta**, respectivamente. Ambas as valvas semilunares são estruturalmente semelhantes; ambas têm forma circular e consistem em três válvulas acetabuliformes, com a abertura dessas válvulas direcionadas superiormente. O espaço formado é chamado de **seio do tronco pulmonar ou seio da aorta**, chamado assim em razão da válvula que o gera. Como o sangue é ejetado a partir dos ventrículos, as válvulas se situam próximas à parede da aorta ou do tronco pulmonar. Ao final da contração, a elasticidade das paredes dos vasos resulta em um fluxo retrógrado de sangue que preenche os seios, levando a uma aposição de três válvulas e ao fechamento das valvas. As válvulas da valva do tronco pulmonar são as válvulas semilunares direita, esquerda e posterior. As artérias coronárias direita e esquerda se originam da aorta nos seios direito e esquerdo da aorta, respectivamente.

QUESTÕES DE COMPREENSÃO

13.1 Como patologista, você está examinando o coração de uma vítima de trauma fatal e observa uma laceração na junção da veia cava superior com o átrio direito. Essa laceração provavelmente danificaria qual das seguintes estruturas?

A. Nó SA
B. Nó AV
C. Fascículo AV
D. Ramo direito do fascículo AV
E. Ramo esquerdo do fascículo AV

13.2 Como patologista, você deve examinar histologicamente o fascículo AV. Em qual das seguintes amostras de tecido você encontrará um fascículo AV?

A. Átrio direito
B. Átrio esquerdo
C. Septo interatrial
D. Parte membranácea do septo interventricular
E. Parte muscular do septo interventricular

13.3 Um homem de 57 anos desenvolve um infarto do miocárdio e observa-se que tem frequência cardíaca de 40 batimentos/min. O cardiologista diagnostica uma oclusão da artéria coronária direita. Qual das seguintes estruturas é a mais provavelmente comprometida?

A. Nó AV
B. Fascículo atrioventricular (feixe de His)
C. Ramos subendocárdicos (Fibras de Purkinje)
D. Valva atrioventricular esquerda

RESPOSTAS

13.1 **A.** O nó AV, ou marca-passo, se situa na parede do átrio direito, onde está ligado à veia cava superior.
13.2 **D.** O fascículo AV se situa na parte membranácea do septo interventricular.
13.3 **A.** Um infarto do miocárdio na parede inferior envolvendo a artéria coronária direita pode afetar o nó AV, levando a uma bradicardia.

DICAS DE ANATOMIA

▶ O complexo estimulante do coração é composto de células especialmente modificadas do músculo cardíaco (não de tecido nervoso).
▶ O nó SA é o marca-passo que espontaneamente produz um ritmo sinusal de 70 batimentos/min. O nó se situa na junção da veia cava superior com o átrio direito.
▶ O nó AV se situa no septo interatrial, e o fascículo AV e os ramos direito e esquerdo do fascículo se situam nas partes membranácea e muscular do septo interventricular, respectivamente.
▶ Os estímulos do nó SA pelos impulsos dos nervos simpáticos aumentam sua taxa de despolarização, enquanto os impulsos parassimpáticos reduzem essa taxa.

REFERÊNCIAS

Gilroy AM, MacPherson BR, Ross LM. *Atlas of Anatomy*, 2nd ed. New York, NY: Thieme Medical Publishers; 2012:89–93.

Moore KL, Dalley AF, Agur AMR. *Clinically Oriented Anatomy*, 7th ed. Baltimore, MD: Lippincott Williams & Wilkins; 2014:135–150, 159.

Netter FH. *Atlas of Human Anatomy*, 6th ed. Philadelphia, PA: Saunders, 2014: plates 215–223.

CASO 14

Uma mulher de 65 anos, diagnosticada com câncer de útero, se submeteu a uma cirurgia para remoção do útero (histerectomia abdominal total) há dois dias. Ela estava passando bem até hoje, quando desenvolveu dispneia, e descreve uma dor aguda ao inspirar, no lado direito do tórax. O exame físico revelou uma frequência respiratória de 28 respirações/min e uma frequência cardíaca de 110 batimentos/min. A ausculta dos pulmões não demonstra respiração sibilante nem crepitações. Ela parece ansiosa.

▶ Qual é o diagnóstico mais provável?
▶ Qual é o local mais provável da doença de base?

RESPOSTAS PARA O CASO 14
Embolia pulmonar

Resumo: Uma mulher de 65 anos se submeteu a uma histerectomia abdominal total em decorrência de câncer endometrial. Desenvolveu dispneia aguda inicial, com dor torácica pleurítica. Ela tem taquipneia e taquicardia e parece ansiosa. Estertores (crepitações) não estão presentes no exame pulmonar.

- **Diagnóstico mais provável:** Embolia pulmonar.
- **Local mais provável da doença de base:** Trombose venosa profunda (TVP) da pelve ou dos membros inferiores.

ABORDAGEM CLÍNICA

Esta mulher tem múltiplos fatores de risco para trombose venosa profunda ou formação de coágulo sanguíneo nas veias calibrosas. Esses fatores incluem a idade da paciente, tendência a exercício físico mínimo e repouso após um procedimento cirúrgico ginecológico de grande porte, em razão de lesão cancerosa. Pacientes em pós-operatório ortopédico apresentam risco semelhante. Os trombos de veias profundas geralmente são assintomáticos, porém, podem provocar tumefação e dor nos membros inferiores. Quando as veias da pelve ou dos membros inferiores estão envolvidas, o material do coágulo pode se soltar (embolizar) e se deslocar pela **veia cava inferior** (VCI) para e pelo lado esquerdo do coração, de onde é bombeado aos pulmões, onde se aloja nos ramos das artérias pulmonares. Esses êmbolos bloqueiam efetivamente o fluxo sanguíneo para além desse ponto e impedem que esse sangue não oxigenado alcance os alvéolos, onde deve ser oxigenado. O tamanho e o número de êmbolos produzidos determina a quantidade de tecido pulmonar que será infartada em decorrência da falta de oxigênio. O sintoma mais comum da embolia pulmonar é a dispneia, e os pacientes com frequência ficam ansiosos, com taquicardia e dor torácica pleurítica ao inspirar. A próxima etapa seria um estudo de gasometria arterial para avaliar o estado do oxigênio. Radiografia de tórax e cintilografia de ventilação-perfusão são realizadas para determinar diretamente a presença de êmbolo. Se existir, anticoagulantes intravenosos como a heparina são benéficos. Êmbolos grandes ou não tratados levam à morte. Um tipo devastador em especial, o "êmbolo em sela", se aloja no tronco pulmonar, na bifurcação das artérias pulmonares direita e esquerda, bloqueando, assim, o fluxo para ambos os pulmões, levando a um colapso cardiovascular e à morte.

ABORDAGEM À
Rede vascular do pulmão

OBJETIVOS

1. Ser capaz de descrever a origem, o padrão de ramificação e as relações anatômicas das artérias e veias pulmonares.

2. Ser capaz de descrever a origem das artérias bronquiais, as estruturas irrigadas e os locais de anastomose com a circulação pulmonar.

DEFINIÇÕES

HISTERECTOMIA TOTAL: Remoção cirúrgica total do útero, ou seja, o corpo e o colo. Uma histerectomia subtotal é a remoção do corpo do útero, mas não do colo.
EMBOLIA PULMONAR: Obstrução ou oclusão das artérias pulmonares por êmbolos normalmente originados de trombos das veias nos membros inferiores ou na pelve.
INFARTO: Necrose do tecido, em razão da redução repentina na irrigação sanguínea, como resultado de êmbolo, trombo ou pressão externa.
ESTERTORES: "Crepitações" ouvidas durante a ausculta das áreas dos pulmões com um estetoscópio, normalmente indicativas de excesso de fluido nos pulmões, como na pneumonia ou no edema pulmonar.

DISCUSSÃO

O tronco pulmonar, que transporta sangue não oxigenado, se origina de parte do **cone arterial** do ventrículo direito. No nível do ângulo do esterno, o tronco se divide nas **artérias pulmonares direita e esquerda** (ver Figura 14.1). A artéria pulmo-

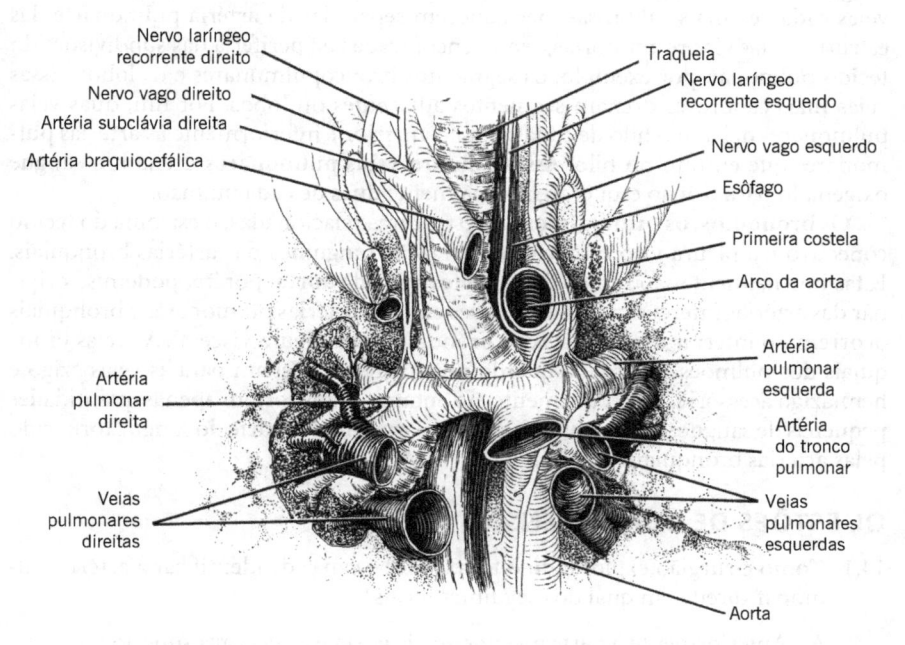

Figura 14.1 Mediastino superior e relações dos vasos pulmonares. (*Reproduzida, com permissão, de Way LW, ed. Current Surgical Diagnosis and Treatment, 7th ed. East Norwalk, CT: Appleton & Lange, 1985.*)

nar direita passa lateralmente, posterior à parte ascendente da aorta e à veia cava superior, para chegar ao hilo do pulmão direito. A artéria pulmonar esquerda passa anteriormente à parte torácica da aorta para chegar ao hilo do pulmão esquerdo. As artérias pulmonares são os vasos mais superiores no hilo de cada pulmão, e o ramo para o lobo superior de cada pulmão normalmente se origina fora do hilo do pulmão. Cada artéria segue pelo tecido pulmonar adjacente às estruturas das vias respiratórias bronquiais e bronquiolares, onde se ramificam e são denominadas conforme as estruturas dessas vias respiratórias.

Assim, cada artéria se divide em ramos (artérias) lobares e, em seguida, em ramos (artérias) segmentares para os lobos do pulmão e seus **segmentos broncopulmonares**, respectivamente. Os **bronquíolos** e as artérias adjacentes ramificam-se mais abaixo, no nível do **bronquíolo terminal**, que supre um lóbulo, a menor unidade anatômica do tecido pulmonar.

Assim que os pequenos ramos da artéria pulmonar chegam aos bronquíolos, formam uma rede capilar extensa ao redor e entre os alvéolos. O **endotélio capilar delgado, a lâmina basilar e os pneumócitos tipo I formam a barreira hametogasosa através da qual a troca gasosa ocorre.**

O sangue oxigenado drena do leito capilar para as veias pulmonares, no interior dos septos do tecido conectivo delgado, entre os lóbulos. Nesse local, recebem sangue dos lóbulos adjacentes. Conforme as veias pulmonares se unem para formar veias cada vez mais calibrosas, permanecem separadas da artéria pulmonar e das estruturas das vias respiratórias, sendo encontradas na periferia das subdivisões do tecido pulmonar, por exemplo, os segmentos broncopulmonares e os lobos. Essas veias mais calibrosas drenam segmentos adjacentes ou lobos. Por fim, duas veias pulmonares deixam o hilo de cada pulmão anterior e inferiormente às artérias pulmonares que entram no hilo. Assim, **quatro veias pulmonares** drenam o sangue oxigenado para o átrio esquerdo, normalmente duas de cada pulmão.

Os **brônquios, os bronquíolos** e as estruturas relacionadas, o estroma do tecido conectivo e a pleura visceral recebem irrigação sanguínea das artérias bronquiais. Estas normalmente são ramos da **parte torácica da aorta**, porém, podem se originar das artérias intercostais. Anastomoses entre as artérias pulmonares e bronquiais ocorrem no interior das paredes dos brônquios e na pleura visceral. As veias bronquiais dos pulmões direito e esquerdo normalmente drenam para as veias ázigo e hemiázigo acessória, respectivamente, no entanto, transportam apenas quantidades pequenas de sangue. A veia pulmonar transporta a maior parte do sangue fornecido pelas artérias bronquiais.

QUESTÕES DE COMPREENSÃO

14.1 Como cirurgião explorando o tórax, você é capaz de identificar a artéria pulmonar direita em qual dos seguintes locais?

    A. Anteriormente à parte ascendente da aorta e à veia cava superior

CASOS CLÍNICOS EM ANATOMIA   **101**

   B. Anteriormente à parte ascendente da aorta e posteriormente à veia cava superior
   C. Posteriormente à parte descendente da aorta e à veia cava superior
   D. Posteriormente à parte ascendente da aorta e à veia cava superior
   E. Posteriormente à parte ascendente da aorta e anteriormente à veia cava superior

14.2 Como radiologista examinando um estudo por contraste dos vasos pulmonares, você observa quantas veias pulmonares entrando no átrio esquerdo?
   A. Duas
   B. Três
   C. Quatro
   D. Cinco
   E. Seis

14.3 Uma mulher de 44 anos tem trombose venosa profunda na extremidade inferior, repentinamente suspira e desmaia. Descobre-se que ela é hipertensa. Medidas de reanimação são tentadas sem sucesso. Qual dos seguintes diagnósticos é o mais provável?
   A. Infarto do miocárdio
   B. Êmbolo em sela
   C. Êmbolo pulmonar periférico direito
   D. AVC embólico

RESPOSTAS

14.1 **D.** A artéria pulmonar direita passa posteriormente à parte ascendente da aorta e à veia cava superior.
14.2 **C.** Quatro veias pulmonares que transportam o sangue oxigenado drenam para o átrio esquerdo.
14.3 **B.** A paciente provavelmente desenvolveu êmbolo em sela, que obstruiu o fluxo sanguíneo para ambas as artérias pulmonares e interrompeu o sistema circulatório.

DICAS DE ANATOMIA

▶ As artérias pulmonares transportam o sangue não oxigenado, acompanham as estruturas das vias respiratórias e seguem seus padrões de ramificação.
▶ As veias pulmonares, que transportam o sangue oxigenado, circulam separadamente a partir das artérias e vias respiratórias na periferia das subdivisões do tecido pulmonar.
▶ A barreira hematogasosa é composta pelo epitélio capilar, pela lâmina basilar e pelos pneumócitos tipo I.
▶ As artérias bronquiais normalmente se originam na parte torácica da aorta e irrigam as estruturas das vias respiratórias e o tecido estromal.

REFERÊNCIAS

Gilmore AM, MacPherson BR, Ross LM. *Atlas of Anatomy*, 2nd ed. New York, NY: Thieme Medical Publishers; 2012:124–126.

Moore KL, Dalley AF, Agur AMR. *Clinically Oriented Anatomy*, 7th ed. Baltimore, MD: Lippincott Williams & Wilkins; 2014:116–117, 124–125.

Netter FH. *Atlas of Human Anatomy*, 6th ed. Philadelphia, PA: Saunders, 2014: plates 202–204.

CASO 15

Um homem de 54 anos, que fumou dois maços de cigarros por dia durante 20 anos, se queixa de dispneia de início agudo e dor forte no tórax com o movimento respiratório. O exame físico revela tórax em barril, compatível com doença pulmonar obstrutiva crônica. Há sons respiratórios reduzidos no lado direito. Quando o médico percute o lado esquerdo do tórax (percussão), há um som hiper-ressonante (incomumente de baixo grau).

▶ Qual é o diagnóstico mais provável?
▶ Qual é o distúrbio anatômico?

RESPOSTAS PARA O CASO 15
Pneumotórax

Resumo: Um fumante de 54 anos se queixa de dispneia de início agudo e dor forte no tórax ao respirar. Apresenta achados físicos para doença pulmonar obstrutiva crônica (DPOC) com tórax em barril. Há diminuição dos sons respiratórios e hiper-ressonância à percussão no lado direito.

- **Diagnóstico mais provável:** Pneumotórax.
- **Distúrbio anatômico:** Entrada de ar na cavidade pleural, resultando em colapso pulmonar.

ABORDAGEM CLÍNICA

O ar é puxado para dentro dos pulmões por meio da traqueia e dos brônquios pela pressão torácica negativa crescente, produzida pelo movimento de descida do diafragma. Se o ar entra na cavidade pleural através da parede torácica ou da superfície do próprio pulmão, a pressão negativa da cavidade pleural se equilibra com a pressão atmosférica, e o movimento do ar cessa. O defeito que permitiu a entrada do ar na cavidade pleural atua como uma válvula, evitando que o ar saia da cavidade. A pressão aumenta mais do que a pressão atmosférica, resultando em **pneumotórax hipertensivo,** que é caracterizado por colapso do pulmão, com deslocamento em direção ao mediastino. Um pneumotórax grave pode provocar o deslocamento do mediastino e de seus conteúdos em direção ao pulmão intacto e à compressão parcial desse pulmão. A consequência mais grave dessas mudanças anatômicas é a redução do retorno venoso para o coração. Um paciente que tenha doença pulmonar obstrutiva crônica corre risco de ter pneumotórax espontâneo pela ruptura de uma vesícula enfisematosa na superfície do pulmão. O pneumotórax espontâneo também pode ocorrer a partir de flictenas na superfície pulmonar de homens jovens. A apresentação clínica comum do pneumotórax é dor no tórax com dispneia, sons respiratórios reduzidos e hiper-ressonância no lado afetado. O diagnóstico é confirmado por radiografia do tórax. O tratamento é direcionado para a remoção do ar na cavidade pleural, com uma agulha em situações emergentes ou por um tubo de drenagem torácica posicionado na cavidade pleural e direcionado para um selo d'água.

ABORDAGEM ÀS
Cavidades pleurais

OBJETIVOS

1. Ser capaz de descrever os conteúdos das cavidades pulmonares: pulmões e divisões pleurais.

2. Ser capaz de descrever os limites superior e inferior da cavidade pleural e os limites inferiores de cada pulmão.
3. Ser capaz de descrever a importância da cavidade e do fluido pleurais e da pressão dentro da cavidade.

DEFINIÇÕES

DOENÇA PULMONAR OBSTRUTIVA CRÔNICA: Termo genérico aplicado a doenças permanentes ou temporárias que provocam estreitamento dos brônquios, de modo a obstruir o fluxo respiratório forçado; inclui bronquite, enfisema e asma.
ENFISEMA: Uma condição pulmonar em que espaços aéreos distais aos bronquíolos terminais são maiores do que o normal.
PNEUMOTÓRAX: Ar ou gás dentro da cavidade pleural.
TUBO DE DRENAGEM: Tubo inserido através da parede torácica na cavidade pleural, para drenar o ar ou fluido dessa cavidade.

DISCUSSÃO

Os **componentes esqueléticos da parede** torácica são a vértebra torácica, **os 12 pares de costelas e o esterno**. O intervalo entre as costelas é fechado por três camadas de músculos: os **músculos intercostais externos, internos e íntimos**. O músculo intercostal íntimo está, em grande parte, lateralmente localizado, interno ao músculo intercostal interno. Os músculos transverso do tórax e subcostal são músculos descontínuos da parede torácica, encontrados anterior e lateralmente, respectivamente. Externamente, vários músculos associados com os membros superiores ou músculos respiratórios acessórios se inserem na parede torácica. Estes incluem os músculos peitorais maior e menor, serráteis anterior e posterior, escaleno e levantadores das costelas. Internamente, a cavidade torácica é dividida em duas cavidades pulmonares, separadas pelo mediastino médio. A cavidade torácica é fechada inferiormente pelo diafragma.

Cada uma das duas cavidades pulmonares, situadas lateralmente, contém um pulmão recoberto com pleura visceral, e cada um é revestido com pleura parietal. As duas pleuras são contínuas entre si na raiz do pulmão, onde as estruturas neurovasculares e das vias respiratórias entram e saem do pulmão. A **pleura** é uma membrana serosa composta de mesotélio e de uma pequena quantidade de tecido conectivo e produz o fluido pleural lubrificante. A pleura parietal é dividida em quatro partes para fins descritivos, de acordo com a estrutura na qual se insere. As partes costal, diafragmática, mediastinal e a cúpula estão inseridas, respectivamente, na face interna da parece torácica, na face superior do diafragma, na face lateral do mediastino, especialmente no pericárdio, e na raiz do pescoço, superiormente à abertura superior do tórax.

As linhas esternais de reflexão pleural, relativamente constantes, são criadas quando uma parte da pleura parietal altera a direção para ser inserida em outra estrutura (Figura 15.1). A **linha esternal de reflexão pleural é** criada quando a pleura mediastinal muda de direção (é refletida) para a parede torácica interna e se trans-

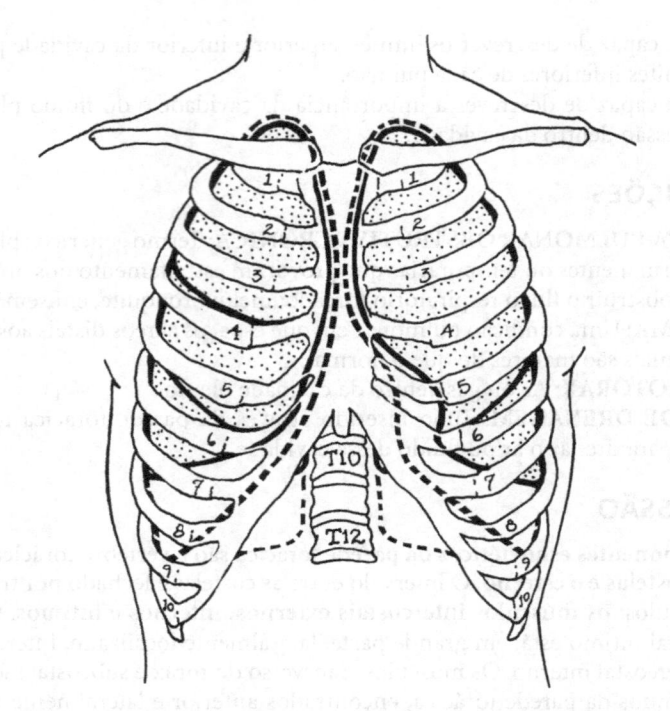

Figura 15.1 Os pulmões (contornados pela linha contínua) e a pleura (indicada pela linha pontilhada escura). (*Reproduzida, com permissão, de University of Texas Health Science Center Houston Medical School.*)

forma na parte costal da pleura parietal. Na cavidade pulmonar direita, essa linha de reflexão está próxima da linha mediana do ângulo do esterno para o processo xifoide. No lado esquerdo, a linha de reflexão segue do ângulo do esterno, no nível da quarta costela, e, em seguida, se curva para a esquerda em direção à sexta costela na linha medioclavicular, criando, assim, a incisura cardíaca do pulmão esquerdo. A curvatura da superfície do mediastino, nessa região, resulta na formação de um recesso costomediastinal raso da cavidade pleural. Inferiormente, quando a **parte costal da pleura parietal** é refletida na superfície do diafragma, a linha costal do reflexo pleural é criada.

Os pontos de referência superficiais para essa linha de reflexão nos lados direito e esquerdo são a 8ª costela na linha medioclavicular (LMC), a 10ª costela na linha axilar média (LAM) e a 12ª costela na margem da vértebra. Esses pontos de referência também marcam os limites inferiores da cavidade pleural. O formato curvado da parte diafragmática da pleura parietal, na cúpula do diafragma, e a parte costal vertical da pleura parietal formam um recesso cuneiforme da cavidade pleural, chamado **recesso costodiafragmático,** no qual se acumulam os fluidos anormais da cavidade pleural, como sangue ou pus. O nível mais baixo de cada pulmão, no final da expiração, é a sexta costela na linha medioclavicular, a oitava costela na linha axilar média e a 10ª costela na margem da vértebra. A cúpula da pleura e, portanto, a cavidade pleural, se estendem até a raiz do pescoço, 2 a 3 cm superior à extremidade média da clavícula.

A **cavidade pleural entre as lâminas visceral e parietal da pleura** é um espaço potencial, contendo uma pequena quantidade de fluido pleural lubrificante. Esse fluido umedece a superfície dos pulmões, resultando na aderência da pleura visceral do pulmão às partes costal e diafragmática da pleura parietal pelas forças de tensão superficial. À medida que o diafragma desce e a parede torácica se expande com a inspiração, os pulmões aderentes também se expandem. As cavidades pleurais são espaços completamente fechados e com pressão de 756 mmHg, ou -4 mmHg com relação à pressão atmosférica (760 mmHg). Se a pleura visceral, que cobre o pulmão, for rompida, ou se a parte costal da pleura parietal for dilacerada por trauma, entra ar na cavidade pleural, provocando pneumotórax e, pelo menos, igualando a pressão da pleura com a pressão atmosférica. Isso produz, no mínimo, um colapso parcial do pulmão e interfere na ventilação e na troca gasosa.

QUESTÕES DE COMPREENSÃO

15.1 Você precisa remover o fluido da cavidade pleural de seu paciente (toracentese). Você decide inserir a agulha de aspiração acima do topo de uma costela, em um espaço intercostal abaixo da margem inferior do pulmão na linha axilar média, ao final de uma expiração normal. Qual dos seguintes é o nível mais inferior (mais caudal) em que esse procedimento pode ser realizado com segurança, sem lesionar o pulmão?

　　A. Quarto espaço intercostal
　　B. Quinto espaço intercostal
　　C. Sexto espaço intercostal
　　D. Sétimo espaço intercostal
　　E. Oitavo espaço intercostal

15.2 Durante esse procedimento de toracentese, o nível mais inferior da cavidade pleural se situa no nível de qual costela ao final da expiração na linha axilar média?

　　A. Sétima
　　B. Oitava
　　C. Nona
　　D. Décima
　　E. Décima primeira

15.3 Durante esse procedimento, a margem inferior do pulmão se situa no nível de qual costela na linha medioclavicular?

　　A. Quinta
　　B. Sexta

C. Sétima
D. Oitava
E. Nona

RESPOSTAS

15.1 **E.** A margem inferior do pulmão se situa no nível da oitava costela na linha axilar média, permitindo uma inserção segura da agulha no oitavo espaço intercostal.

15.2 **D.** O nível mais inferior da cavidade pleural, na linha axilar média, se situa no nível da 10ª costela.

15.3 **B.** A margem inferior do pulmão na linha medioclavicular se situa no nível da sexta costela.

DICAS DE ANATOMIA

▶ As pleuras visceral e parietal são sequência uma da outra na raiz do pulmão.
▶ A extensão inferior da cavidade pleural é a 8ª costela na linha medioclavicular, a 10ª costela na linha axilar média e a 12ª costela na margem da vértebra.
▶ A margem inferior de cada pulmão, ao final da expiração, é a 6ª costela na linha medioclavicular, a 8ª costela na linha axilar média e a 10ª costela na margem da vértebra.
▶ A cavidade pleural está a -4 mmHg com relação à pressão atmosférica.

REFERÊNCIAS

Gilroy AM, MacPherson BR, Ross LM. *Atlas of Anatomy*, 2nd ed. New York, NY: Thieme Medical Publishers; 2012:110−114.

Moore KL, Dalley AF, Agur AMR. *Clinically Oriented Anatomy*, 7th ed. Baltimore, MD: Lippincott Williams & Wilkins; 2014:106−113, 121.

Netter FH. *Atlas of Human Anatomy*, 6th ed. Philadelphia, PA: Saunders, 2014: plates 193, 195.

CASO 16

Um homem de 59 anos se queixa de forte pressão no tórax e dispneia após levantar várias caixas em sua garagem, há aproximadamente duas horas. Ele percebe que o coração está com batimentos descompassados. A história médica é significativa em razão de hipertensão e tabagismo. No exame, a frequência cardíaca é de 55 batimentos/min e regular, e os pulmões estão limpos na ausculta. Um eletrocardiograma mostra bradicardia com um intervalo PR aumentado e uma elevação do segmento ST em múltiplas derivações, incluindo as derivações anteriores, V1 e V2.

▶ Qual é o diagnóstico mais provável?
▶ Que estruturas anatômicas estão mais provavelmente comprometidas?

RESPOSTAS PARA O CASO 16

Coronariopatia

Resumo: Um fumante hipertenso de 59 anos tem história de duas horas de forte pressão no tórax, dispneia e palpitações após esforço.

- **Diagnóstico mais provável:** Infarto do miocárdio.
- **Estruturas anatômicas mais provavelmente comprometidas:** Artéria coronária direita e ramo interventricular da artéria coronária esquerda.

ABORDAGEM CLÍNICA

A história do paciente, de duas horas, de dor torácica agravada, dispneia e palpitações após esforço físico é clássica para infarto do miocárdio. A dor da angina decorrente de isquemia do miocárdio, normalmente, é de natureza profunda, visceral e opressiva, como se "um elefante pisasse no peito". A dor com frequência se irradia para o pescoço ou para o braço esquerdo. Os fatores de risco desse paciente incluem hipertensão e tabagismo. O eletrocardiograma (ECG) (elevação do segmento ST) é altamente indicativo de infarto do miocárdio. As derivações V1 e V2 são utilizadas para avaliar a porção anterior do coração, que é irrigada pelo ramo interventricular da artéria coronária esquerda. A bradicardia e o bloqueio cardíaco (intervalo PR aumentado) indicam coronariopatia direita.

ABORDAGEM À
Circulação da artéria coronária

OBJETIVOS

1. Ser capaz de descrever o trajeto e as áreas do coração irrigadas pelas artérias coronárias direita e esquerda, respectivamente.
2. Ser capaz de descrever a drenagem venosa do coração.
3. Ser capaz de descrever a irrigação arterial e a drenagem venosa do pericárdio.

DEFINIÇÕES

ANGINA: Dor torácica classicamente descrita como pressão ou opressão indicativa de insuficiência da artéria coronária e isquemia cardíaca.
ISQUEMIA: Irrigação sanguínea e fornecimento de oxigênio inadequados aos tecidos.
PALPITAÇÕES: Pulsações do coração perceptíveis por um paciente por serem normalmente irregulares e cada vez mais fortes.
BRADICARDIA: Frequência cardíaca inferior a 60 batimentos/min.

DISCUSSÃO

O **coração** recebe sua **irrigação sanguínea arterial** dos **primeiros ramos da parte ascendente da aorta**, as **artérias coronárias direita e esquerda**. As artérias coronárias direita e esquerda se originam na aorta e nos seios da aorta, as cavidades formadas pelas válvulas semilunares direita e esquerda da valva da aorta, respectivamente. Cada artéria irriga partes dos átrios e ventrículos.

A **artéria coronária direita (ACD)** se origina no seio direito da aorta e segue no sulco coronário (AV) entre o átrio e o ventrículo direitos. No nível da aurícula direita, dá origem ao ramo do nó sinoatrial (SA), que sobe para a junção da veia cava superior com o átrio direito, onde está localizado o nó SA. À medida que a artéria chega à margem inferior do coração, no sulco coronário, ela normalmente dá origem a um ramo marginal direito que irriga o ventrículo direito ao longo da margem direita. A artéria coronária direita, em seguida, se curva em torno da margem inferior do coração, no sulco coronário, sobre as faces inferior e posterior do coração, passando um pouco para a esquerda em direção à junção com o sulco interventricular posterior, também chamado de **cruz do coração**. Na cruz, o ramo do nó AV passa profundamente pelo septo interatrial para irrigar o nó AV. A artéria coronária direita se divide em um ramo interventricular posterior mais calibroso, da artéria coronária direita, que desce no sulco do mesmo nome. A artéria passa em direção ao ápice do coração, mas geralmente não chega até lá. Irriga os ventrículos direito e esquerdo e as partes posteriores do septo interventricular. Um pequeno ramo continua para o lado esquerdo do coração, para irrigar partes do átrio e ventrículo esquerdos e se anastomosar com o ramo circunflexo da artéria coronária esquerda (ACE) (ver Figuras 16.1 e 16.2).

A **artéria coronária esquerda** se origina no seio esquerdo da aorta e se bifurca rapidamente nos ramos interventricular anterior e circunflexo. O ramo interventricular anterior, da artéria coronária esquerda, desce em direção ao ápice do coração, no sulco interventricular anterior, onde se curva em torno do ápice, na face diafragmática do coração, para se anastomosar com o ramo interventricular posterior da artéria coronária direita. O ramo interventricular anterior irriga a parte anterior dos ventrículos direito e esquerdo e os dois terços anteriores do septo interventricular e, portanto, é a irrigação sanguínea principal para os ramos direito e esquerdo do fascículo do complexo estimulante do coração. O outro ramo, menor, da artéria coronária esquerda é o **ramo circunflexo,** que segue no sulco coronário em direção à margem esquerda do coração, em cujo ponto normalmente dá origem ao ramo marginal esquerdo que irriga a parte da margem esquerda do coração no ventrículo esquerdo. O ramo circunflexo se curva em torno da margem esquerda do coração para se anastomosar com a artéria coronária direita, nas faces posteriores do átrio e ventrículo esquerdos. O padrão da irrigação sanguínea arterial, nesse ponto, é com frequência descrito como uma irrigação sanguínea equilibrada, pois as artérias coronárias direita e esquerda fornecem aproximadamente volumes iguais de sangue ao coração. Em aproximadamente 15% da população, a artéria coronária direita irriga uma proporção maior do que a artéria coronária esquerda.

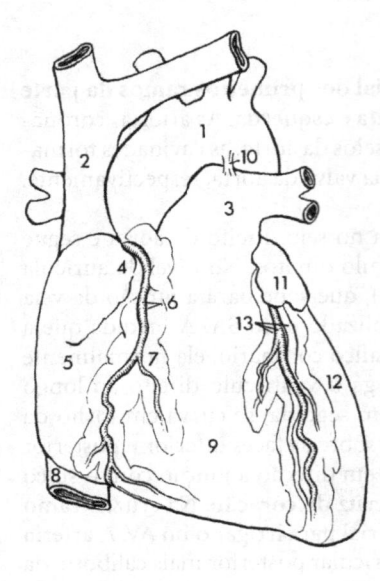

Figura 16.1 Visão anterior do coração: 1 = arco da aorta, 2 = veia cava superior, 3 = tronco pulmonar, 4 = aurícula direita, 5 = átrio direito, 6 = sulco coronário e vasos, 7 = gordura do epicárdio, 8 = veia cava inferior, 9 = ventrículo direito, 10 = ligamento arterial, 11 = aurícula esquerda, 12 = ventrículo esquerdo, 13 = sulco interventricular anterior e vasos. (*Reproduzida, com permissão, de University of Texas Health Science Center Houston Medical School.*)

A maior parte do **sangue venoso entra no átrio direito** pelo seio coronário, que se situa no sulco coronário, na face posterior do coração. Seu óstio interno é adjacente ao óstio da veia cava inferior. Veias cardíacas magna, parva e interventricular posterior e diversas veias menores conhecidas drenam para o seio coronário. Um número variável de veias anteriores do ventrículo direito drena diretamente para o

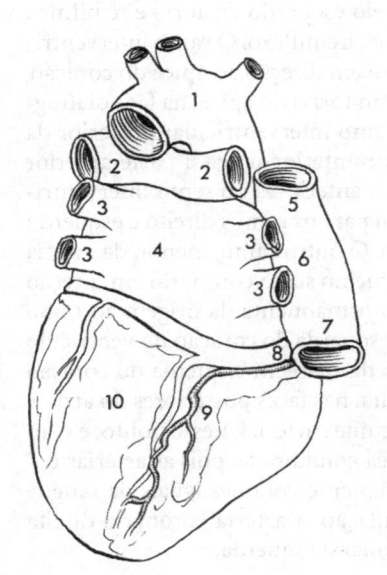

Figura 16.2 Visão posterior do coração: 1 = arco da aorta, 2 = artérias pulmonares, 3 = veias pulmonares, 4 = átrio esquerdo, 5 = veia cava superior, 6 = átrio direito, 7 = veia cava inferior, 8 = seio coronário, 9 = sulco interventricular posterior e vasos, 10 = ventrículo esquerdo. (*Reproduzida, com permissão, de University of Texas Health Science Center Houston Medical School.*)

átrio direito. As veias cardíacas mínimas drenam volumes pequenos de sangue proveniente do plexo capilar do miocárdio diretamente para os átrios e os ventrículos.

O **pericárdio** recebe sua irrigação sanguínea arterial basicamente da **artéria pericardiofrênica** (um ramo da artéria torácica interna) que acompanha o nervo frênico. Pequenos volumes de sangue arterial também são fornecidos pelos ramos das artérias musculofrênica, frênica superior, bronquial e esofágica. As veias pericardiofrênicas drenam o sangue para as veias torácica interna e braquiocefálica.

QUESTÕES DE COMPREENSÃO

16.1 Como cardiologista, você está preocupado(a) com o bloqueio da artéria para o nó SA em um paciente. Essa artéria geralmente se origina de qual das seguintes artérias?

A. Artéria coronária direita
B. Ramo marginal direito
C. Ramo interventricular posterior
D. Ramo interventricular anterior
E. Ramo circunflexo

16.2 Em um padrão equilibrado da artéria coronária, a irrigação sanguínea para a maior parte do septo interventricular é derivada de qual das seguintes artérias?

A. Artéria coronária direita
B. Artéria torácica interna
C. Ramo interventricular posterior
D. Ramo interventricular anterior
E. Ramo circunflexo

16.3 Como cardiologista, você está preocupado(a) com o bloqueio da artéria para o nó AV em um paciente. Essa artéria geralmente se origina de qual das seguintes artérias?

A. Artéria coronária direita
B. Ramo marginal direito
C. Ramo interventricular posterior
D. Ramo interventricular anterior
E. Ramo circunflexo

16.4 Um homem de 56 anos se queixa de dor no tórax que se irradia para o maxilar e braço esquerdo. Um teste de estresse (ergométrico) com tálio mostra redução da perfusão para o coração que se estende sobre o diafragma. Qual das seguintes artérias coronárias é mais provavelmente bloqueada?

A. Ramo interventricular anterior
B. Coronária direita
C. Tronco da artéria coronária esquerda
D. Ramo circunflexo da artéria coronária esquerda

RESPOSTAS

16.1 **A.** O nó SA é geralmente irrigado pela artéria coronária direita.
16.2 **D.** Normalmente, os dois terços anteriores do septo interventricular são irrigados pelo ramo do nó AV, e os ramos direito e esquerdo do fascículo atrioventricular do complexo estimulante, geralmente, são irrigados pelo ramo interventricular anterior.
16.3 **A.** O nó AV também é irrigado pela artéria coronária direita.
16.4 **B.** A parte inferior do coração é irrigada pela artéria coronária direita.

> ### DICAS DE ANATOMIA
>
> ▶ Em uma circulação coronária equilibrada, conforme descrito acima, os nós do complexo estimulante do coração (nós SA e AV) são geralmente irrigados pela artéria coronária direita.
> ▶ Em uma circulação coronária equilibrada, as anastomoses entre os ramos das artérias coronárias direita e esquerda ocorrem no sulco interventricular posterior e na parte posterior do sulco coronário.
> ▶ A maioria das veias cardíacas drena para o seio coronário, que desemboca no átrio direito, adjacente ao óstio da veia cava inferior.

REFERÊNCIAS

Gilroy AM, MacPherson BR, Ross LM. *Atlas of Anatomy*, 2nd ed. New York, NY: Thieme Medical Publishers; 2012:96–97.

Moore KL, Dalley AF, Agur AMR. *Clinically Oriented Anatomy*, 7th ed. Baltimore, MD: Lippincott Williams & Wilkins; 2014:144–148, 154–157.

Netter FH. *Atlas of Human Anatomy*, 6th ed. Philadelphia, PA: Saunders, 2014: plates 215–216.

CASO 17

Uma mulher de 31 anos, com uma criança saudável, se apresenta com história de dois anos de incapacidade de conceber. Ela afirma que a menstruação começou aos 12 anos e ocorre em intervalos regulares de 28 dias. Uma tabela bifásica de temperatura corporal basal é registrada. Ela nega ter qualquer doença sexualmente transmissível, e uma histerossalpingografia mostra tubas uterinas patentes e uma cavidade do útero normal. O marido tem 34 anos, e a análise de sêmen é normal. Diante de vários resultados dos testes normais para infertilidade, um exame laparoscópico da cavidade pélvica é agendado. O médico que realiza o procedimento posiciona cuidadosamente a lateral do trocarte no músculo reto do abdome e em sua bainha para evitar danos a uma artéria importante.

▶ Que artéria está sendo evitada?
▶ Qual é a localização anatômica dessa estrutura?

RESPOSTAS PARA O CASO 17
Artéria epigástrica inferior

Resumo: Um casal infértil está sendo avaliado, e vários testes para infertilidade mostraram resultados normais. Um exame laparoscópico da cavidade pélvica é realizado para excluir a presença de endometriose. O trocarte é especificamente posicionado na lateral do músculo reto do abdome e de sua bainha para evitar uma artéria importante.

- **Artéria evitada:** Artéria epigástrica inferior.
- **Localização anatômica dessa artéria:** Posterior ao músculo reto do abdome, dentro da bainha do músculo reto do abdome.

ABORDAGEM CLÍNICA

A presença de vários resultados normais nos testes indica a necessidade de excluir endometriose nesse casal infértil. A **endometriose** é definida como tecido endometrial ectópico externo ao útero, em geral, aderente ao peritônio urogenital/ao diafragma da pelve. Esse tecido responde aos ciclos hormonais da mulher da mesma forma que o revestimento do útero. Embora o mecanismo não seja completamente entendido, a endometriose pode provocar infertilidade, inibindo a ovulação, produzindo adesões ou interferindo na fertilização. O exame laparoscópico da cavidade pélvica é indicado e, se possível, nesse momento, uma ablação do tecido endometrial.

ABORDAGEM À
Parede abdominal anterior

OBJETIVOS

1. Ser capaz de descrever a irrigação sanguínea arterial da parede abdominal anterior.
2. Ser capaz de descrever a relação desses vasos com a musculatura da parede abdominal anterior, incluindo a bainha do músculo reto do abdome.

DEFINIÇÕES

TABELA BIFÁSICA DE TEMPERATURA CORPORAL BASAL: Elevação da temperatura oral/da boca, durante a segunda metade do ciclo menstrual, indicando que a paciente ovulou.
HISTEROSSALPINGOGRAFIA: Estudo radiológico em que um corante radiopaco é injetado no lúmen do útero, por meio de um cateter transcervical, para avaliar a cavidade do útero ou a patência das tubas uterinas.

CASOS CLÍNICOS EM ANATOMIA   **117**

LAPAROSCOPIA: Técnica cirúrgica para visualizar a cavidade peritoneal por meio de um instrumento telescópico rígido, chamado **laparoscópio**.

ENDOMETRIOSE: Condição em que o tecido de revestimento do útero, o endométrio, está muito fora do útero, normalmente na cavidade pélvica ou na parede abdominal.

DISCUSSÃO

A parede **abdominal anterior** é composta de três músculos planos pares que, em geral, se originam das estruturas ósseas posteriormente. Suas aponeuroses fibrosas formam a bainha do músculo reto do abdome e se encontram para formar a **linha alba**. Estes são, de superficial para profundo, os músculos **oblíquo externo do abdome, oblíquo interno do abdome e o músculo transverso do abdome** (Figura 17.1). Esses músculos são irrigados pelos ramos segmentares das partes torácica e abdominal da aorta: a 10ª, 11ª e 12ª artérias intercostais (subcostais) e a 1ª e 2ª artérias lombares. Essas **artérias**, suas **veias** acompanhantes e os **nervos** que inervam os músculos são, todos, encontrados **no intervalo entre os músculos oblíquo interno do abdome e transverso do abdome**, conhecidos como **plano neurovascular**. As

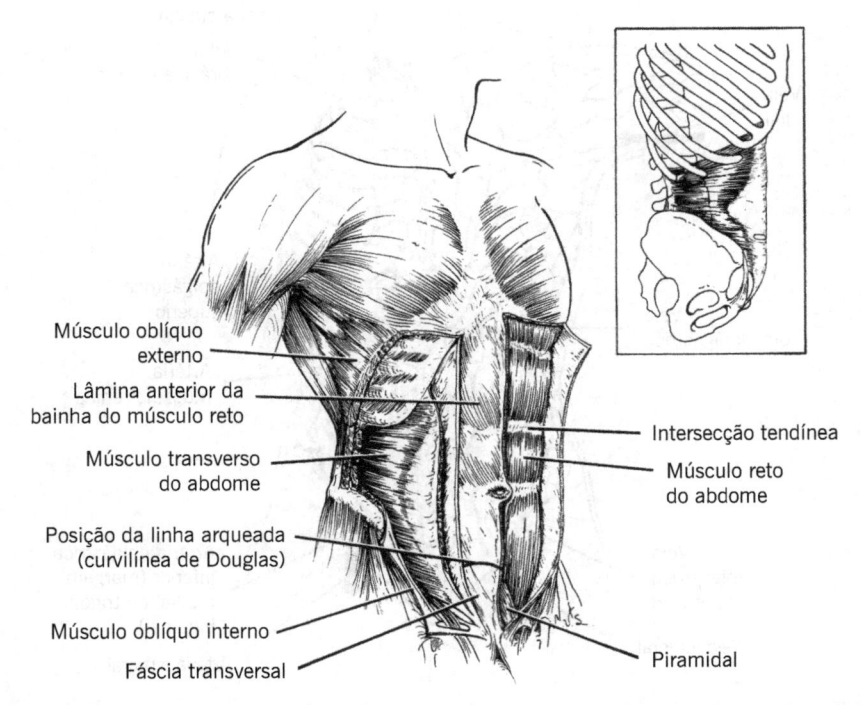

Figura 17.1 Músculos da parede abdominal anterior. (*Reproduzida, com permissão, de Lindner HH. Clinical Anatomy, East Norwalk, CT: Appleton & Lange, 1989:291.*)

artérias circunflexas ilíacas superficial e profunda se originam das **artérias ilíaca externa e femoral**, respectivamente. Seguem paralelas ao ligamento inguinal e irrigam a parede abdominal inferior, na região inguinal. As artérias epigástricas superficiais situam-se na fáscia superficial de revestimento da parede abdominal inferior, entre o umbigo e o púbis. As artérias torácicas internas se dividem em dois ramos terminais: as artérias epigástrica superior e musculofrênica (Figura 17.2).

A região central anterior da parede abdominal é formada pelos músculos pares **retos do abdome**, que se inserem no púbis inferiormente e às cartilagens das costelas superiormente, se situando lateralmente à linha alba. Cada músculo é subdividido em segmentos abdominais curtos, geralmente por três ou mais intersecções tendíneas. Cada músculo está inserido em um compartimento fibroso, a **bainha do músculo reto do abdome,** que é formada pelas aponeuroses dos três músculos abdominais planos. Envolvendo os três quartos superiores de cada músculo reto do abdome, encontram-se as lâminas anterior e posterior da bainha. Nessa região, a aponeurose do músculo interno do abdome se divide, e as partes passam anterior e posteriormente ao músculo reto do abdome. Na sequência, as aponeuroses dos músculos oblíquo externo e transverso do abdome **obrigatoriamente passam**

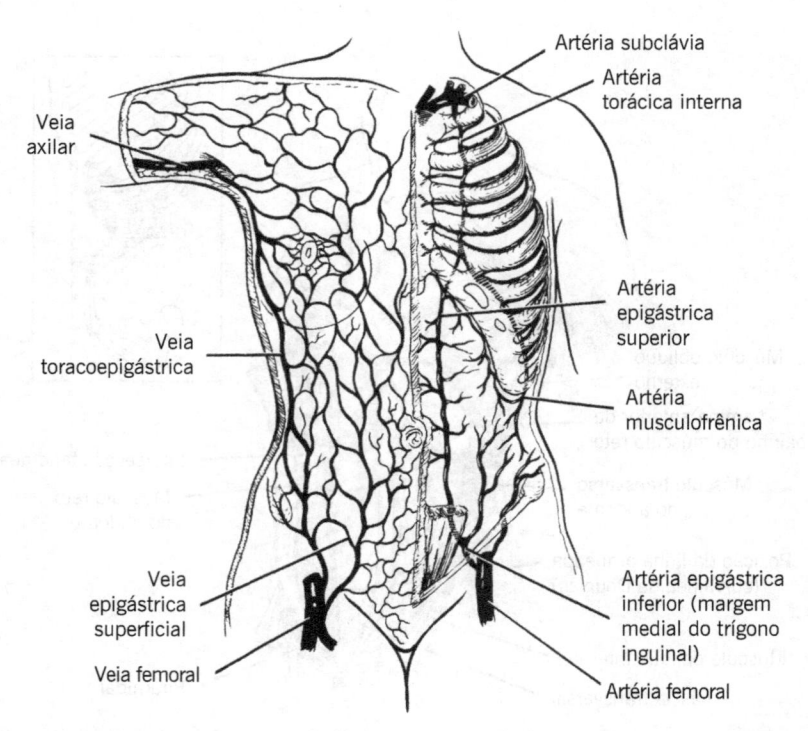

Figura 17.2 Artérias da parede abdominal anterior. (*Reproduzida, com permissão, de Lindner HH. Clinical Anatomy, East Norwalk, CT: Appleton & Lange, 1989:299.*)

anterior e posteriormente ao músculo reto do abdome, respectivamente. Nas proximidades do ponto médio entre o umbigo e o osso púbico, as aponeuroses de todos os três músculos planos do abdome passam anteriores à bainha do músculo reto do abdome. Portanto, o um quarto inferior do músculo reto do abdome tem apenas uma lâmina anterior do músculo reto do abdome. A margem inferior da lâmina posterior da bainha do músculo reto do abdome pode ser identificada nessa região de transição como a **linha arqueada**. A bainha do músculo reto do abdome também contém os músculos piramidais, os vasos epigástricos superior e inferior e as terminações dos nervos intercostais que inervam os músculos do abdome. O um quarto superior do músculo reto do abdome é irrigado pelo ramo terminal medial da **artéria torácica interna**, a **artéria epigástrica superior**. A **artéria epigástrica inferior** se origina da **artéria ilíaca externa**, antes de sua saída do abdome para tornar-se a artéria femoral. Cada artéria segue medialmente, externamente ao peritônio, ao longo da face posterior dos músculos retos. As artérias epigástricas superior e inferior se anastomosam na metade do caminho entre o umbigo e o processo xifoide.

QUESTÕES DE COMPREENSÃO

17.1 Um cirurgião, ao entrar na cavidade abdominal do paciente através da parede do abdome, toma cuidado para evitar lesão aos vasos e nervos no interior da parede. A parte principal desses vasos e nervos é encontrada imediatamente profunda a qual das seguintes estruturas?

A. Pele
B. Fáscia superficial de revestimento
C. Músculo oblíquo externo do abdome
D. Músculo oblíquo interno do abdome
E. Músculo transverso do abdome

17.2 Como cirurgião realizando uma apendicectomia, você encontra uma artéria e uma veia na fáscia superficial de revestimento da parede abdominal inferior. Esses vasos são mais provavelmente quais do seguintes?

A. Artéria e veia epigástricas superficiais
B. Artéria e veia circunflexas ilíacas superficiais
C. Artéria e veia intercostais
D. Artéria e veia epigástricas inferiores
E. Artéria e veia epigástricas superiores

17.3 Durante uma cirurgia, você deve realizar uma incisão na lâmina anterior da bainha do músculo reto do abdome, entre o processo xifoide e o umbigo. Nessa região, a bainha é derivada da aponeurose de qual dos seguintes músculos?

A. Oblíquo externo do abdome apenas
B. Oblíquo interno do abdome apenas

C. Oblíquos externo e interno do abdome
D. Oblíquo interno e transverso do abdome
E. Transverso do abdome apenas

17.4 Durante um procedimento laparoscópico, você observa que os vasos epigástricos inferiores sobem na face posterior do músculo reto do abdome. Eles desaparecem de vista repentinamente, passando a superiores à qual das seguintes estruturas?

A. Foice inguinal
B. Linha semilunar
C. Ligamento falciforme
D. Linha arqueada
E. Fáscia transversal

RESPOSTAS

17.1 **D.** O trajeto principal dos vasos e nervos intercostais é profundo ao músculo oblíquo interno do abdome, no plano neurovascular.
17.2 **A.** Os vasos epigástricos superficiais se situam no interior da fáscia superficial de revestimento.
17.3 **C.** Os três quartos superiores da lâmina anterior da bainha do músculo reto do abdome são derivados das aponeuroses dos músculos oblíquos externo e interno do abdome.
17.4 **D.** Quando os vasos epigástricos inferiores sobem na face posterior do músculo reto do abdome, passam superiormente à linha arqueada, anteriores à lâmina posterior da bainha do músculo reto do abdome.

DICAS DE ANATOMIA

▶ O plano neurovascular da parede abdominal anterolateral se situa profundamente ao músculo oblíquo interno do abdome.
▶ Ao longo dos três quartos superiores dos músculos retos, a aponeurose do músculo oblíquo interno se divide para contribuir com as lâminas anterior e posterior da bainha do músculo reto do abdome.
▶ A artéria epigástrica inferior se origina da artéria ilíaca externa, situando-se na face posterior do músculo reto do abdome e atuando como sua principal irrigação sanguínea.

REFERÊNCIAS

Gilroy AM, MacPherson BR, Ross LM. *Atlas of Anatomy*, 2nd ed. New York, NY: Thieme Medical Publishers; 2012:136–137, 146–147.

Moore KL, Dalley AF, Agur AMR. *Clinically Oriented Anatomy*, 7th ed. Baltimore, MD: Lippincott Williams & Wilkins; 2014:186–196, 198–199.

Netter FH. *Atlas of Human Anatomy*, 6th ed. Philadelphia, PA: Saunders, 2014: plates 247, 249, 251.

CASO 18

Um homem de 44 anos se queixa de desconforto na parte superior da coxa direita pelos últimos seis meses. Ele trabalha no departamento de jardinagem de um centro de construção e decoração. No exame, há sensibilidade na região inguinal direita. Quando o paciente realiza manobra de Valsalva (esforço expulsivo para aumentar a pressão intra-abdominal), uma protuberância aparece na parte superior da prega inguinal próxima do púbis.

▶ Qual é o diagnóstico mais provável?
▶ Qual é o defeito anatômico associado a essa condição?

RESPOSTAS PARA O CASO 18
Hérnia inguinal

Resumo: Um homem de 44 anos que trabalha no departamento de jardinagem de um centro de construção e decoração tem história de seis meses de dor na região inguinal direita. Apresenta sensibilidade ao toque na região inguinal e uma protuberância após a manobra de Valsalva.

- **Diagnóstico mais provável:** Hérnia inguinal.
- **Defeito anatômico associado:** Protrusão de um órgão abdominal no canal inguinal.

ABORDAGEM CLÍNICA

Uma **hérnia** é definida como uma protrusão anormal de uma estrutura através dos tecidos em que normalmente se insere. Hérnias inguinais são o tipo mais comum de hérnia, ocorrendo em homens e mulheres, embora sejam mais frequentes em homens. A idade desse paciente e sua profissão, que requer atividade frequente de levantamento de carga, indicam uma hérnia inguinal direta ou adquirida. A perda de tônus muscular na região inguinal predispõe ao estiramento progressivo do peritônio parietal na parte posterior do canal inguinal, com repetição e aumento da pressão intra-abdominal, associada à atividade de levantamento de carga. Se o paciente fosse um homem jovem ou uma criança, o diagnóstico mais provável seria hérnia inguinal indireta ou congênita. Com uma hérnia indireta, o peritônio parietal, no anel inguinal profundo, existe como uma protrusão digitiforme no canal inguinal. Esse é o resultado de um fechamento defeituoso da invaginação embrionária do peritônio no escroto, chamado **processo vaginal**. Hérnias inguinais indiretas entram no anel inguinal profundo, distendem o tecido peritoneal com aumentos repetidos na pressão intra-abdominal, cruzam a extensão do canal inguinal e entram no escroto. Uma correção cirúrgica do defeito tecidual é indicada para evitar aprisionamento, infarto e necrose do tecido herniado, geralmente uma alça do intestino delgado.

ABORDAGEM À
Região inguinal

OBJETIVOS
1. Ser capaz de descrever a anatomia da região inguinal.
2. Ser capaz de discernir a base anatômica para uma classificação de hérnia inguinal indireta *versus* direta.

CASOS CLÍNICOS EM ANATOMIA **123**

DEFINIÇÕES

MANOBRA DE VALSALVA: Aumento da pressão intra-abdominal por meio da tentativa de expirar com a glote fechada.

DISCUSSÃO

A **região inguinal** é a junção entre a **parte abdominal anterior inferior** e a **parte anterior superior da coxa**. É o local em que várias estruturas entram e saem do abdome e, portanto, é uma área de debilidade potencial em homens e mulheres. O **ligamento inguinal (de Poupart)** é uma estrutura anatômica importante e um ponto de referência fundamental para essa região. É a margem inferior espessa e enrolada da parte inferior da **aponeurose do músculo oblíquo externo do abdome**. Estende-se da **espinha ilíaca anterossuperior** até o **tubérculo púbico** e se funde inferiormente com a **fáscia lata (fáscia profunda)** da parte anterior da coxa. No tubérculo púbico, o ligamento inguinal continua posteriormente no **ramo superior do púbis** (linha pectínea do púbis) como o **ligamento pectíneo (de Cooper)**. No ponto em que esses dois ligamentos são contínuos e mudam de direção, uma reflexão ligamentosa preenche o intervalo, formando o **ligamento lacunar (de Gimbernat)**.

O ligamento lacunar forma uma margem medial rígida para o anel femoral, levando ao canal femoral, o local de hérnias femorais (Figura 18.1).

Embora o músculo oblíquo externo do abdome e a aponeurose constituam uma estrutura musculotendínea essencialmente completa (exceto pelo anel inguinal superficial), o **músculo oblíquo interno do abdome** e o **músculo transverso do abdome** são deficientes, pois se originam da fáscia iliopsoas e do arco medialmente a suas **inserções tendíneas (foice inguinal) no tubérculo púbico** (Figura 18.2).

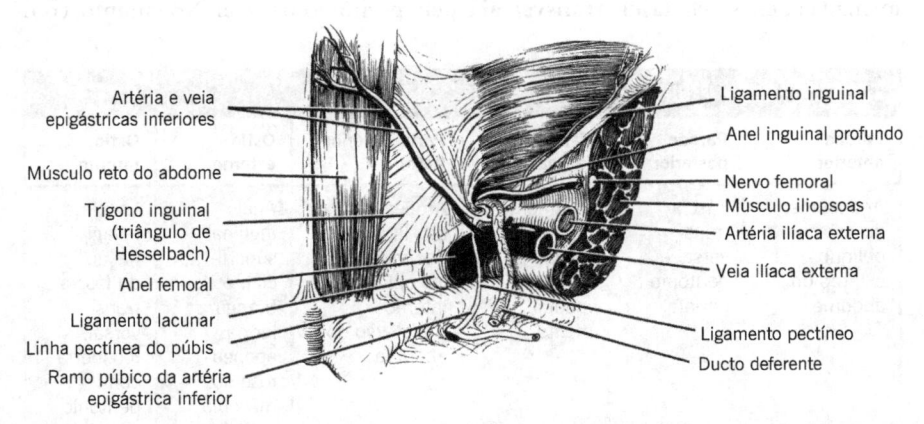

Figura 18.1 Superfície interna do trígono inguinal (triângulo de Hesselbach). (*Reproduzida, com permissão, de Lindner HH. Clinical Anatomy, East Norwalk, CT: Appleton & Lange, 1989:288.*)

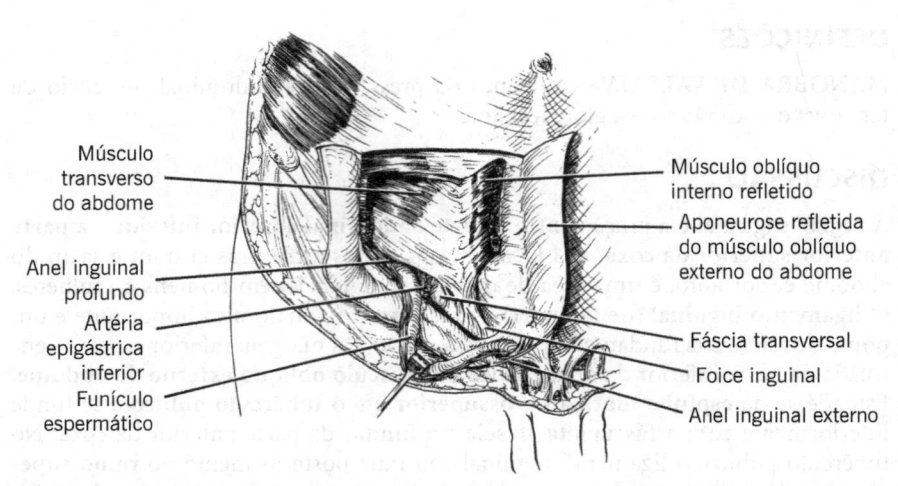

Figura 18.2. A região ilioinguinal. (*Reproduzida, com permissão, de Lindner HH. Clinical Anatomy, East Norwalk, CT: Appleton & Lange, 1989:291.*)

As estruturas entram e deixam a parte superior do abdome em direção ao ligamento inguinal, por meio de uma passagem oblíqua conhecida como **canal inguinal**. O canal é frequentemente descrito como um túnel, com óstios, paredes, assoalho (parte superior) e assim por diante. Essas características limítrofes são listadas na Tabela 18.1.

Dois pontos na Tabela 18.1 são de importância anatômica e clínica. Em primeiro lugar, como resultado do arqueamento do músculo oblíquo interno e do músculo transverso do abdome, a **parede posterior do canal é deficiente e fraca**, por ser formada apenas pela **fáscia transversal** e pelo peritônio parietal. No entanto, com

TABELA 18.1 • LIMITES DO CANAL INGUINAL

Parede anterior	Parede posterior	Parte inferior (assoalho)	Parte superior (teto)	Óstio externo	Óstio interno
Aponeurose do músculo oblíquo externo do abdome	Fáscia transversal e peritônio parietal	Ligamento inguinal e ligamento lacunar medialmente	Arqueamento das fibras dos músculos oblíquo interno e transverso do abdome	Anel inguinal superficial: óstio triangular na aponeurose do músculo oblíquo externo do abdome	Local de invaginação da fáscia transversal: recoberta com peritônio parietal

o aumento da pressão intra-abdominal (como durante um levantamento de carga, um movimento intestinal, etc.), esses músculos se contraem e descem como uma persiana, reforçando, assim, a parede posterior.

Em segundo lugar, a invaginação da fáscia transversal para formar o **anel inguinal profundo ocorre imediata e lateralmente aos vasos epigástricos inferiores** (ver Caso 17 sobre a discussão de seus trajetos). Além disso, na porção medial do ligamento inguinal, no interior da parede abdominal, um **trígono inguinal (triângulo de Hesselbach)** clinicamente importante é formado por algumas dessas estruturas. Esse trígono é formado por **ligamento inguinal, vasos epigástricos inferiores e músculo reto do abdome** e corresponde à área em que a parede posterior do canal é deficiente em decorrência do arqueamento dos músculos da parede abdominal descrito anteriormente.

Nas **mulheres**, o **canal inguinal é cruzado pelo ligamento redondo do útero**; nos **homens**, o **funículo espermático (ducto deferente, vasos e nervos associados)** passa pelo canal. O **nervo** ilioinguinal é encontrado no canal em ambos os sexos.

A região e o canal inguinais servem como locais de hérnias inguinais. Embora as hérnias ocorram em ambos os sexos, são bem mais comuns nos homens. Há dois tipos de hérnias inguinais: indireta e direta. **As hérnias inguinais indiretas ou congênitas tendem a ocorrer em homens jovens.**

Durante a descida embrionária dos testículos, uma invaginação do **peritônio parietal,** a **túnica vaginal,** avança pela parede abdominal inferior, encontrando, a princípio, a fáscia transversal (formando, assim, o anel inguinal profundo), deslizando inferiormente até o músculo transverso do abdome, porém alcançando a margem inferior do músculo oblíquo interno do abdome e, em seguida, avançando pelo músculo oblíquo externo do abdome (**formando o anel inguinal superficial**). Os testículos descem para o escroto, ao longo do trajeto criado pela túnica vaginal (e o gubernáculo). Em um desenvolvimento normal, essa invaginação se funde e fecha. Caso não se funde e feche, estabelece-se uma via parcial ou completa predisponente para a migração de um órgão abdominal (normalmente o intestino delgado). A alça do intestino delgado passaria pelo anel inguinal profundo e pelo canal inguinal e, provavelmente, pelo anel superficial em direção ao escroto. Por definição, **as hérnias inguinais indiretas** deixam a **parte lateral** da cavidade abdominal em direção aos **vasos epigástricos inferiores** (pelo anel inguinal profundo).

As **hérnias inguinais diretas** também são chamadas de **hérnias inguinais adquiridas,** por serem vistas em **homens mais velhos** e estarem relacionadas à atividade vigorosa, que aumenta a pressão intra-abdominal. Acredita-se que, com a idade, ocorra perda de tônus na musculatura abdominal e as ações em forma de persiana descritas anteriormente para os músculos oblíquo interno do abdome e transverso do abdome sejam reduzidas ou perdidas. Esses fatores predispõem os órgãos abdominais a prosseguirem diretamente anteriores ao peritônio parietal e à fáscia transversal, na região do **trígono inguinal,** e para a parede posterior do canal. Em decorrência da maior herniação, essas hérnias tendem a não entrar no escroto. As **hérnias inguinais diretas,** por definição, deixam o abdome **mediais aos vasos epigástricos inferiores,** uma vez que esses vasos formam o limite lateral do trígono.

QUESTÕES DE COMPREENSÃO

18.1 Como médico examinando a região inguinal de um paciente, você observa que o ligamento inguinal é um ponto de referência fundamental. Essa estrutura é uma característica derivada de qual das seguintes alternativas?

   A. Fáscia superficial
   B. Fáscia lata da coxa
   C. Aponeurose do músculo oblíquo externo do abdome
   D. Aponeurose do músculo oblíquo interno do abdome
   E. Aponeurose do músculo transverso do abdome

18.2 Ao continuar seu exame, para verificar a presença de uma hérnia inguinal, você insere a ponta do dedo no anel inguinal superficial. Essa é uma abertura em qual das seguintes estruturas?

   A. Fáscia superficial
   B. Fáscia lata da coxa
   C. Aponeurose do músculo oblíquo externo do abdome
   D. Aponeurose do músculo oblíquo interno do abdome
   E. Aponeurose do músculo transverso do abdome

18.3 Você está no processo de correção de uma hérnia inguinal direta. Qual das seguintes relações anatômicas você encontra durante a cirurgia?

   A. A hérnia entra no anel inguinal profundo
   B. A hérnia entra no anel femoral
   C. A hérnia se situa lateralmente aos vasos epigástricos inferiores
   D. A hérnia se situa medialmente aos vasos epigástricos inferiores
   E. A hérnia se situa inferiormente ao ligamento inguinal

18.4 Um homem de 58 anos, que trabalha em um armazém levantando caixas pesadas, consulta seu médico se queixando de dor na região inguinal. No exame, descobre-se que ele tem uma protuberância grande superior ao ligamento inguinal direito. As imagens mostram que a protuberância se origina medialmente à artéria epigástrica inferior. A causa mais provável dessa condição é a debilidade do(a)

   A. Anel inguinal
   B. Anel femoral
   C. Músculo reto do abdome
   D. Fáscia transversal
   E. Músculo cremastérico

RESPOSTAS

18.1 **C.** O ligamento inguinal é a margem inferior da aponeurose do músculo oblíquo externo do abdome.
18.2 **C.** O anel inguinal superficial é uma abertura na aponeurose do músculo oblíquo externo do abdome.
18.3 **D.** As hérnias inguinais diretas ocorrem por meio do trígono inguinal, e os vasos epigástricos inferiores formam o limite lateral desse trígono. Consequentemente, esses vasos encontram-se laterais à hérnia.
18.4 **D.** As hérnias inguinais diretas estão normalmente presentes em homens mais velhos, mediais aos vasos epigástricos inferiores, e em razão da debilidade da fáscia transversa. As hérnias indiretas estão presentes em recém-nascidos do sexo masculino e são consequência da falha de fechamento do anel inguinal; a hérnia encontra-se geralmente lateral aos vasos epigástricos inferiores.

DICAS DE ANATOMIA

▶ A aponeurose do músculo oblíquo externo do abdome forma a parede anterior e o assoalho (a parte superior) do canal inguinal (ligamento inguinal) e o anel inguinal superficial.
▶ O anel inguinal profundo se situa imediatamente lateral aos vasos epigástricos inferiores.
▶ As hérnias inguinais indiretas entram no anel inguinal profundo (laterais aos vasos epigástricos).
▶ As hérnias inguinais diretas entram no trígono inguinal profundo (mediais aos vasos epigástricos).

REFERÊNCIAS

Gilroy AM, MacPherson BR, Ross LM. *Atlas of Anatomy*, 2nd ed. New York, NY: Thieme Medical Publishers; 2012: 142–143, 147.

Moore KL, Dalley AF, Agur AMR. *Clinically Oriented Anatomy*, 7th ed. Baltimore, MD: Lippincott Williams & Wilkins; 2014:203–206, 212–214.

Netter FH. *Atlas of Human Anatomy*, 6th ed. Philadelphia, PA: Saunders, 2014: plates 245–247, 255–257.

CASO 19

Uma mulher de 42 anos consulta seu médico de atenção primária se queixando de cólica intermitente. Ela descreve a dor como no quadrante superior direito (QSD), iniciando logo após uma refeição, com duração de aproximadamente 30 minutos. Durante esses episódios, se sente empanturrada e nauseada. A paciente também afirma que, ao longo dos últimos dois dias, as fezes ficaram com uma cor muito clara, como a cor da areia, e a pele amarelada.

▶ Qual é o diagnóstico mais provável?
▶ Qual é a base anatômica para essa condição clínica?

RESPOSTAS PARA O CASO 19
Cálculos biliares

Resumo: Uma mulher de 42 anos se apresenta com dor espasmódica intermitente no quadrante superior direito do abdome, logo após as refeições, com duração de cerca de 30 minutos. A dor está associada com distensão abdominal, náusea e história de dois dias de fezes acólicas e icterícia.

- **Diagnóstico mais provável:** Cálculos biliares.
- **Base anatômica para essa condição:** Obstrução do ducto colédoco, provavelmente por cálculos biliares.

ABORDAGEM CLÍNICA

Esta mulher tem sintomas típicos de cólica biliar, que é uma dor abdominal espasmódica intermitente no epigástrio do quadrante superior direito e que às vezes irradia para o ombro direito. Esses sintomas geralmente aparecem após as refeições, especialmente refeições gordurosas. Os sinais mais preocupantes são as fezes de cor clara (acólicas) e amarelada (icterícia). Os cálculos biliares (colelitíase) são sais biliares acumulados na vesícula biliar, que podem produzir inflamação da vesícula biliar (colecistite). Os cálculos entram no ducto cístico e no ducto colédoco. Visto que o ducto colédoco é formado pela união dos ductos cístico e hepático comum, sua obstrução impede que a bilirrubina, produzida no fígado, chegue ao intestino delgado. Portanto, as fezes ficam sem esse pigmento. Como resultado secundário da obstrução, ocorre aumento da bilirrubina sérica, que se acumula na pele, resultando na coloração amarela. A ultrassonografia com frequência faz um diagnóstico inicial. A remoção de um ducto colédoco é realizada por endoscopia do trato gastrintestinal superior, por meio da ampola hepatopancreática (de Vater) ou cirurgicamente.

ABORDAGEM À
Vesícula biliar

OBJETIVOS

1. Ser capaz de descrever a anatomia da vesícula biliar e do sistema de ductos hepatobiliares.
2. Ser capaz de descrever as relações anatômicas clinicamente importantes dos ductos cístico e colédoco.

DEFINIÇÃO

COLECISTITE: Inflamação da vesícula biliar geralmente associada a cálculos biliares.

DISCUSSÃO

A **vesícula biliar** é um saco fibromuscular piriforme invertido que proporciona armazenamento temporário e liberação intermitente de bile, que é produzida no fígado. A posição de sua superfície pode ser aproximada na intersecção da margem direita da bainha do músculo reto (linha semilunar) com a margem costal direita. Sua face anterior é fundida ao fígado, entre os lobos direito e quadrado, e seu fundo e as faces lateral e posterior são recobertos pelo peritônio visceral.

É anatomicamente dividida em fundo, corpo e colo, que é a continuação do **ducto cístico**. As túnicas mucosas do colo da vesícula biliar e do ducto cístico são pregas espirais, que atuam como uma válvula para manter o lúmen do ducto e do colo da vesícula biliar aberto para receber a bile. A vesícula biliar e o ducto cístico são irrigados pela artéria cística, geralmente um ramo da artéria hepática direita (ver Figura 19.1).

O sistema de ducto biliar se inicia como um **canalículo biliar,** entre os hepatócitos no fígado. Os canalículos desembocam nos ductos bilíferos interlobares microscópicos, que se unem para formar ductos cada vez maiores, finalmente formando os ductos segmentares e lobares, que drenam as subdivisões anatômicas do fígado com o mesmo nome. Finalmente, os ductos hepáticos direito e esquerdo emergem da porta do fígado e se unem para formar o **ducto hepático comum** no interior do

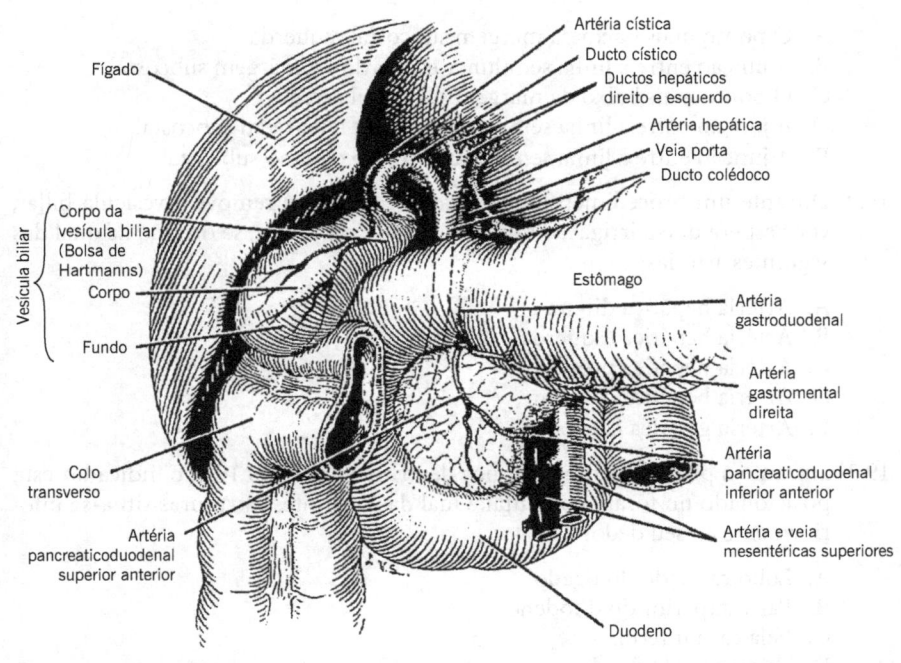

Figura 19.1 Relações da vesícula biliar. (*Reproduzida, com permissão, de Lindner HH. Clinical Anatomy, East Norwalk, CT: Appleton & Lange, 1989.*)

ligamento hepatoduodenal (uma parte do omento menor). O ducto cístico se une ao ducto hepático comum da parte direita para formar o **ducto colédoco,** que passa inferiormente no interior do ligamento hepatoduodenal e posteriormente à parte superior do duodeno. Curva-se levemente para a direita sobre ou dentro da face posterior do pâncreas. Quando se aproxima da parede posteromedial, geralmente recebe a companhia do **ducto pancreático principal** para formar a ampola hepatopancreática, que se abre na papila maior do duodeno.

Na **porta do fígado,** os ductos hepáticos direito e esquerdo são as estruturas mais anteriores. As artérias hepáticas (direita e esquerda) se situam em posição posterior aos ductos hepáticos, e os ramos da veia da porta se situam mais posteriormente. O ducto hepático comum (à esquerda), o ducto cístico (à direita) e a margem inferior do fígado (superior) formam o **trígono cisto-hepático (triângulo de Calot),** que contém a artéria hepática direita e seu ramo arterial cístico.

Dentro do **ligamento hepatoduodenal,** o limite anterior do forame omental (de Winslow), o ducto colédoco se situa à direita; a artéria hepática comum, à esquerda; e a veia porta posterior, entre o ducto e a artéria.

QUESTÕES DE COMPREENSÃO

19.1 Qual dos seguintes é o ponto de referência correto para localizar a posição regular da vesícula biliar durante um exame físico?

   A. O ponto mais baixo da margem subcostal esquerda
   B. A junção entre a linha semilunar esquerda e a margem subcostal
   C. O ponto mais baixo da margem subcostal direita
   D. A junção entre a linha semilunar direita e a margem subcostal
   E. A junção entre a linha semilunar direita e o plano subcostal

19.2 Durante um procedimento cirúrgico em que você remove a vesícula biliar, você espera que a irrigação sanguínea, a artéria cística, se origine de qual das seguintes artérias?

   A. Artéria hepática direita
   B. Artéria hepática esquerda
   C. Artéria hepática própria
   D. Artéria hepática comum
   E. Artéria gástrica direita

19.3 Durante o procedimento cirúrgico descrito na questão 19.2, o indicador está posicionado no forame omental. Qual das seguintes estruturas situa-se inferiormente ao seu dedo?

   A. Lobo caudado do fígado
   B. Parte superior do duodeno
   C. Veia cava inferior
   D. Veia porta do fígado
   E. Artéria hepática

CASOS CLÍNICOS EM ANATOMIA **133**

19.4 Uma mulher de 45 anos, com história de cálculos biliares, chega ao pronto--socorro se queixando de dor abdominal grave e vômito há 1 dia. O exame mostra abdome distendido e ruídos intestinais agudos. As radiografias do abdome mostram ar na árvore biliar e na vesícula biliar. Qual das seguintes estruturas é a localização mais provável para encontrar o cálculo biliar?

A. Ducto colédoco
B. Duodeno
C. Músculo esfincter da ampola (esfincter de Oddi)
D. Jejuno
E. Íleo
F. Colo ascendente

RESPOSTAS

19.1 **D.** A vesícula biliar normalmente está situada na junção entre a linha semilunar direita e a margem subcostal direita.
19.2 **A.** A artéria cística geralmente é um ramo da artéria hepática direita.
19.3 **B.** A parte superior do duodeno se situa inferiormente ao dedo dentro do forame omental.
19.4 **E.** O diagnóstico é provavelmente de cálculos biliares no íleo, em que um grande cálculo biliar está impactado na papila ileal. O ar na árvore biliar é provocado por uma fístula entre o intestino e a árvore biliar, permitindo que o ar do intestino entre no sistema biliar. O cálculo biliar provoca obstrução intestinal. Essa é uma emergência cirúrgica.

DICAS DE ANATOMIA

▶ A fossa da vesícula biliar se situa entre os lobos direito e quadrado do fígado.
▶ A artéria cística normalmente é um ramo da artéria hepática direita.
▶ Os ductos hepáticos são as estruturas mais anteriores na veia porta do fígado.
▶ O ducto colédoco se situa à direita, no interior do ligamento hepatoduodenal.

REFERÊNCIAS

Gilroy AM, MacPherson BR, Ross LM. *Atlas of Anatomy*, 2nd ed. New York, NY: Thieme Medical Publishers; 2012:168–169.

Moore KL, Dalley AF, Agur AMR. *Clinically Oriented Anatomy*, 7th ed. Baltimore, MD: Lippincott Williams & Wilkins; 2014:277–280, 286–288.

Netter FH. *Atlas of Human Anatomy*, 6th ed. Philadelphia, PA: Saunders, 2014: plates 280–281, 283.

CASO 20

Uma mulher de 62 anos se queixa de início súbito de dor intensa na parte média do abdome, com aumento nas últimas três horas. Ela tem história de isquemia do miocárdio e doença vascular periférica. A paciente afirma que tem náusea e vômito. No exame, se contorce de dor. O abdome apresenta ruídos intestinais normais e hipersensibilidade mínima. Uma pequena quantidade de sangue está presente na amostra de fezes. Os eletrólitos mostram um nível baixo de bicarbonato de 15 mEq/L, e o nível de lactato sérico é alto, o que indica oxigenação insuficiente do tecido, levando à lesão tecidual. Um cirurgião especialista em isquemia intestinal foi chamado para avaliar a paciente.

▶ Qual é o diagnóstico mais provável?
▶ Qual é a estrutura anatômica mais provavelmente comprometida?

RESPOSTAS PARA O CASO 20
Angina mesentérica do intestino delgado

Resumo: Uma mulher de 62 anos com doença vascular aterosclerótica muito difundida se queixa de três horas de dor intensa na parte média do abdome, acompanhada por náusea e vômito. Embora esteja se contorcendo de dor, os ruídos intestinais são normais e há pouca hipersensibilidade ao toque. Sangue está presente nas fezes, e eletrólitos mostram níveis baixos de bicabornato em 15 mEq/L e níveis elevados de lactato. Esses achados são atribuídos à falta de oxigênio para o tecido intestinal, levando ao metabolismo anaeróbio. O cirurgião está preocupado com isquemia.

- **Diagnóstico mais provável:** Isquemia mesentérica.
- **Estruturas anatômicas mais provavelmente comprometidas:** Artérias que irrigam o intestino delgado, provavelmente ramos da artéria mesentérica superior (AMS).

ABORDAGEM CLÍNICA

Essa idosa se queixa de início súbito de dor intensa na parte média do abdome, que é inconsistente com os achados físicos. Ela apresenta história de doença vascular aterosclerótica muito difundida, comprometendo as artérias coronárias e a vasculatura periférica. A presença de sangue nas fezes indica lesão intestinal, e o nível baixo de bicarbonato sérico é consistente com acidemia metabólica. A causa é isquemia intestinal ou necrose intestinal. Oclusão arterial pode ocorrer a partir do rompimento da placa aterosclerótica ou da embolização decorrente de outro coágulo. Os sintomas na parte média do abdome da paciente indicam arteriografia da artéria mesentérica superior, e a artéria celíaca pode ser diagnóstica. Na confirmação, embolectomia cirúrgica normalmente é útil. A taxa de mortalidade é alta nesses pacientes.

Embora a parte superior do duodeno seja irrigada pela artéria pancreaticoduodenal superior, que recebe sangue do tronco celíaco, o restante do intestino delgado é irrigado por ramos da artéria mesentérica superior.

ABORDAGEM AO
Suprimento vascular para o intestino

OBJETIVOS

1. Ser capaz de descrever o plano geral para o suprimento sanguíneo arterial para as vísceras abdominais.
2. Ser capaz de descrever a anatomia e a distribuição da artéria mesentérica superior.

CASOS CLÍNICOS EM ANATOMIA **137**

DEFINIÇÕES

DOENÇA VASCULAR ATEROSCLERÓTICA: Doença na qual depósitos de placas de colesterol e lipídeo se formam dentro da túnica íntima das pequenas e médias artérias.
ANGINA: Dor, normalmente intensa, decorrente da diminuição do fluxo sanguíneo para um órgão, como o coração ou intestinos.
ARTÉRIA MESENTÉRICA SUPERIOR: Ramo arterial ímpar da parte abdominal da aorta que irriga partes do duodeno, jejuno, íleo, ceco, apêndice, colo ascendente e grande parte do colo transverso.

DISCUSSÃO

As **vísceras gastrintestinais abdominais** são irrigadas pelos **três principais ramos ímpares da parte abdominal da aorta: tronco celíaco e artérias mesentéricas superior e inferior**. Essas três artérias irrigam órgãos embrionariamente derivados do **intestino anterior, intestino médio e intestino posterior**, respectivamente.

O **duodeno,** proximal à entrada do ducto colédoco, recebe sua irrigação sanguínea da **artéria pancreaticoduodenal superior,** um ramo da artéria gastroduodenal do tronco celíaco. O restante do intestino delgado é irrigado pela artéria mesentérica superior (Figura 20.1), a qual se origina na parte abdominal da aorta, no nível

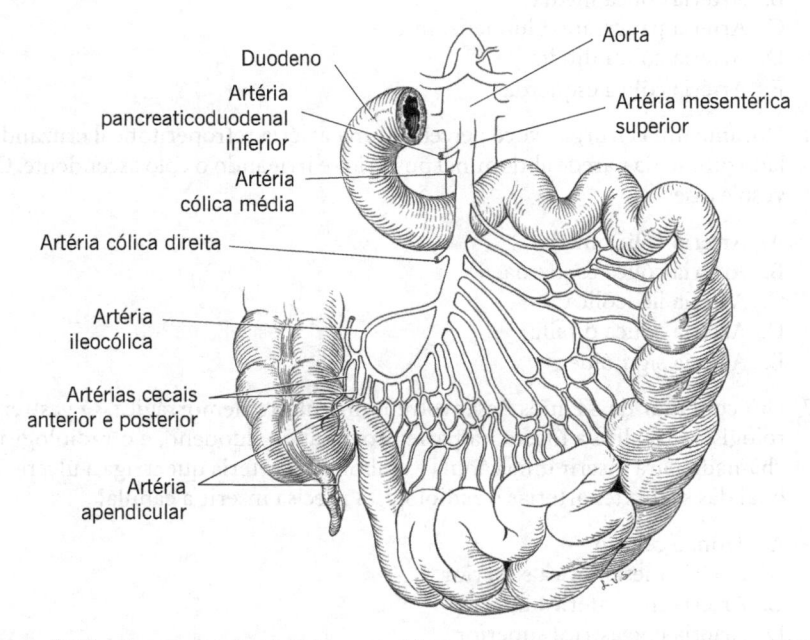

Figura 20.1 Suprimento arterial mesentérico superior para o intestino delgado. (*Reproduzida, com permissão, de Lindner HH. Clinical Anatomy. East Norwalk, CT: Appleton & Lange, 1989:353.*)

da margem inferior de L1, posterior ao colo do pâncreas. À medida que emerge por detrás do pâncreas, ela passa anteriormente ao processo uncinado do pâncreas e à parte horizontal do duodeno, entrando na **raiz do mesentério**. Conforme entra na raiz do mesentério, dá origem às artérias **pancreaticoduodenal inferior e cólica média**, esta última para o colo transverso, no interior do mesentério, o **mesocolo transverso**.

Conforme a artéria mesentérica superior desce em direção à junção ileocólica, surgem de **15 a 18 ramos intestinais** que passam entre as camadas do mesentério e são unidos pelas cada vez mais complexas **arcadas** anatômicas. As arcadas mais próximas da artéria mesentérica se fixam no jejuno e no íleo e dão origem a artérias cada vez menores (arteríolas retas) que entram no intestino delgado. Outros ramos da artéria mesentérica superior incluem a **artéria cólica direita** para o colo ascendente e a **artéria ileocólica** para o ceco, o apêndice e o colo ascendente.

QUESTÕES DE COMPREENSÃO

20.1 Durante um procedimento cirúrgico, você elevou o colo transverso do paciente e percebeu uma artéria no mesocolo transverso. Que vaso é esse?

　A. Artéria gastromental direita
　B. Artéria cólica média
　C. Artéria pancreaticoduodenal inferior
　D. Artéria cólica direita
　E. Artéria cólica esquerda

20.1 Durante uma cirurgia, você percebeu uma artéria retroperitoneal cruzando o lado direito da parede abdominal posterior e irrigando o colo ascendente. Que vaso é esse?

　A. Artéria cólica média
　B. Artéria cólica esquerda
　C. Artéria ileocólica
　D. Artéria cólica direita
　E. Artéria sigmóidea

20.3 Um contador de 44 anos desenvolveu uma úlcera hemorrágica. O gastrenterologista visualiza a úlcera na parte proximal do duodeno, e o radiologista é chamado para inserir uma cânula e embolizar a artéria que irriga a úlcera. Em qual das seguintes artérias o radiologista precisa inserir a cânula?

　A. Tronco celíaco
　B. Artéria mesentérica superior
　C. Artéria mesentérica inferior
　D. Artéria epigástrica superior

RESPOSTAS

20.1 **B.** A artéria cólica média segue pelo mesocolo transverso para irrigar o colo transverso.
20.2 **D.** A artéria cólica direita irriga o colo ascendente e é retroperitoneal.
20.3 **A.** A artéria pancreaticoduodenal superior é um ramo terminal que se origina no tronco celíaco.

DICAS DE ANATOMIA

- A artéria mesentérica superior se origina na aorta, oposta à vertebra L1 posteriormente ao colo do pâncreas, mas cruza anteriormente à parte horizontal do duodeno.
- A artéria celíaca e a artéria mesentérica superior se anastomosam por meio das artérias pancreaticoduodenais.
- As arcadas intestinais da artéria mesentérica superior aumentam em complexidade, mas as arteríolas retas diminuem em comprimento de proximal para distal.

REFERÊNCIAS

Gilroy AM, MacPherson BR, Ross LM. *Atlas of Anatomy*, 2nd ed. New York, NY: Thieme Medical Publishers; 2012:190–191.

Moore KL, Dalley AF, Agur AMR. *Clinically Oriented Anatomy*, 7th ed. Baltimore, MD: Lippincott Williams & Wilkins; 2014:226–228, 243–246.

Netter FH. *Atlas of Human Anatomy*, 6th ed. Philadelphia, PA: Saunders; 2014: plates 287–288.

CASO 21

Um universitário de 18 anos se queixa de dor abdominal há 12 horas que começou em torno do umbigo, mas, em seguida, mudou para o quadrante inferior direito (QID) e o lado direito. Ele indica que está nauseado durante as últimas horas. A temperatura é de 37,4°C. No exame físico, há hipersensibilidade abdominal ao toque, especialmente no quadrante inferior direito, mas também no lado direito. A análise laboratorial da urina está normal.

▶ Qual é o diagnóstico mais provável?
▶ O que é responsável pela mudança na localização da dor?

RESPOSTAS PARA O CASO 21
Apendicite aguda

Resumo: Um jovem de 18 anos se queixa de dor abdominal há 12 horas, que começou inicialmente na região periumbilical e, em seguida, migrou para o quadrante inferior direito. Apresenta náusea e febre baixa. O abdome está sensível ao toque no quadrante inferior direito e na região lateral. A urinálise está normal.

- **Diagnóstico mais provável:** Apendicite, possivelmente retrocecal.
- **Causa de mudança na localização da dor:** A dor inicialmente se irradia a partir do peritônio visceral, é referida à área periumbilical e, em seguida, se localiza no quadrante inferior direito à medida que a apendicite piora e inflama o peritônio parietal.

ABORDAGEM CLÍNICA

As queixas desse estudante universitário levam à suspeita de apendicite. O apêndice é um pequeno divertículo que se origina a partir do ceco e, normalmente, fica livre na cavidade peritoneal. Entretanto, muitas vezes, sua localização é retrocecal e provoca sensibilidade na região lateral do tronco ou no lado direito e poucos sinais peritoneais. Inicialmente, a dor abdominal é vaga e localizada na região periumbilical, mas com o tempo, torna-se mais intensa e precisamente localizada no quadrante inferior direito. Náusea é comum, mas ocorre após o início da dor. Homens e mulheres são igualmente afetados pela apendicite, mas o diagnóstico normalmente é mais preciso nos homens. Uma contagem sérica de leucócitos pode ser útil. Finalmente, a suspeita é clínica, e laparoscopia diagnóstica é realizada para visualizar o apêndice. Se ficar conformada apendicite, cirurgia é indicada.

ABORDAGEM AO
Intestino grosso

OBJETIVOS
1. Ser capaz de descrever a anatomia do apêndice vermiforme e do intestino grosso.
2. Ser capaz de descrever o mecanismo para dor referida.
3. Ser capaz de descrever o padrão anatômico geral para dor abdominal.

DEFINIÇÕES

APENDICITE: Inflamação do apêndice vermiforme que é com frequência associada com fecalito, um pedaço pequeno de fezes que oclui a parte proximal do apêndice vermiforme.

DOR REFERIDA: Dor que se origina a partir de uma estrutura profunda e que é percebida na superfície do corpo, muitas vezes em um local diferente.

DISCUSSÃO

A posição habitual do apêndice vermiforme é aproximadamente em um **ponto (de McBurney)** 1/3 de distância ao longo de uma linha traçada a partir da espinha ilíaca anterossuperior até o umbigo. O **apêndice vermiforme é um divertículo alongado** que se origina a partir do **ceco**, inferior à junção ileocecal (Figura 21.1). As três camadas longitudinais de músculo liso, características do ceco e do colo, as **tênias do colo,** são seguidas inferiormente até a origem posteromedial do apêndice vermiforme a partir do ceco. O apêndice vermiforme se situa na margem de um pequeno mesentério triangular, o mesoapêndice, com o qual a **artéria apendicular** (um ramo da artéria ileocólica) também é encontrada. A face posterior do ceco é geralmente recoberta com peritônio visceral, criando um **recesso retrocecal.** Em aproximadamente 66% dos indivíduos, o apêndice vermiforme se localiza na posição retrocecal e encontra-se nesse local. Em quase 33% dos indivíduos, o apêndice vermiforme é livre e se estende inferiormente em direção à margem pélvica ou sobre ela. O ceco e o apêndice vermiforme se situam em posições mais altas ou baixas em relação ao ponto de McBurney como resultado da ausência de rotação do intestino embrionário.

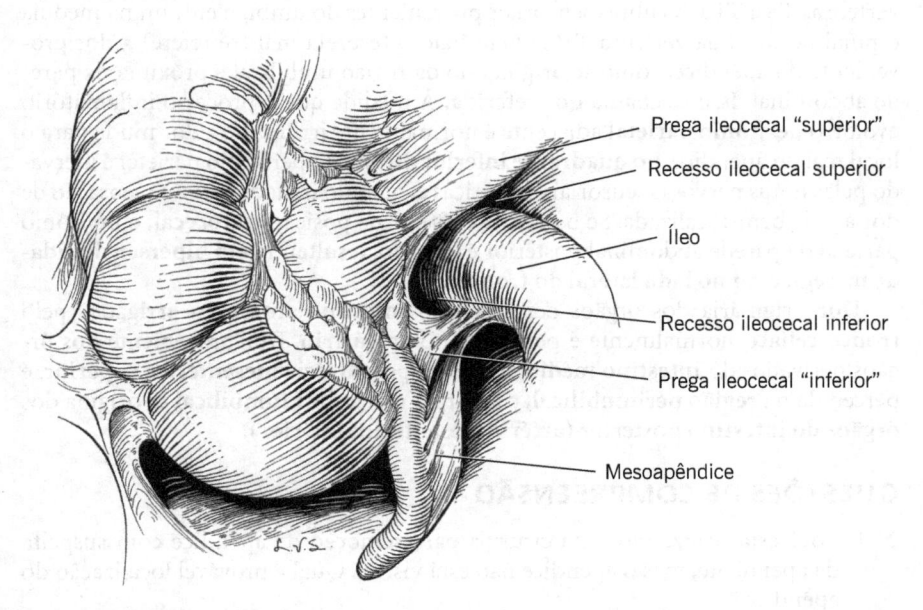

Figura 21.1 Fossas e pregas do ceco. (*Reproduzida, com permissão, de Lindner HH. Clinical Anatomy. East Norwalk, CT: Appleton & Lange, 1989:361.*)

O **intestino delgado** é caracterizado pela presença de **tênias do colo, sacula-ções, apêndices omentais e seus grandes diâmetros.** O ceco é a primeira parte sa-culiforme do intestino delgado, no qual o íleo desemboca e o apêndice vermiforme se origina. É contínuo superiormente com o **colo ascendente,** que é o segmento mais curto do colo, retroperitoneal (não possui mesentério), contínuo com o colo transverso na flexura direita do colo e irrigado pelas artérias cólica direita e ileocó-lica da artéria mesentérica superior. O **colo transverso** é o segmento mais longo do colo, começando na flexura direita do colo, e é contínuo com o colo descendente, na flexura esquerda do colo mais superiormente posicionada.

É retroperitoneal à medida que é suspenso pelo seu mesentério, o mesocolo transverso. A **artéria cólica média, ramo da artéria mesentérica superior,** se situa no interior do mesentério. O **colo descendente** é retroperitoneal, contínuo com o colo sigmoide próximo da crista ilíaca esquerda e irrigado pela **artéria cólica esquerda,** um ramo da **artéria mesentérica inferior.** O **colo sigmoide** é suspen-so por seu mesentério, o mesocolo sigmoide, no qual seu suprimento sanguíneo, as diversas artérias sigmóideas, é encontrado. O colo sigmoide termina na junção retossigmoide, que se situa no nível da vértebra S3. As artérias que irrigam o colo estão ligadas por anastomoses arteriais contínuas, chamadas **artérias marginais.**

A **dor inicial vaga e indistintamente localizada** da apendicite resulta da dis-tensão do **peritônio visceral,** secundária à inflamação do órgão. Os corpos celula-res das fibras nervosas aferentes viscerais provenientes do apêndice vermiforme se situam nos gânglios da raiz posterior e entram na medula espinal, nos níveis das vértebras T8 a T10. As fibras sensoriais provenientes do umbigo entram na medula espinal no nível da vértebra T10. O encéfalo interpreta mal (se refere) a dor pro-veniente do apêndice, como se originando da região umbilical e próxima da pare-de abdominal. Isso se chama **dor referida.** À medida que o processo inflamatório evolui, o **peritônio parietal** adjacente é normalmente irritado, e a dor muda para o local real do apêndice, no **quadrante inferior direito.** O peritônio parietal é inerva-do pelas fibras nervosas sensoriais somáticas e, quando irritado, produz sensação de dor aguda bem-localizada. Se o apêndice estiver na posição **retrocecal,** o peritônio parietal da parede abdominal posterior é irritado, resultando **em hipersensibilida-de na região ou no lado lateral do tronco.**

Dor originária dos órgãos derivados do **intestino anterior** e irrigados pelo **tronco celíaco** normalmente é percebida no **epigástrio.** Dor proveniente dos ór-gãos derivados do **intestino médio,** irrigados pela **artéria mesentérica superior,** é percebida na **região periumbilical,** e a dor na região **infraumbilical** se origina dos **órgãos do intestino posterior (artéria mesentérica inferior).**

QUESTÕES DE COMPREENSÃO

21.1 Você está realizando uma cirurgia para remoção de apêndice com suspeita de apendicite, mas o apêndice não está visível. Qual a provável localização do apêndice?

   A. Anticecal

B. Paracecal
C. Paracólico
D. Retrocecal
E. Retrocecal

21.2 Qual das seguintes técnicas você usaria para localizar precisamente o apêndice?

A. Localizar uma região destituída de saculações
B. Seguir a artéria cólica direita
C. Seguir a artéria ileocólica
D. Seguir as tênias do colo no ceco
E. Examinar a cavidade pélvica

21.3 Um paciente com dor infraumbilical tem provavelmente um transtorno de qual órgão?

A. Apêndice
B. Colo ascendente
C. Íleo
D. Estômago
E. Colo sigmoide

RESPOSTAS

21.1 **D.** O apêndice é retrocecal em aproximadamente 66% da população.
21.2 **D.** As três tênias do colo convergem na base do apêndice, no ceco.
21.3 **E.** Dor infraumbilical normalmente se origina das estruturas derivadas do intestino posterior, como o colo sigmoide.

DICAS DE ANATOMIA

▶ O apêndice vermiforme geralmente se situa no ponto de McBurney e é retrocecal em aproximadamente 66% da população.
▶ As artéria mesentérica superior e inferior se anastomosam entre si por meio da artéria marginal.
▶ A dor referida inicial de apendicite é para a região periumbilical.

REFERÊNCIAS

Gilroy AM, MacPherson BR, Ross LM. *Atlas of Anatomy*, 2nd ed. New York, NY: Thieme Medical Publishers; 2012:162–163.

Moore KL, Dalley AF, Agur AMR. *Clinically Oriented Anatomy*, 7th ed. Baltimore, MD: Lippincott Williams & Wilkins; 2014:247–249, 259–260.

Netter FH. *Atlas of Human Anatomy*, 6th ed. Philadelphia, PA: Saunders; 2014: plates 273–276, 303.

CASO 22

Um homem de 30 anos é internado no hospital com dor abdominal constante e intensa, com náusea e vômito desde o dia anterior. Ele afirma que a dor se irradia diretamente para o dorso e sente "como se perfurassem um buraco através dele da frente para o dorso". Não relata outros problemas clínicos, mas bebe um ou dois pacotes com seis latas de cerveja por final de semana. Nega ter diarreia ou febre. A amilase sérica e os níveis de lipase estão acentuadamente elevados.

▶ Qual é o diagnóstico mais provável?
▶ Qual a localização anatômica da estrutura comprometida?

RESPOSTAS PARA O CASO 22
Pancreatite

Resumo: Um homem de 30 anos que ingere álcool é internado no hospital com dor abdominal intensa, náusea e vômito, com 24 horas de duração. Afirma que a dor se irradia diretamente para o dorso. Amilase sérica e níveis de lipase estão acentuadamente elevados.

- **Diagnóstico mais provável**: Pancreatite aguda.
- **Localização anatômica da estrutura comprometida**: Retroperitoneal, posterior ao estômago e à bolsa omental.

ABORDAGEM CLÍNICA

O pâncreas é um órgão retroperitoneal, posterior ao estômago e à bolsa omental, parcialmente circundado pelo duodeno. É uma glândula exócrina, que secreta enzimas digestivas, e uma glândula endócrina, que produz insulina e glucagon para regular os níveis de glicose no sangue. Inflamação não infecciosa do pâncreas é mais comumente provocada pelo abuso de álcool e por cálculos biliares. A inflamação é secundária à autodigestão do tecido pancreático pelas secreções. Vômito intenso é normal, e amilase sérica ou níveis de lipase são elevados. O tratamento imediato inclui ingestão oral restrita, monitoração do equilíbrio hidreletrolítico e controle da dor. A pancreatite algumas vezes pode ser muito intensa, a ponto de produzir hemorragia no pâncreas ou lesão pulmonar. Essas complicações estão associadas com taxas de mortalidade elevadas.

ABORDAGEM AO
Pâncreas

OBJETIVOS

1. Ser capaz de descrever a anatomia do pâncreas e suas relações com o duodeno e o baço.
2. Ser capaz de descrever as relações retroperitoneais do pâncreas.

DEFINIÇÕES

PANCREATITE: Inflamação do pâncreas.
RETROPERITONEAL: Posterior ou externo à cavidade peritoneal.
BOLSA OMENTAL: Subdivisão da cavidade peritoneal posterior ao estômago e ao omento menor.

DISCUSSÃO

O **pâncreas** é uma **glândula retroperitoneal** que é tanto **exócrina** (secreta enzimas digestivas liberadas no duodeno) quanto **endócrina** (fonte de insulina e glucagon liberados na corrente sanguínea). Situa-se posteriormente à bolsa omental e é anatomicamente dividido em **cabeça, colo, corpo** e **cauda** e diagonalmente localizado de modo transversal na parede abdominal posterior (Figura 22.1). A cabeça do pâncreas se situa dentro da curva das partes descendente e horizontal do duodeno, e sua parte inferior forma um processo uncinado semelhante a um gancho, que se situa posteriormente aos vasos mesentéricos superiores. O colo se situa no nível da vértebra L1, com o piloro do estômago imediatamente acima. A veia porta do fígado é formada posteriormente pela união das veias esplênica e mesentérica superior. O corpo da glândula passa superiormente para a esquerda, com a artéria esplênica tortuosa ao longo de sua margem superior. A cauda curta do pâncreas se situa no ligamento esplenorrenal e pode entrar em contato com o hilo do baço (Tabela 22.1).

O pâncreas exócrino é drenado por um **ducto pancreático,** que começa na cauda e passa para a direita pelo corpo, colo e parte inferior da cabeça. O **ducto perfura a parede da parte ascendente** do duodeno em íntima associação **com o ducto colédoco,** com o qual normalmente se une para formar a **ampola hepatopancreática,** que, por sua vez, se abre por meio da **papila maior do duodeno.** Diversos esfíncteres musculares lisos circundam esses ductos, que podem entrar no duodeno separadamente na papila. A parte superior da cabeça é drenada por um ducto pancreático acessório, que normalmente se une ao ducto pancreático separadamente no duodeno, na papila menor do duodeno.

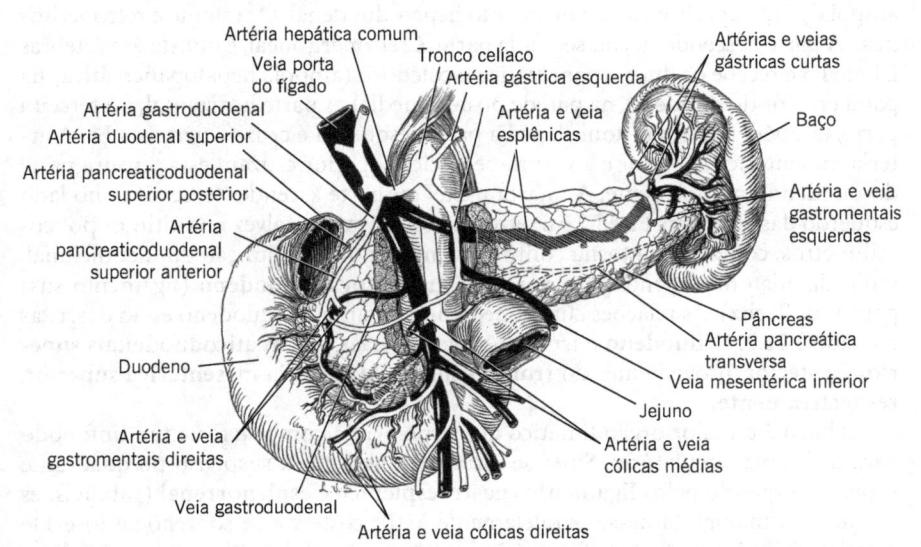

Figura 22.1 O pâncreas e seu suprimento sanguíneo. (*Reproduzida, com permissão, de Lindner HH. Clinical Anatomy. East Norwalk, CT: Appleton & Lange, 1989:346.*)

TABELA 22.1 • ESTRUTURAS POSTERIORES AO PÂNCREAS			
Cabeça	**Colo**	**Corpo**	**Cauda**
Veia cava inferior	Artéria mesentérica superior e veia mesentérica superior	Aorta	Veia esplênica
Vasos hepáticos direitos	Veia esplênica	Artéria mesentérica superior	
Veia hepática esquerda	Veia portal do fígado (formada)	Veia esplênica Rim esquerdo e glândula suprarrenal Vasos hepáticos esquerdos	

A cabeça do pâncreas recebe seu suprimento arterial sanguíneo das **artérias pancreaticoduodenais** superior e inferior, originárias do tronco celíaco e da artéria mesentérica superior, respectivamente, enquanto o colo, o corpo e a cauda recebem ramos provenientes da artéria esplênica.

O **duodeno** é a primeira parte menos móvel, mais curta e larga do intestino delgado. Anatomicamente é subdividido em quatro partes, e sua configuração em forma de C está intimamente relacionada com o pâncreas. A parte superior, ou primeira parte, é a continuação posteriormente direcionada do piloro do estômago e se situa no nível da vértebra L1. Sua parte superior, ou ampola (clinicamente, a ampola), é intraperitoneal, no ligamento hepatoduodenal. O restante é retroperitoneal. A parte descendente, ou segunda parte, é retroperitoneal, é oposta às vértebras L1 até L3 e recebe os ductos pancreático e colédoco (ampola hepatopancreática) na papila maior do duodeno, na parede posteromedial. A parte horizontal, ou terceira parte, também é retroperitoneal, passa para a esquerda e cruza a vértebra L3. A artéria mesentérica superior e a veia mesentérica superior cruzam essa terceira parte do duodeno anteriormente. A quarta parte, ou parte ascendente, se situa no lado esquerdo das vértebras L3 e L2 e é retroperitoneal, exceto talvez nos últimos poucos milímetros, conforme se torna contínua com o jejuno, na junção duodenojejunal, indicada anatomicamente pelo **músculo suspensor do duodeno** (ligamento suspensor de Treitz). As relações clinicamente importantes do duodeno estão descritas na Tabela 22.2. O **duodeno** é irrigado pelas **artérias pancreaticoduodenais superior e inferior**, provenientes do **tronco celíaco e da artéria mesentérica superior**, respectivamente.

O **baço** é o maior órgão linfático do corpo e atua como se fosse um linfonodo para o sistema circulatório. Situa-se intraperitoneal e fica suspenso no quadrante superior esquerdo pelos **ligamentos gastroesplênico e esplenorrenal** (subdivisões do omento maior). Situa-se paralelamente à 10ª costela e se sobrepõe à 9ª e 11ª costelas. Possui uma face diafragmática convexa e um hilo côncavo, onde os liga-

TABELA 22.2 • RELAÇÕES ANATÔMICAS DO DUODENO

	Anterior	Posterior	Medial	Superior
Parte superior ou primeira parte	Vesícula biliar Lobo quadrado do fígado	Ducto colédoco Artéria gastroduodenal Veia porta do fígado Veia cava inferior		Forame omental
Parte descendente ou segunda parte	Mesocolo transverso Colo transverso Intestino delgado	Hilo do rim direito Vasos hepáticos e pelve Ureter direito Músculo psoas direito	Cabeça do pâncreas Ductos colédoco e pancreático	
Parte horizontal ou terceira parte	Artéria mesentérica superior e veia mesentérica superior Intestino delgado	Veia cava inferior e aorta Ureter direito Músculo psoas direito		Cabeça e processo uncinado do pâncreas Artéria mesentérica superior e veia mesentérica superior
Parte ascendente ou quarta parte	Raiz do mesentério	Aorta, lado esquerdo Músculo psoas esquerdo	Cabeça do pâncreas	Corpo do pâncreas

mentos se fixam. A **artéria esplênica** (um ramo principal do tronco celíaco) entra e a veia esplênica deixa o baço por meio do hilo e situa-se no interior do ligamento esplenorrenal, além da cauda do pâncreas.

QUESTÕES DE COMPREENSÃO

22.1 Você está em cirurgia e está para mobilizar a parte ascendente do duodeno e a cabeça do pâncreas. Você percebe uma artéria e uma veia que passam anteriormente ao processo uncinado do pâncreas e à terceira parte do duodeno. Que vasos são esses?

   A. Artéria mesentérica superior e veia mesentérica superior
   B. Artéria e veia mesentéricas inferiores
   C. Artéria e veia gastroduodenais
   D. Artéria e veia pancreaticoduodenais superiores
   E. Artéria e veia cólicas médias

22.2 À medida que você prossegue para elevar o duodeno e o pâncreas, você percebe duas veias posteriores ao colo do pâncreas que se unem para formar uma veia maior que passa superiormente. Que grande veia é formada?

   A. Veia esplênica
   B. Veia cava inferior
   C. Veia porta do fígado
   D. Veia gástrica direita
   E. Veia cólica média

22.3 Assim que continua, você também percebe uma artéria tortuosa grande que passa para a esquerda ao longo da margem superior do pâncreas. Esse vaso é provavelmente qual dos seguintes?

   A. Artéria renal esquerda
   B. Artéria mesentérica inferior
   C. Artéria esplênica
   D. Artéria gastromental esquerda
   E. Artéria cólica esquerda

22.4 Um homem de 34 anos sofre um acidente de carro. Ele é levado ao pronto-socorro e percebem que apresenta hematoma envolvendo o pâncreas. Qual é a localização mais provável desse hematoma?

   A. Linha mediana intraperitoneal
   B. Lado direito intraperitoneal
   C. Lado esquerdo intraperitoneal
   D. Linha mediana retroperitoneal
   E. Atrás do baço retroperitoneal

RESPOSTAS

22.1 **A.** A artéria mesentérica superior e a veia mesentérica superior emergem entre a cabeça e o processo uncinado do pâncreas para cruzarem o processo uncinado e a terceira parte do duodeno.

22.2 **C.** A veia porta do fígado é formada pela união das veias mesentérica superior e esplênica posterior ao colo do pâncreas.

22.3 **C.** A artéria esplênica, a artéria mais tortuosa do corpo, está localizada ao longo da margem superior do pâncreas à medida que passa para a esquerda em direção ao baço.

22.4 **D.** Trauma contuso no abdome e na pelve, como em um acidente de carro, está comumente associado com hematoma retroperitoneal, como o que envolve o pâncreas. O pâncreas está localizado no espaço retroperitoneal, e hematomas normalmente ocorrem na linha mediana. Imagens de TC são usadas para identificar essas lesões.

DICAS DE ANATOMIA

▶ O pâncreas é retroperitoneal, posterior à bolsa omental.
▶ A artéria esplênica passa ao longo da margem superior do pâncreas, enquanto a veia esplênica se situa posteriormente.
▶ A veia porta do fígado é formada posteriormente ao colo do pâncreas.
▶ A papila hepatoduoenal (ductos colédoco e pancreático) desemboca na papila maior do duodeno, na parede posteromedial da parte ascendente do duodeno.
▶ A parte ascendente do duodeno está relacionada com o hilo do rim direito, a pelve, o ureter e os vasos renais posteriormente.
▶ A terceira parte do duodeno é cruzada anteriormente pela artéria mesentérica superior e pela veia mesentérica superior.

REFERÊNCIAS

Gilroy AM, MacPherson BR, Ross LM. *Atlas of Anatomy*, 2nd ed. New York, NY: Thieme Medical Publishers; 2012:170–177.

Moore KL, Dalley AF, Agur AMR. *Clinically Oriented Anatomy*, 7th ed. Baltimore, MD: Lippincott Williams & Wilkins; 2014:265–268, 282–283.

Netter FH. *Atlas of Human Anatomy*, 6th ed. Philadelphia, PA: Saunders; 2014: plates 281, 284, 286–287, 289, 294.

CASO 23

Um homem de 38 anos chega ao pronto-socorro apresentando fadiga e tumefação abdominal. Por diversos meses ele percebeu que o abdome ficou maior e que a pele ficou amarelada. Nega quaisquer problemas médicos, mas admite ingerir álcool quase todos os dias. No exame, a pele apresentava claramente uma coloração amarelada, indicativa de icterícia. As palmas apresentavam alguma vermelhidão. O abdome estava acentuadamente distendido e tenso e uma onda líquida estava presente. Pontos de referência vasculares proeminentes apareciam na superfície do abdome.

▶ Qual é o diagnóstico mais provável?
▶ Que órgãos são mais provavelmente comprometidos?

RESPOSTAS PARA O CASO 23
Cirrose

Resumo: Um homem de 38 anos, com icterícia e que abusa de álcool, chega ao pronto-socorro com fadiga e "tumefação" abdominal. Apresenta eritema palmar e distensão abdominal com uma onde fluídica positiva e pontos de referência vasculares proeminentes.

- **Diagnóstico mais provável:** Cirrose alcoólica com hipertensão no sistema porta.
- **Órgãos mais provavelmente comprometidos:** Fígado e aqueles drenados pelo sistema venoso porta.

ABORDAGEM CLÍNICA

Esse paciente abusa do álcool e apresenta manifestações de doença hepática terminal (cirrose). A cirrose resulta em formação de cicatrizes fibróticas graves no fígado, que diminuem o fluxo sanguíneo pelo órgão. O resultado é hipertensão no sistema venoso porta, com fluxo venoso colateral, como na superfície do abdome e no esôfago. O baço está frequentemente aumentado, e ascite, líquido no interior da cavidade peritoneal, é decorrente de insuficiência hepática. O paciente pode morrer como resultado de hemorragia das varizes esofágicas ou peritonite bacteriana do líquido ascítico. Insuficiência hepática acentuada é outra complicação.

ABORDAGEM AO
Fígado

OBJETIVOS

1. Ser capaz de descrever a anatomia do fígado e seu exclusivo suprimento sanguíneo.
2. Ser capaz de resumir a anatomia do sistema venoso porta e os locais clinicamente importantes de anastomose com o sistema venoso porta.

DEFINIÇÕES

CIRROSE: Doença degenerativa progressiva do fígado, na qual o dano às células hepáticas resulta em regeneração nodular, fibrose e impedância.
ANASTOMOSE PORTOCAVA: Comunicação entre tributárias do sistema venoso porta e o sistema venoso sistêmico.
HIPERTENSÃO DO SISTEMA PORTA: Aumento de pressão no sistema venoso porta, com fluxo reverso resultante, normalmente decorrente da obstrução do fluxo venoso pelo fígado, como na cirrose.
ONDA LÍQUIDA: Uma manobra durante o exame físico, no qual a percussão em um lado do abdome leva à sensação de uma força seguindo para o outro lado do abdome, indicando a presença de líquido intra-abdominal.

CASOS CLÍNICOS EM ANATOMIA   **157**

DISCUSSÃO

O **fígado, o maior órgão interno,** possui uma **face diafragmática convexa,** que se adapta à curvatura do diafragma, e uma **face visceral côncava irregular.** O fígado é recoberto, em grande parte de sua superfície, com peritônio visceral e é suspenso por diversas estruturas mesentéricas, chamadas **ligamentos.** O **ligamento falciforme** (com o **ligamento redondo do fígado,** o remanescente adulto da veia umbilical, na sua margem livre) é refletido na parede abdominal anterior e divide o fígado em lobos anatômicos direito e esquerdo aparentes. À medida que o ligamento falciforme passa para a face superior do fígado, as duas lâminas de peritônio divergem para a direita e esquerda, criando as lâminas anteriores dos **ligamentos coronários.** Estes passam para a direita e a esquerda em direção às extremidades da face superior do fígado, voltam para trás sobre si mesmos (criando os **ligamentos triangulares** direito e esquerdo do fígado) e curvam-se posteriormente para formar as lâminas posteriores dos ligamentos coronários. Dessa maneira, cria-se uma área destituída de peritônio visceral, a **área nua do fígado.** As lâminas posteriores dos ligamentos coronários convergem para formar o **omento menor,** que passa da face visceral do fígado para a curvatura menor do estômago (**ligamento hepatogástrico**) e para a parte superior do duodeno (**ligamento hepatoduodenal**).

O **fígado** é dividido anatomicamente em **quatro** lobos **por pontos de referência externos** e é delineado na face visceral por fissuras e fossas, que formam a letra H (ver Figura 23.1). O **lado direito do H** é formado pelas **fossas da vesícula biliar e da veia cava inferior**, e o **lobo direito se situa à direita** dessas estruturas. O **lado esquerdo do H** é formado pela **fissura do ligamento redondo e pelo ligamento**

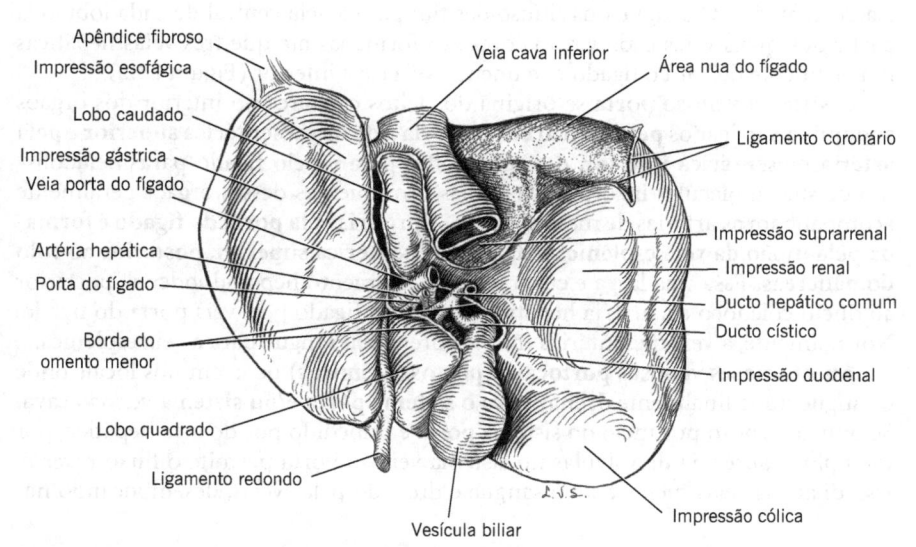

Figura 23.1 A face visceral do fígado. (*Reproduzida, com permissão, de Lindner HH. Clinical Anatomy. East Norwalk, CT: Appleton & Lange, 1989:399.*)

venoso (remanescente adulto do ducto venoso). O **lobo esquerdo está à esquerda dessa fissura.** A **barra do H é a porta do fígado,** por meio da qual a **artéria hepática, a veia porta do fígado e os nervos** entram no fígado, e os **ductos biliares e linfáticos saem.**

A barra do H subdivide a parte central em lobos **quadrado e caudado.** Funcionalmente, o lobo porta do fígado direito se situa à direita das fossas da vesícula biliar, da veia cava inferior e de uma parte do lobo caudado. O lobo porta do fígado esquerdo é o lobo anatômico esquerdo, o lobo quadrado e o restante do lobo caudado. Os lobos porta do fígado são irrigados pelos ramos lobares da artéria hepática, veia porta do fígado e ductos biliares. Embora não existam pontos de referências externos, os lobos porta do fígado são ainda divididos funcionalmente em segmentos hepáticos.

O fígado recebe um **suprimento sanguíneo duplo.** Aproximadamente **30% do sangue que entra no órgão é proveniente da artéria hepática e 70% proveniente da via porta do fígado.** A artéria hepática própria é um ramo da artéria hepática comum, um dos três principais ramos do tronco celíaco. À medida que se aproxima do fígado, se divide em ramos hepáticos direito e esquerdo, que entram no fígado e se dividem em ramos menores, lobares e segmentares. Finalmente, o sangue chega às arteríolas na área porta, na periferia dos lóbulos hepáticos e, após fornecer oxigênio e nutrientes para o parênquima, drena para os sinusoides hepáticos. A maioria do sangue que entra no fígado é sangue venoso rico em nutrientes e moléculas absorvidas pelos órgãos gastrintestinais. Ramos intra-hepáticos da veia porta do fígado acompanham as artérias até as áreas porta, onde as vênulas da veia porta do fígado desembocam nos sinusoides, a partir dos quais as moléculas são extraídas e acrescentadas. O sangue dos sinusoides flui para a veia central de cada lóbulo, a partir dos quais veias cada vez maiores são formadas até que três veias hepáticas normalmente deixam o fígado e se unem à veia cava inferior (Figura 23.2).

O **sistema venoso porta** se origina dos leitos capilares no interior dos órgãos abdominais irrigados **pelo tronco celíaco, pela artéria mesentérica superior e pela artéria mesentérica inferior,** e o sangue flui para e pelo fígado para metabolismo de suas moléculas incorporadas. Veias provenientes desses órgãos geralmente acompanham as artérias de mesmo nome. A **própria veia porta do fígado é formada pela união da veia esplênica e da veia mesentérica superior, posterior ao colo do pâncreas.** Essa veia larga e curta sobe no ligamento hepatoduodenal, posterior ao ducto colédoco e à artéria hepática e entra no fígado pela veia porta do fígado. Normalmente, a veia mesentérica inferior drena seu sangue para a veia esplênica.

Anastomoses venosas portocava (portossistêmicas) ocorrem nos locais onde o sangue pode finalmente **drenar para o sistema porta e/ou sistema venoso cava.** Se o fluxo venoso por meio do sistema porta é impedido por doença hepática, por exemplo, a ausência de válvulas no sistema venoso porta permite o fluxo reverso. Isso dilata as veias menores, e o sangue é drenado pelas veias, desembocando nas

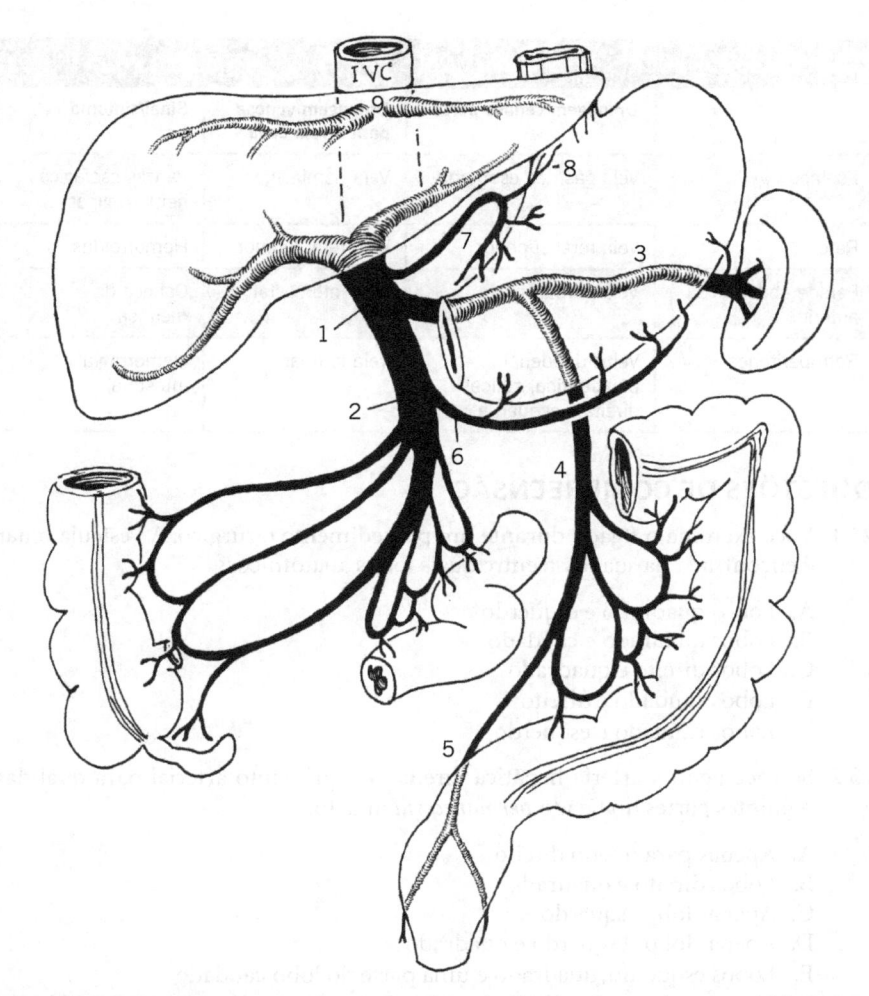

Figura 23.2 O sistema porta: 1 = veia porta do fígado, 2 = veia mesentérica superior, 3 = veia esplênica, 4 = veia mesentérica inferior, 5 = veia retal superior, 6 = veia gastromental direita, 7 = veia gástrica esquerda, 8 = veia esofágica, 9 = veias hepáticas. (*Reproduzida, com permissão, da University of Texas Health Science Center Houston Medical School.*)

veias cavas. Isso ocorre em diversos locais e pode produzir sintomas e sinais clínicos (Tabela 23.1).

TABELA 23.1 • LOCAIS DE ANASTOMOSES VENOSAS PORTOCAVAS

	Drenagem venosa porta	Drenagem venosa para a veia cava	Sinal/sintoma
Esôfago	Veia gástrica esquerda	Veia hemiázigo	Varizes esofágicas hemorrágicas
Reto	Veia retal superior	Veia retal inferior	Hemorroidas
Parede abdominal anterior	Veia paraumbilical	Veia intercostal	Cabeça de medusa
Retroperitoneal	Veias duodenal, pancreática, cólicas direita e esquerda	Veia lombar	Hemorragia intestinal

QUESTÕES DE COMPREENSÃO

23.1 Você examina o fígado durante um procedimento cirúrgico. A vesícula biliar é encontrada na sua fossa entre quais lobos anatômicos?

   A. Lobos quadrado e esquerdo
   B. Lobos quadrado e caudado
   C. Lobos direito e quadrado
   D. Lobos caudado e direito
   E. Lobos caudado e esquerdo

23.2 Se você ligou a artéria hepática direita, o suprimento arterial para qual das seguintes partes do fígado *permaneceria* intacto?

   A. Apenas para o lobo direito
   B. Lobos direito e quadrado
   C. Apenas lobo esquerdo
   D. Apenas lobos esquerdo e quadrado
   E. Lobos esquerdo, quadrado e uma parte do lobo caudado

23.3 Seu paciente, que tem cirrose, apresenta sintomas de varizes esofágicas. Isso é decorrente da dilatação da anastomose entre qual dos seguintes pares de veias?

   A. Veias gástrica esquerda e ázigo
   B. Veias gástrica direita e ázigo
   C. Veias gástrica direita e hemiázigo
   D. Veias gástrica esquerda e hemiázigo
   E. Veias ázigo e hemiázigo

RESPOSTAS

23.1 **C.** A vesícula biliar está localizada entre os lobos direito e quadrado.

23.2 **E.** A artéria hepática esquerda irriga os lobos quadrados esquerdos e uma parte do lobo caudado.
23.3 **D.** Veias esofágicas drenam para as veias gástrica esquerda e hemiázigo.

> **DICAS DE ANATOMIA**
>
> ▶ O lobo anatômico esquerdo, o lobo quadrado e uma parte do lobo caudado constituem o lobo da veia porta do fígado esquerdo.
> ▶ A hemorragia decorrente do fígado é controlada pelo clampeamento do ligamento hepatoduodenal (manobra de Pringle), que contém a artéria hepática e a veia porta do fígado.
> ▶ A veia porta do fígado drena sangue proveniente dos órgãos irrigados pelo tronco celíaco, pela artéria mesentérica superior e pela artéria mesentérica inferior.
> ▶ Varizes esofágicas com hemorragia é o sintoma clinicamente mais significativo de hipertensão no sistema porta.

REFERÊNCIAS

Gilroy AM, MacPherson BR, Ross LM. *Atlas of Anatomy*, 2nd ed. New York, NY: Thieme Medical Publishers; 2012:164–167.

Moore KL, Dalley AF, Agur AMR. *Clinically Oriented Anatomy*, 7th ed. Baltimore, MD: Lippincott Williams & Wilkins; 2014:268–277, 285–286.

Netter FH. *Atlas of Human Anatomy*, 6th ed. Philadelphia, PA: Saunders; 2014: plates 277–279, 291–292.

CASO 24

Um executivo de 42 anos se queixa de dor abdominal que começou aproximadamente seis meses antes. A dor é constante, especialmente após as refeições e está localizada na região superior média do abdome acima do umbigo. Ele também relata queimação que ocorreu durante o ano passado. Ele está sob estresse significativo relacionado ao trabalho e andou se medicando com antiácidos sem receita médica, com algum alívio. Afirma que as fezes mudaram de cor nos últimos dois meses e agora estão intermitentemente escuras e com consistência betuminosa. O médico examina as fezes do paciente e acha sangue oculto.

▶ Qual é o diagnóstico mais provável?
▶ Que órgãos foram mais provavelmente comprometidos?

RESPOSTAS PARA O CASO 24

Úlcera péptica

Resumo: Um executivo estressado de 42 anos apresenta história de dor constante na parte superior do abdome há seis meses e queimação (azia) no ano passado, que passava com antiácidos sem receita médica. As fezes tornaram-se escuras e betuminosas e no exame apresentaram sangue oculto.

- **Diagnóstico mais provável:** Úlcera péptica.
- **Órgãos provavelmente comprometidos:** Estômago ou duodeno.

ABORDAGEM CLÍNICA

O paciente apresenta história típica de úlcera péptica, que é dor constante na região média do epigástrio após as refeições. O paciente também apresenta sintomas compatíveis com refluxo gastresofágico. As fezes escuras e betuminosas indicam sangue nas fezes. Isso significa que a hemoglobina foi convertida em melena. Isso é indicativo de transtorno hemorrágico na parte superior gastrintestinal. O próximo passo é uma endoscopia alta (superior) para visualizar a suspeita de úlcera. Se o estômago for o local, uma biópsia normalmente é realizada para avaliar malignância simultânea. O tratamento inclui um agente bloqueador da histamina, inibidor da bomba de próton e antibioticoterapia. A bactéria *Helicobacter pylori* está implicada na maioria dos casos de úlcera péptica. Se ocorre uma úlcera no duodeno, a parede posterior da ampola do duodeno é o local habitual. A artéria gastroduodenal se situa posteriormente ao duodeno nesse ponto e corre risco em eventos de perfuração por úlcera.

ABORDAGEM AO

Estômago

OBJETIVOS

1. Ser capaz de descrever a anatomia do estômago.
2. Ser capaz de descrever a anatomia do tronco celíaco.

DEFINIÇÕES

REFLUXO GASTRESOFÁGICO: Condição na qual os conteúdos gástricos são regurgitados para o esôfago.
ÚLCERA PÉPTICA: Lesão da túnica mucosa do estômago ou do duodeno com inflamação.
HELICOBACTER PYLORI: Bactéria encontrada na túnica mucosa de seres humanos e associada com úlcera péptica.

CASOS CLÍNICOS EM ANATOMIA   **165**

ENDOSCOPIA: Procedimento pelo qual o interior de órgãos ocos é examinado com um instrumento flexível, chamado **endoscópio**.

DISCUSSÃO

O **estômago**, o **primeiro órgão gastrintestinal importante no qual ocorre a digestão, produz enzimas digestivas e ácido clorídrico** (HCl). Essa continuação do esôfago é um grande órgão saculado intraperitoneal, suspenso por dobras de peritônio (mesentério), os omentos maior e menor. O estômago é dividido anatomicamente em **cárdia, fundo gástrico, corpo gástrico e piloro** (**antro pilórico e canal com esfíncter**) e possui **curvaturas maior e menor**. O omento maior se fixa na curvatura maior e pende inferiormente para formar um avental de camada dupla anterior aos conteúdos da cavidade abdominal. Funde-se superiormente com o mesocolo transverso. O omento maior é subdividido em ligamentos gastrocólico, gastroesplênico, esplenorrenal e gastrofrênico. O **omento menor** está fixado à curvatura menor e à parte superior do duodeno e se estende até a face visceral do fígado. Com o estômago, o omento menor forma o limite anterior da bolsa omental. O omento menor é dividido em ligamentos hepatogástrico e hepatoduodenal. Este último forma o limite anterior do **forame omental** (**forame de Winslow**; ver Figura 24.1).

O estômago é fartamente irrigado por um **conjunto de cinco artérias;** todas são ramos do **tronco celíaco**. O tronco celíaco se origina da parte abdominal da aorta,

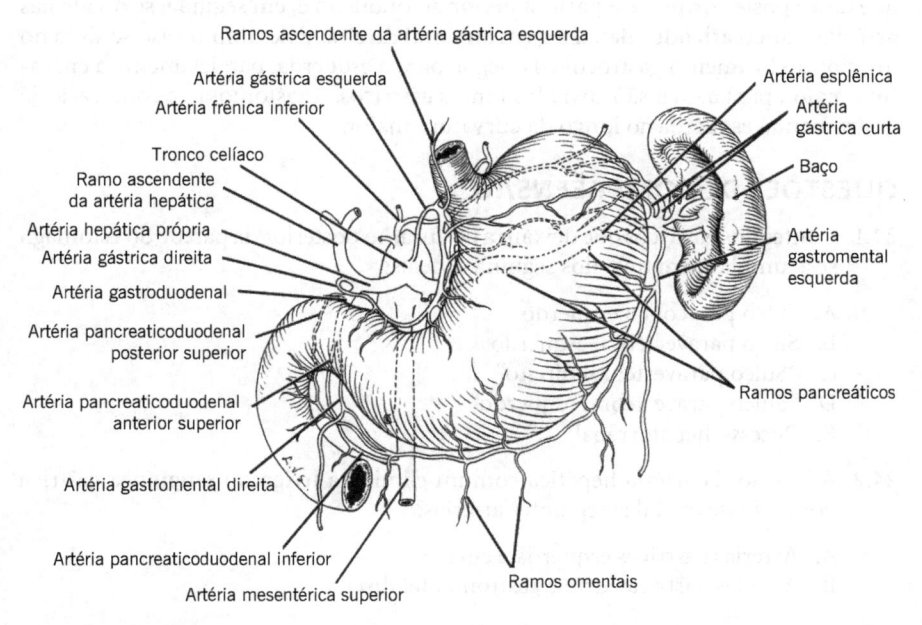

Figura 24.1 Suprimento arterial para o estômago. (*Reproduzida, com permissão, de Lindner HH. Clinical Anatomy. East Norwalk, CT: Appleton & Lange, 1989:334.*)

oposto à parte superior da vértebra L1. Essa artéria muito curta se divide rapidamente em três ramos.

A menor é a **artéria gástrica esquerda,** que sobe em direção à junção gastresofágica, na curvatura menor. Após enviar ramos menores para o esôfago, se curva inferiormente no interior do omento menor, paralela à curvatura menor, recebendo numerosos **ramos gástricos.** A **artéria esplênica é um ramo tortuoso grande** do tronco celíaco que passa para a esquerda, ao longo da margem superior do pâncreas, para chegar ao baço. Envia diversos ramos para o pâncreas e, à medida que se aproxima do baço, dá origem a dois conjuntos de artérias para o estômago. Passando superiormente, **quatro a cinco pequenas artéria gástricas curtas** sobem no ligamento gastroesplênico para irrigar o fundo gástrico. Além disso, próxima do baço, a **artéria gastromental esquerda** se origina da artéria esplênica e passa inferiormente nos ligamentos gastroesplênico e gastrocólico. Segue paralela à curvatura maior, para a qual envia numerosos ramos. O último do tronco celíaco é a **artéria hepática comum,** que passa à direita para entrar no ligamento hepatoduodenal. A artéria hepática comum se divide em dois ramos. A artéria hepática própria sobe em direção ao fígado no ligamento hepatoduodenal para irrigar o fígado e a vesícula biliar. A **artéria gástrica direita** normalmente se origina da artéria hepática própria, desce até a junção gastroduodenal, se curva superiormente e paralela à curvatura menor, envia ramos gástricos para o estômago e se **anastomosa com a artéria gástrica esquerda.** O outro ramo da artéria hepática comum é a **artéria gastroduodenal,** que desce posteriormente à parte superior do duodeno e, em seguida, se divide nas **artérias pancreaticoduodenal** e **gastromental direita.** Esse último vaso se situa no interior do ligamento gastrocólico e segue para a esquerda, paralelamente à curvatura maior, para a qual são enviados ramos gástricos. Anastomosa-se com a artéria gastromental esquerda ao longo da curvatura maior.

QUESTÕES DE COMPREENSÃO

24.1 Conteúdos gástricos que deixam a perfuração posterior da parede do estômago se acumulam em qual dos seguintes locais?

A. Sulco paracólico esquerdo
B. Sulco paravertebral esquerdo
C. "Sulco paravertebral direito"
D. "Sulco paravertebral esquerdo"
E. Recesso hepatorrenal

24.2 A ligação da artéria hepática comum elimina a irrigação sanguínea gástrica por meio de qual das seguintes artérias?

A. Artérias gástricas esquerda e curta
B. Artérias gástrica curta e gastromental direita

C. Artérias gastromental direita e gástrica curta
D. Artérias gástricas direita e esquerda
E. Artérias gástrica esquerda e gastromental esquerda

24.3 Uma incisão cirúrgica através do fundo gástrico exige que você clampeie qual das seguintes artérias?

A. Artéria gástrica direita
B. Artéria gástrica esquerda
C. Artéria gastromental direita
D. Artéria gastromental esquerda
E. Artérias gástricas curtas

24.4 Uma mulher de 45 anos é levada ao pronto-socorro com história de vômito marrom-escuro por quatro horas, êmese que possui um componente granular. O exame mostra hipersensibilidade ao toque na parte média do abdome. Endoscopia de abdome superior mostra uma úlcera hemorrágica da ampola do duodeno, na face posterior. Que artéria a úlcera mais provavelmente comprometeu?

A. Esplênica
B. Gastromental direita
C. Gástrica esquerda
D. Gastroduodenal
E. Tronco celíaco

RESPOSTAS

24.1 **D.** A bolsa omental se situa imediatamente atrás do estômago.
24.2 **C.** O fluxo de sangue pelas artérias gastromental direita e gástrica direita seria perdido com a ligação da artéria hepática comum.
24.3 **E.** As artérias gástricas curtas irrigam o fundo gástrico.
24.4 **D.** A artéria gastroduodenal se origina da artéria hepática comum e irriga a parte proximal do duodeno. Embora as úlceras duodenais ocorram, em geral, anteriormente (o que leva à perfuração), úlceras duodenais profundas na face posterior corroem a artéria gastroduodenal e levam à hemorragia significativa.

DICAS DE ANATOMIA

▶ Os pontos relativamente fixos do estômago são a junção gastresofágica e o piloro, que se situam nos níveis das vértebras T11 e L1, respectivamente.
▶ O estômago é irrigado pelos três ramos do tronco celíaco.
▶ As artérias gástrica curta e gastromental esquerda se situam no ligamento gastroesplênico e correm risco em uma esplenectomia.

REFERÊNCIAS

Gilroy AM, MacPherson BR, Ross LM. *Atlas of Anatomy*, 2nd ed. New York, NY: Thieme Medical Publishers; 2012:156–157.

Moore KL, Dalley AF, Agur AMR. *Clinically Oriented Anatomy*, 7th ed. Baltimore, MD: Lippincott Williams & Wilkins; 2014:230–237, 256.

Netter FH. *Atlas of Human Anatomy*, 6th ed. Philadelphia, PA: Saunders; 2014: plates 266–268, 283.

CASO 25

Um homem com 55 anos é internado no hospital com suspeita de infecção renal. É colocado em terapia antibiótica intravenosa, mas continua com temperatura de 39,4°C após três dias de terapia. *Escherichia coli* cresce na cultura de urina, que é sensível aos antibióticos aplicados. No exame, o paciente parece enfermo e apresenta sensibilidade acentuada ao toque na região lateral esquerda do tronco. A ultrassonografia mostra uma coleção anormal de líquido em torno do rim esquerdo.

▶ Qual é o diagnóstico mais provável?
▶ Que estrutura anatômica está comprometida?

RESPOSTAS PARA O CASO 25
Abscesso perinéfrico

Resumo: Um homem de 55 anos continua com febre alta e dor na região lateral do tronco, apesar de três dias em terapia antibiótica intravenosa de amplo espectro. O isolado da urina, o *E. coli*, demonstra *in vitro* sensibilidade aos antibióticos usados. Ultrassonografia renal mostra líquido em torno do rim esquerdo.

- **Diagnóstico mais provável:** Abscesso perinéfrico.
- **Estrutura anatômica comprometida:** Rim e estruturas anatomicamente relacionadas.

ABORDAGEM CLÍNICA

Esse homem de 55 anos suspeito de ter pielonefrite não está melhorando apesar da antibioticoterapia apropriada. Pielonefrite é uma infecção do parênquima renal provocada por uma infecção ascendente das bactérias que avançam da uretra para a bexiga, para os ureteres e, em seguida, para o rim. A infecção renal normalmente se manifesta como febre, sensibilidade na região lateral do tronco, células brancas na urina e leucocitose sérica. Após 48 a 72 horas, pode-se esperar diminuição da febre e da sensibilidade na região lateral do tronco. A bactéria que com mais frequência provoca infecções no trato urinário, *E.coli*, está isolada. O exame por ultrassonografia é realizado para descartar complicações da pielonefrite. As duas complicações mais comuns são nefrolitíase ou ureterolitíase (cálculo renal) e abscesso perinéfrico. É necessária intervenção antes da observação da melhora. O abscesso precisa ser drenado, normalmente colocando-se um cateter percutâneo sob orientação radiológica.

ABORDAGEM AOS
Rins

OBJETIVOS

1. Ser capaz de descrever a anatomia dos rins e seus revestimentos fasciais e suprimento sanguíneo.
2. Estar ciente das estruturas próximas dos rins e suas relações.

DEFINIÇÕES

ABSCESSO PERINÉFRICO: Coleção de pus nos tecidos adjacentes ao rim.
PIELONEFRITE: Normalmente uma inflamação bacteriana do tecido renal, dos cálices ou da pelve renal.
NEFROLITÍASE: Presença de cálculos, ou pedras, no rim.

DISCUSSÃO

Os **rins são órgãos retroperitoneais pares** localizados nos **sulcos pulmonares**. O **rim esquerdo se situa ligeiramente mais alto do que o direito**, seu hilo encontra-se no **nível da vértebra L1**, e seus polos superior e inferior encontram-se na 11ª costela e vértebra L3, respectivamente. O hilo do **rim direito se situa no nível do disco entre as vértebras L1 e L2**, e seu polo inferior está aproximadamente 1 a 2 cm superior à crista ilíaca. Cada rim é um órgão sólido encapsulado, com um córtex externo e uma medula interna, com esta última disposta nas pirâmides renais. O hilo de cada rim leva a um espaço, o seio renal, que contém gordura, os ramos dos vasos renais e as estruturas coletoras de urina (cálices maior e menor e a pelve renal). Dentro do seio, o ápice das 6 a 12 pirâmides renais é escavado pelo cálice menor, que coleta a urina produzida. Normalmente, dois a três cálices menores se unem para um cálice maior, e dois a três cálices maiores formam a pelve renal. A pelve renal é contínua com o ureter na margem inferior do hilo (ver Caso 32 para anatomia do ureter).

Quatro músculos estão relacionados com cada rim posteriormente: o diafragma superiormente e os músculos transversos do abdome, quadrado do lombo e psoas inferiormente, de lateral para medial. As **glândulas suprarrenais e o colo fazem contato com ambos os rins anteriormente**. **O duodeno e o fígado também fazem contato com o rim direito anteriormente**, e o **estômago, pâncreas e baço estão relacionados com a parte anterior do rim esquerdo**.

Cada **rim e glândula suprarrenal estão envolvidos por uma fáscia renal (fáscia de Gerota)** (Figura 25.1), que ajuda a manter a posição do rim. A fáscia renal se

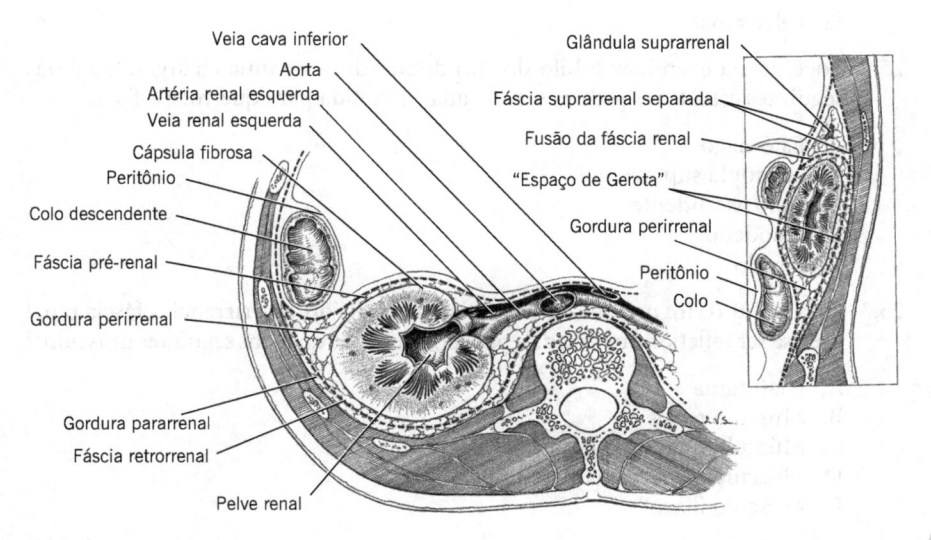

Figura 25.1 O rim esquerdo e as fáscias de revestimento. (*Reproduzida, com permissão, de Lindner HH. Clinical Anatomy. East Norwalk, CT: Appleton & Lange, 1989:444.*)

funde com a fáscia do músculo psoas posteriormente e com a túnica adventícia dos vasos renais anteriormente. No interior da fáscia renal encontra-se um acúmulo de gordura conhecido como **gordura perirrenal**, que é contínua com a gordura no interior do seio renal. A **gordura pararrenal** envolve cada rim externamente à fáscia renal. É espessa posteriormente ao rim, mas é fina anteriormente entre a fáscia renal e o peritônio parietal.

Cada rim é irrigado por uma artéria renal que se origina da aorta, próximo do nível da vertebra L2. À medida que cada artéria se aproxima da pelve renal, normalmente se divide em cinco artérias segmentares que entram no hilo para irrigar os segmentos do tecido renal. A **artéria renal direita é a mais longa, e ambas as artérias se situam posteriores às veias renais** quando entram no hilo. As veias renais deixam o hilo anteriores às artérias, e a veia renal esquerda é mais longa e cruza a linha mediana. **Ambas as veias renais drenam para a veia cava inferior.** A **veia renal esquerda é única, porque as veias frênica inferior, suprarrenal, ovárica e testicular drenam para ela** (a veia cava inferior recebe essas veias no lado direito).

QUESTÕES DE COMPREENSÃO

25.1 Durante a remoção do rim de um paciente, você observaria qual das seguintes estruturas como estando mais anterior no interior do seio renal?

 A. Artérias renais
 B. Veia renal
 C. Cálice maior
 D. Cálice menor
 E. Pelve renal

25.2 Você deseja examinar o hilo do rim direito durante uma cirurgia. Qual das seguintes estruturas precisa ser elevada e refletida para que você o faça?

 A. Estômago
 B. Glândula suprarrenal
 C. Colo ascendente
 D. Duodeno
 E. Fígado

25.3 Para elevar o rim no interior da fáscia renal e gordura perirrenal, a fáscia renal precisa ser refletida ou cortada a partir da fáscia de qual dos seguintes músculos?

 A. Diafragma
 B. Músculo psoas
 C. Músculo quadrado do lombo
 D. Músculo transverso do abdome
 E. Músculo ilíaco

RESPOSTAS

25.1 **B.** As veias renais se situam mais anteriormente no interior do seio renal.
25.2 **D.** O duodeno se situa imediatamente antes do hilo do rim direito.
25.3 **B.** A fáscia renal é fundida posteriormente à fáscia do músculo psoas.

DICA DE ANATOMIA

▶ O hilo do rim esquerdo se situa no nível da vértebra L1.

REFERÊNCIAS

Gilroy AM, MacPherson BR, Ross LM. *Atlas of Anatomy*, 2nd ed. New York, NY: Thieme Medical Publishers; 2012:172–175, 236.

Moore KL, Dalley AF, Agur AMR. *Clinically Oriented Anatomy*, 7th ed. Baltimore, MD: Lippincott Williams & Wilkins; 2014: 290–292, 298.

Netter FH. *Atlas of Human Anatomy*, 6th ed. Philadelphia, PA: Saunders; 2014: plates 308–310, 315.

CASO 26

Uma jovem de 18 anos se apresenta com crescimento cada vez maior de pelos na face e no tórax, voz mais grave e acne durante o ano passado. Ele não tem história de outros problemas clínicos. No exame, apresenta acne, alopecia (calvície) de padrão masculino anormal e aumento do clitóris. O exame pélvico é normal, incluindo os ovários. Testes sanguíneos mostram níveis normais de testosterona sérica, mas nível acentuadamente elevado de sulfato de desidroepiandrosterona, um androgênio suprarrenal.

▶ Qual é o diagnóstico mais provável?

RESPOSTAS PARA O CASO 26
Tumor da glândula suprarrenal

Resumo: Uma jovem de 18 anos apresenta hirsutismo crescente, aprofundamento da voz e acne durante o ano passado. Ela não tem outros problemas clínicos. No exame, apresenta acne, hirsutismo, alopecia temporal e clitoromegalia. O exame pélvico, incluindo os ovários, está normal. O nível de testosterona é normal e o nível de sulfato de desidroepiandrosterona é acentuadamente elevado.

- **Diagnóstico mais provável**: Tumor da glândula suprarrenal.

ABORDAGEM CLÍNICA

Essa jovem mulher possui mais do que hirsutismo, que é o aumento no crescimento de pelos. Ela também apresenta virilismo, ou efeitos de androgênios, na pele, na voz e no clitóris. O hiperandrogenismo parece ser de início agudo, o que é consistente com um tumor que secreta androgênio. As duas possibilidades incluem um tumor ovariano, normalmente tumor de células de Sertoli-Leydig, ou um tumor da glândula suprarrenal. Como o exame pélvico e os níveis de testosterona estão normais, uma etiologia ovariana é menos provável. Além do mais, o nível elevado de sulfato de desidroepiandrostenediona quase estabelece a glândula suprarrenal como a causa. O próximo passo é um exame de tomografia computadorizada (TC) ou uma imagem por ressonância magnética (RM) das glândulas suprarrenais para determinar a localização exata do tumor. Geralmente, cirurgia é indicada. Outra causa de hirsutismo é a síndrome do ovário policístico, que inclui hirsutismo, obesidade, anovulação e anormalidades menstruais. A síndrome ou doença de Cushing apresenta fortes efeitos de cortisol, como giba de búfalo, estrias abdominais, facilidade para contusão e obesidade central.

ABORDAGEM ÀS
Glândulas suprarrenais

OBJETIVOS

1. Ser capaz de descrever a anatomia das glândulas suprarrenais.
2. Ser capaz de descrever o padrão geral de drenagem linfática do abdome.

DEFINIÇÕES

VIRILISMO: Presença de características masculinas maduras na mulher ou no homem pré-pubescente.
CLITOROMEGALIA: Aumento do clitóris.
DESIDROEPIANDROSTERONA (DHEA): hormônio esteroide masculino secretado pelo testículo, ovário ou córtex da glândula suprarrenal.

DISCUSSÃO

As **glândulas suprarrenais pares são glândulas endócrinas retroperitoneais** compostas de um **córtex externo, que secreta corticosteroide e hormônios esteroides androgênios**, e uma **medula interna (derivada das células da crista neural), que secreta as catecolaminas, epinefrina e norepinefrina.** Cada glândula **assenta-se no polo superior de cada rim, envolvida pela fáscia renal**, e, por essa razão, engastada na gordura perirrenal. A **glândula suprarrenal direita** é um tanto triangular e está intimamente relacionada com a veia cava inferior, o fígado e o diafragma. A **glândula suprarrenal esquerda tem o formato de uma vírgula** e relaciona-se com o baço, pâncreas, estômago e diafragma. As glândulas suprarrenais recebem seu suprimento sanguíneo dos múltiplos pequenos ramos que se originam das artérias frênica inferior, renal e aorta. Cada glândula é drenada por uma única veia suprarrenal que termina à direita da veia cava inferior e à esquerda da veia renal.

A **drenagem linfática do abdome** é diagramaticamente resumida na Figura 26.1. Em geral, a drenagem linfática dos órgãos abdominais acompanha inversamente seu suprimento sanguíneo arterial. Portanto, a **drenagem linfática proveniente dos órgãos irrigados pela artéria mesentérica superior é para os linfonodos mesentéricos superiores,** por meio dos vasos e outros grupos de linfonodos localizados ao longo dos ramos da artéria mesentérica superior. Se uma "via de passagem comum final" para drenagem linfática, no abdome, pudesse ser nomeada, seriam os **linfonodos lombares,** e a linfa proveniente desses linfonodos drenaria para a **cisterna do quilo e o ducto torácico.** A linfa proveniente **das glândulas suprarrenais drena para os linfonodos lombares.** A Figura 26.1 mostra que os linfáticos provenientes dos testículos e ovários também drenam para os linfonodos lombares superiores, à medida que os vasos testiculares e ováricos surgem na parte superior do abdome (refletindo o local de sua origem embrionária). Observe também que a **linha pectínea, no canal anal, é uma linha divisória com relação à drenagem linfática.** A linfa proveniente do canal anal e do reto **superior a essa linha drena para os linfonodos ilíacos. A linfa inferior a essa linha drena para os linfonodos inguinais.**

Drenagem linfática do abdome

Junção das veias jugular interna esquerda e subclávia

Ducto torácico

Linfonodos associados com:

Estômago, fígado, vesícula biliar, parte proximal do duodeno, pâncreas

Tronco lombar direito

Cisterna do quilo

Tronco lombar esquerdo

Tronco intestinal

LINFONODOS LOMBARES

Linfonodos celíacos

LINFONODOS LOMBARES

Parte distal do duodeno, jejuno, íleo, ceco & apêndice, colos ascendente & transverso

Linfonodos mesentéricos superiores

Colos descendente e sigmoide, parte superior do reto

Linfonodos mesentéricos inferiores

Linfonodos ilíacos comuns

Linfonodos ilíacos comuns

Glândulas suprarrenais, rins, testículos e ovários

Linfonodos ilíacos externos

Linfonodos ilíacos internos

Linfonodos ilíacos internos

Linfonodos ilíacos externos

Linfonodos inguinais profundos

Linfonodos sacrais

Linfonodos inguinais profundos

Bexiga urinária, útero, vagina, próstata

Parte média do reto

Linfonodos inguinais superficiais

Canal anal — Linha pectínea — Linfonodos inguinais superficiais

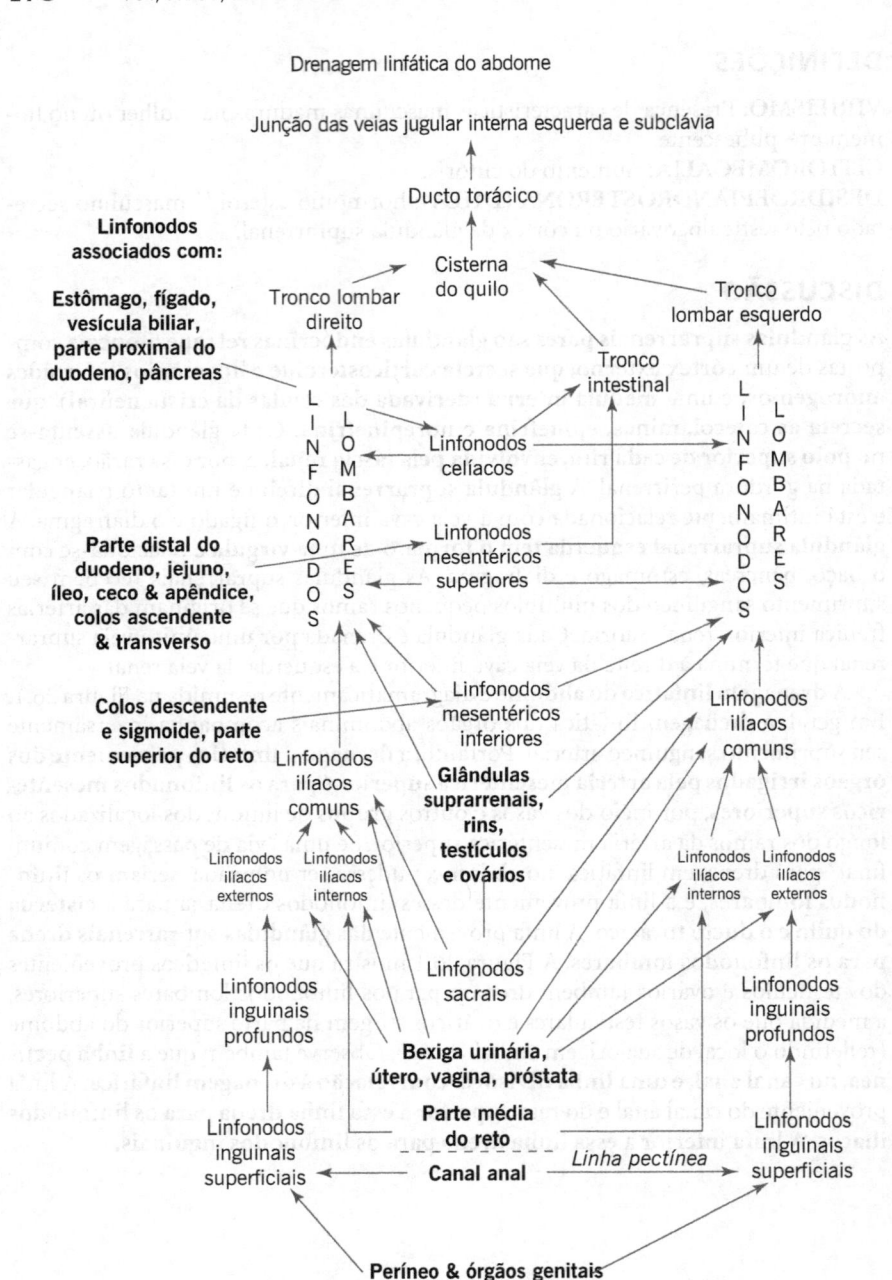

Períneo & órgãos genitais

Figura 26.1 Drenagem linfática do abdome.

QUESTÕES DE COMPREENSÃO

26.1 Como cirurgião prestes a remover a glândula suprarrenal direita, você examina o suprimento sanguíneo dessa glândula e observa qual dos seguintes?

A. Ela recebe seu suprimento sanguíneo arterial apenas da aorta
B. Sua veia central drena para a veia cava inferior
C. Sua veia central drena para a veia renal esquerda
D. Ela está em contato com a cabeça do pâncreas
E. Ela se situa externa à fáscia renal

26.2 Após a remoção de grande parte do estômago de um paciente que tem câncer, você examina os linfonodos que recebem linfa a partir do estômago. Qual das seguintes estruturas recebe linfa diretamente do estômago?

A. Cisterna do quilo
B. Linfonodos aorticorrenais
C. Linfonodos celíacos
D. Linfonodos mesentéricos superiores
E. Linfonodos mesentéricos inferiores

26.3 Em um paciente com câncer de testículo que se metastatizou (espalhou) para os linfonodos, qual dos seguintes você esperaria estar comprometido primeiro?

A. Linfonodos lombares
B. Linfonodos aorticorrenais
C. Linfonodos mesentéricos inferiores
D. Linfonodos ilíacos comuns
E. Linfonodos ilíacos internos

RESPOSTAS

26.1 **B.** A veia central da glândula suprarrenal direita drena para a veia cava inferior, enquanto aquela da glândula suprarrenal direita drena para a veia renal esquerda.

26.2 **C.** Os linfonodos localizados ao longo das diversas artérias que irrigam o estômago drenam para os linfonodos celíacos. Lembre-se de que as artérias que irrigam o estômago são todas ramos do tronco celíaco.

26.3 **A.** Células tumorais provenientes dos testículos ou ovários que se metastatizam por meio dos linfáticos espalham-se para o grupo de linfonodos lombares. Lembre-se de que a origem das artérias testiculares e ováricas é a parte abdominal da aorta.

> ### DICAS DE ANATOMIA
>
> ▶ A glândula suprarrenal direita está intimamente relacionada com a veia cava inferior, na qual sua veia desemboca.
> ▶ A veia suprarrenal esquerda drena para a veia renal esquerda.
> ▶ Múltiplas artérias para as glândulas suprarrenais se originam das artérias frênica inferior, renal e aorta.
> ▶ Linfa proveniente dos testículos e ovários drena para os linfonodos lombares superiores.
> ▶ A linfa acima da linha pectínea do canal anal drena para os linfonodos ilíacos, enquanto a linfa abaixo da linha pectínea drena para os linfonodos inguinais.

REFERÊNCIAS

Gilroy AM, MacPherson BR, Ross LM. *Atlas of Anatomy*, 2nd ed. New York, NY: Thieme Medical Publishers; 2012:172–175, 236.

Moore KL, Dalley AF, Agur AMR. *Clinically Oriented Anatomy*, 7th ed. Baltimore, MD: Lippincott Williams & Wilkins; 2014:294–297.

Netter FH. *Atlas of Human Anatomy*, 6th ed. Philadelphia, PA: Saunders; 2014: plates 261, 308, 310–311, 319.

CASO 27

Uma mulher de 27 anos percebe um nódulo sensível ao toque na região inguinal, que apareceu aproximadamente há três semanas. Relata que tinha uma massa semelhante há aproximadamente um ano e que precisou de cirurgia de pequeno porte. No exame físico, estava afebril, e a inspeção do períneo mostrou uma massa flutuante medindo 3 x 2 cm, na posição de 5 horas do vestíbulo. A massa é moderadamente sensível, vermelha e ligeiramente quente ao toque.

▶ Qual é o diagnóstico mais provável?
▶ Que estruturas estão provocando o aumento na região inguinal?

RESPOSTAS PARA O CASO 27
Abscesso da glândula vestibular maior (de Bartholin)

Resumo: Uma mulher de 27 anos percebe um nódulo sensível ao toque na região inguinal, que apareceu há três semanas. Ela havia feito cirurgia em razão de uma massa semelhante há um ano. A paciente está afebril e apresenta uma massa inflamada flutuante, medindo 3 x 2 cm, na posição de 5 horas do vestíbulo.

- **Diagnóstico mais provável:** Abscesso da glândula vestibular maior.
- **Causa do nódulo na região inguinal:** Linfonodos inguinais.

ABORDAGEM CLÍNICA

Essa jovem mulher percebe o aparecimento de uma massa vulvar ou perineal inflamada, na região posterolateral do vestíbulo. Aparentemente ela tivera uma lesão semelhante há um ano. Esses achados são muito consistentes com uma infecção da glândula vestibular maior (de Bartholin). As glândulas vestibulares maiores estão localizadas nas posições de 5 e 7 horas do pudendo feminino. Se o ducto das glândulas ficar obstruído, as glândulas podem aumentar e se tornar infectadas, normalmente com múltiplos organismos, além daqueles responsáveis pelas doenças sexualmente transmissíveis. A drenagem linfática do pudendo feminino é, primeiro, para os linfonodos inguinais. O tratamento para essa paciente é criar um trato fistuloso para diminuir a recorrência. Os dois métodos mais comuns são incisão e drenagem com um cateter deixado no lugar por diversas semanas e marsupialização da parede cística que está suturando o revestimento interno da parede cística ao epitélio adjacente da periferia do cisto. Biópsia não é normalmente necessária em uma paciente jovem, mas para massas ou anormalidades vulvares em mulheres acima de 40 anos, é necessária para descartar malignidade.

ABORDAGEM AO
Pudendo feminino

OBJETIVOS

1. Ser capaz de definir os limites do períneo.
2. Ser capaz de descrever a região urogenital.
3. Ser capaz de descrever a drenagem linfática do períneo.

DEFINIÇÕES

PUDENDO FEMININO: A região dos órgãos externos femininos.
GLÂNDULAS VESTIBULARES MAIORES: Glândulas de Bartholin; dois pequenos corpos avermelhados nas faces posterolaterais do vestíbulo.

MARSUPIALIZAÇÃO: Procedimento cirúrgico no qual o revestimento interno da parede cística é suturado ao epitélio adjacente à periferia do cisto para realizar a drenagem do cisto.

DISCUSSÃO

O **períneo** é definido como a região do tronco entre as coxas e as nádegas, inferior ao diafragma da pelve. É limitado bilateralmente pela **sínfise púbica** (anterior), **ramo isquiopúbico** (anterolateral), **túber isquiático** (lateral), **ligamento sacrotuberal** (posterolateral) e **cóccix** (posterior). Uma linha entre os túberes isquiáticos divide o períneo em **regiões urogenitais, anterior e posterior, e anal**, respectivamente. Profundamente na pele encontra-se uma lâmina de gordura (panículo adiposo) de fáscia superficial, uma continuação de uma lâmina semelhante no abdome (**fáscia intermédia de revestimento**; fáscia de Camper). No abdome, profundamente na lâmina de gordura (panículo adiposo), encontra-se o estrato membranáceo (fáscia de Scarpa) da fáscia superficial, que continua no períneo, onde é chamada de **camada membranácea** (fáscia de Colles). No períneo, a camada membranácea está presa lateralmente à fáscia lata da coxa e à margem posterior da membrana do períneo e ao corpo do períneo. A membrana do períneo é uma lâmina fascial fina, mas forte, fixada aos ramos isquiopúbicos, estendendo-se, dessa forma, pela região urogenital. O espaço potencial entre a lâmina profunda da **camada membranácea** (fáscia de Colles) e a membrana do períneo é o espaço superficial do períneo. Inseridos na face superior da membrana do períneo encontram-se, no interior do **espaço profundo do períneo,** os **músculos transverso profundo do períneo e esfíncteres da uretra.** O corpo do períneo está preso à margem posterior da membrana, no seu ponto médio (Figuras 27.1 e 27.2).

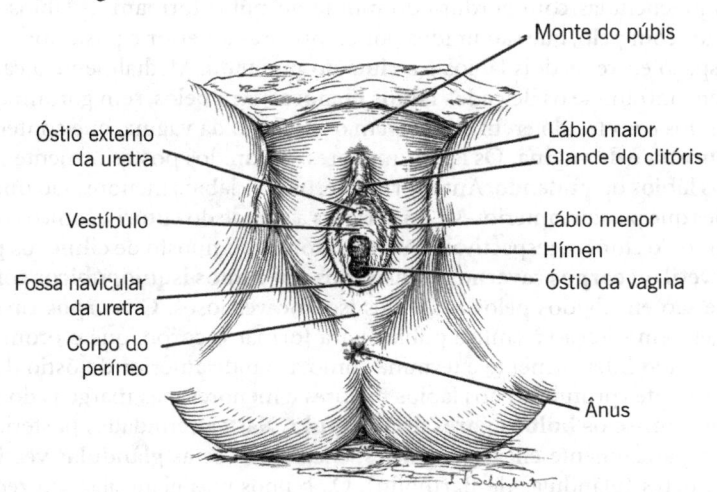

Figura 27.1 Órgãos genitais externos femininos. (*Reproduzida, com permissão, de Decherney AH, Nathan L. Current Obstetric and Gynecologic Diagnosis and Treatment, 9th ed. New York: McGraw-Hill, 2003:17.*)

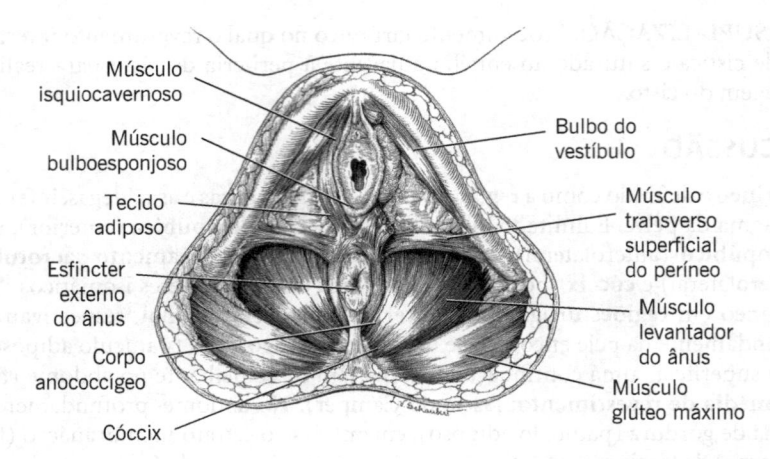

Figura 27.2 Vista interior da musculatura da pelve feminina. (*Reproduzida, com permissão, de Decherney AH, Nathan L. Current Obstetric and Gynecologic Diagnosis and Treatment, 9th ed. New York: McGraw-Hill, 2003:22.*)

Superficialmente à membrana do períneo, o **pudendo** feminino (órgãos genitais femininos externos) inclui o **monte do púbis e lábios maiores, lábios menores, vestíbulo da vagina, bulbos das glândulas vestibulares maiores (de Bartholin), clitóris e os músculos isquiocavernoso e bulboesponjoso** associados. O monte do púbis é uma elevação, recoberta de pelo, arredondada, anterior à sínfise púbica, formada por uma massa de panículo adiposo de fáscia superficial. Extensões posteriores preenchidas com gordura do monte do púbis formam os lábios maiores recobertos com pelo, que são unidos por comissuras anterior e posterior.

O espaço entre os dois lábios é a **rima do pudendo**. Medialmente a cada lábio maior, encontram-se os delgados **lábios menores**, sem pelos, sem gordura, que são preenchidos com tecido erétil e envolvem o vestíbulo da vagina, que contém **os óstios da uretra e da vagina**. Os lábios menores são unidos posteriormente pelo **frênulo dos lábios do pudendo**. Anteriormente, os dois lábios menores são unidos por extensões que passam anteriores e posteriores à glande do clitóris, como o prepúcio e o frênulo do clitóris, respectivamente. O clitóris é composto de **cilindros pares de tecido erétil ou corpos cavernosos inseridos nos ramos isquiopúbicos como dois ramos** e são envolvidos pelos músculos isquiocavernosos. Os **corpos cavernosos** convergem em direção à sínfise púbica para formar o corpo, que é pronunciadamente flectido inferiormente e termina como a glande anterior do óstio da uretra. Superiormente (profundo) aos lábios maiores e menores, nas margens do vestíbulo, encontram-se os **bulbos pares do vestíbulo**. Nas extremidades posteriores dos bulbos e, parcialmente engastadas neles, encontram-se as **glândulas vestibulares maiores** pares (glândulas de Bartholin). Os bulbos e as glândulas são recobertos pelos músculos bulboesponjosos. O músculo transverso superficial do períneo se situa ao longo da margem posterior da membrana do períneo e se fixa lateralmente ao túber isquiático e medialmente ao corpo do períneo. Os componentes do clitóris, bulbo do vestíbulo, glândula vestibular maior e músculos bulboesponjoso e isquiocavernoso, estão envolvidos pela fáscia superficial do períneo (fáscia de Gallaudet). Os músculos bulboesponjoso, transverso profundo do períneo e esfincter externo do ânus se fixam no corpo do períneo.

A **drenagem linfática** do períneo é basicamente para os **linfonodos inguinais superficiais**, que se situam inferiormente e são paralelos ao ligamento inguinal. Vasos eferentes desse grupo drenam a linfa para os **linfonodos ilíacos externos,** mas um pouco de linfa drena para os **linfonodos inguinais profundos** que, em seguida, drenam para os linfonodos ilíacos externos. Pequenas quantidades de linfa provenientes das estruturas perineais profundas drenam para os linfonodos ilíacos internos.

QUESTÕES DE COMPREENSÃO

27.1 Uma mulher diabética de 34 anos desenvolve um furúnculo no lábio maior direito. Qual dos seguintes linfonodos está mais provavelmente aumentado em resposta à infecção?

   A. Ilíaco interno
   B. Ilíaco externo
   C. Inguinal superficial
   D. Obturatório

27.2 Qual das seguintes estruturas divide o períneo em regiões urogenital e anal?

   A. Músculos levantadores do ânus
   B. Músculo transverso superficial do períneo
   C. Linha dos túberes isquiáticos
   D. Zona anal de transição

27.3 Uma mulher de 24 anos está tendo um parto normal. Uma episiotomia na linha mediana é realizada, escarificando o corpo do períneo. Qual dos seguintes músculos é mais provavelmente seccionado durante esse processo?

   A. Músculo transverso superficial do períneo
   B. Músculo levantador do ânus
   C. Músculo puborretal
   D. Músculo pubococcígeo

RESPOSTAS

27.1 **C.** A drenagem primária do pudendo feminino é dos linfonodos inguinais superficiais.
27.2 **C.** A linha entre os túberes isquiáticos divide o períneo em região urogenital (anteriormente) e região anal (posteriormente).
27.3 **A.** Os músculos que se inserem no corpo do períneo são o bulboesponjoso, transverso superficial, transverso profundo e esfincter externo do ânus.

> **DICAS DE ANATOMIA**
>
> ▶ As estruturas do clitóris, bulbo do vestíbulo, glândula vestibular maior e músculos associados estão localizadas no espaço superficial do períneo.
> ▶ Os músculos bulboesponjoso, isquiocavernoso, superficial do períneo, profundo do períneo e esfíncter externo do ânus são inervados pelo nervo pudendo.
> ▶ A drenagem linfática básica do períneo é para os linfonodos inguinais superficiais.

REFERÊNCIAS

Gilroy AM, MacPherson BR, Ross LM. *Atlas of Anatomy*, 2nd ed. New York, NY: Thieme Medical Publishers; 2012:248, 267.

Moore KL, Dalley AF, Agur AMR. *Clinically Oriented Anatomy*, 7th ed. Baltimore, MD: Lippincott Williams & Wilkins; 2014:402–406, 428–431, 433.

Netter FH. *Atlas of Human Anatomy*, 6th ed. Philadelphia, PA: Saunders; 2014: plates 354, 356–357, 382.

CASO 28

Um jovem de 20 anos relata que teve uma sensação intensa indolor na área escrotal por dois meses. Ele corre moderadamente diversos quilômetros todos os dias, mas nega levantar objetos pesados. Não se lembra de trauma na área, não tem queixas urinárias, não fuma e, de modo geral, parece saudável. A pressão sanguínea é 110/70 mmHg, frequência cardíaca de 80 batimentos/min e é afebril. Exames do coração e do pulmão estão normais. O dorso e o abdome estão indolores e nenhuma massa abdominal é detectada. Exame nos órgãos genitais externos revela uma massa indolor, medindo 2 cm, no testículo direito, que não apresenta penetração com transiluminação. O exame do reto é inexpressivo.

▶ Qual é o diagnóstico mais provável?

RESPOSTAS PARA O CASO 28
Câncer de testículo

Resumo: Um jovem de 20 anos percebe uma sensação intensa indolor na área do escroto, com duração de dois meses. Ele corre moderadamente diversos quilômetros todos os dias e nega levantamento de objetos pesados, trauma do escroto e problemas urinários. Uma massa não transiluminada indolor, medindo 2 cm, é observada no testículo direito. O exame do reto é inexpressivo.

- **Diagnóstico mais provável**: Câncer de testículo.

ABORDAGEM CLÍNICA

Carcinoma testicular afeta homens jovens, normalmente entre 15 e 40 anos de idade, e a presença de uma massa escrotal indolor é a apresentação mais comum. A história de trauma trivial no escroto não é incomum, o que frequentemente chama a atenção do paciente para a massa escrotal. Carcinoma testicular deve ser descartado antes de outras condições serem consideradas, como varicocele, espermatocele, hidrocele, epididimite ou torsão do testículo. Exame regular do escroto é defendido, mas raramente realizado, e o constrangimento pessoal muitas vezes atrasa a consulta médica.

ABORDAGEM AOS
Órgãos genitais masculinos

OBJETIVOS

1. Ser capaz de descrever a anatomia dos órgãos genitais externos masculinos.
2. Ser capaz de delinear o suprimento sanguíneo e a drenagem linfática dos testículos.

DEFINIÇÕES

TRANSILUMINAÇÃO: Passagem de luz através de um tecido específico durante exame, com o objeto entre a fonte de iluminação e o examinador.
CIRCUNCISÃO: Remoção parcial ou total do prepúcio.
HIDROCELE: Coleção de líquido na túnica vaginal do testículo ou ao longo do funículo espermático.

DISCUSSÃO

Os **órgãos genitais externos masculinos** consistem no **pênis** e no **escroto,** que contém os **testículos,** as gônadas masculinas. Essas estruturas se situam dentro dos limites da **região urogenital** do **períneo.** As relações da **fáscia superficial do pe-**

ríneo e dos espaços do períneo masculino são semelhantes àquelas descritas para o períneo feminino (ver Caso 27). Por exemplo, o estrato membranáceo da fáscia superficial se fixa na margem posterior da membrana do períneo, os mesmos três músculos superficiais do períneo são envolvidos pela fáscia superficial do períneo e os espaços superficial e profundo do períneo estão presentes.

No entanto, no períneo masculino, o panículo adiposo da fáscia superficial está praticamente ausente no pênis e é substituído por **músculos lisos (dartos)** no escroto. A camada membranácea da fáscia superficial é contínua no pênis e escroto como a túnica dartos (Figuras 28.1 e 28.2).

O **pênis** é **evolucionariamente homólogo** ao **clitóris**, na mulher, e possui muitas similaridades anatômicas. No entanto, a **uretra atravessa o corpo esponjoso**.

O **pênis consiste na raiz, no corpo e na glande,** que são formados a partir de três corpos cilíndricos de tecido erétil, cada um envolto por uma cápsula fibrosa chamada **túnica albugínea. Corpos cavernosos** pares se inserem na parte posterior dos ramos isquiopúbicos (os ramos do pênis) e convergem anteriormente na sínfise púbica. Os corpos pareados se fundem um com o outro e são flectidos inferiormente. O **corpo esponjoso** simples começa como uma região expandida, chamada **bulbo do pênis,** que está inserida na face inferior da membrana do períneo e na qual a uretra passa. Os ramos e o bulbo formam a raiz do pênis. O corpo esponjoso com a uretra no seu interior segue anteriormente para encontrar e se fundir com os corpos cavernosos pares e formar o corpo do pênis. A parte distal do corpo esponjoso é expandida como a glande, que recobre as extremidades distais dos corpos cavernosos pares. O óstio externo da uretra encontra-se na ponta da glande. Os **três**

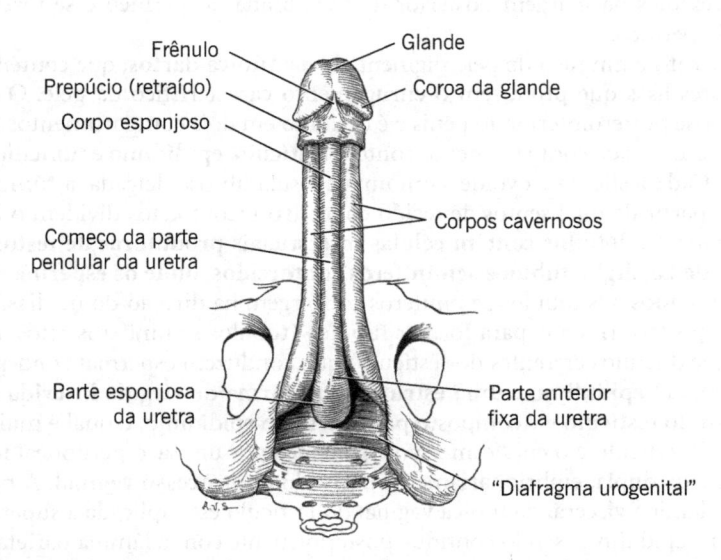

Figura 28.1 Vista central do pênis. (*Reproduzida, com permissão, de Lindner HH. Clinical Anatomy. East Norwalk, CT: Appleton & Lange, 1989:498.*)

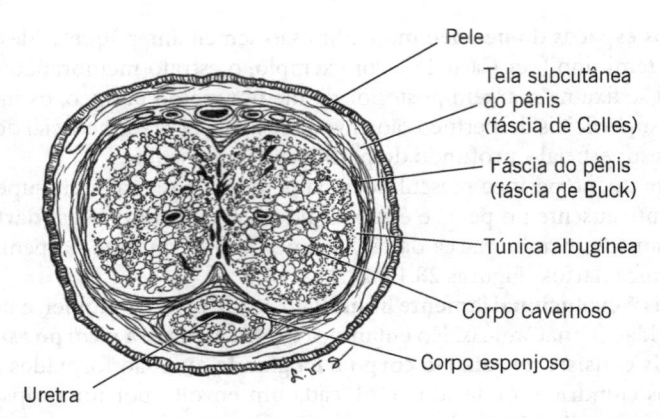

Figura 28.2 Corte transverso do pênis. (*Reproduzida, com permissão, de Lindner HH. Clinical Anatomy. East Norwalk, CT: Appleton & Lange, 1989:500.*)

corpos eréteis fundidos são envolvidos pela fáscia do pênis (fáscia de Buck), tecido conectivo frouxo delgado e pele fina um tanto pigmentada. A glande é recoberta por uma prega redundante de pele chamada **prepúcio** e é removida se uma criança é **circuncidada**. A parte crural posterior dos corpos cavernosos é **recoberta com músculos isquiocavernosos**, e o **corpo esponjoso é recoberto por músculos bulboesponjosos pares**. Os **músculos transversos superficiais do períneo** também estão presentes na margem posterior da membrana do períneo e se inserem no corpo do períneo.

O **escroto** é um saco de pele pigmentada e a **túnica dartos**, que contém fibras musculares lisas que produzem o enrugamento característico da pele. O escroto encontra-se posteroinferior ao pênis e é dividido em dois compartimentos por um septo interno. Cada compartimento contém **testículo, epidídimo e funículo espermático**. Cada testículo é ovoide, com uma cápsula fibrosa delgada, a **túnica albugínea**, a partir da qual septos de tecido conectivo incompletos dividem o interior em lóbulos. Os **lóbulos contêm células intersticiais produtoras de testosterona (células de Leydig) e túbulos seminíferos contorcidos, onde os espermatozoides são produzidos**. Os túbulos seminíferos convergem na direção do mediastino, localizado posteriormente, para formar túbulos (túbulos seminíferos retos, rede do testículo e dúctulos eferentes do testículo) que conduzem espermatozoides para o **epidídimo**. O **epidídimo é uma estrutura em forma de vírgula inserida na face posterior do testículo** e é composto pelo ducto do epidídimo, o qual é muito contorcido. O testículo e o epidídimo são envolvidos por um saco peritoneal fechado, com camada dupla, embrionariamente derivado do **processo vaginal**. A parte interna da lâmina visceral da túnica vaginal do testículo está aplicada à superfície do testículo e epidídimo, sendo contínua posteriormente com a lâmina parietal externa da túnica vaginal do testículo. Uma pequena cavidade com líquido lubrificante separa as duas lâminas (Figura 28.3).

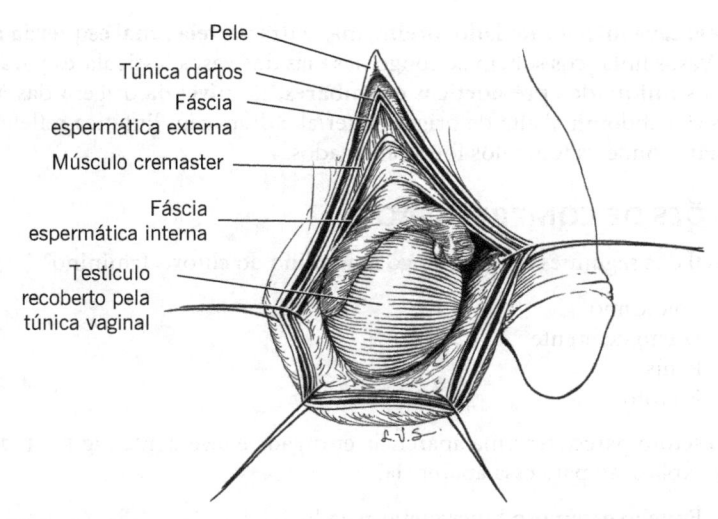

Figura 28.3 Camadas do escroto. (*Reproduzida, com permissão, de Lindner HH. Clinical Anatomy. East Norwalk, CT: Appleton & Lange, 1989:501.*)

O epidídimo é contínuo inferiormente com o **ducto deferente,** que segue superiormente para entrar no anel inguinal superficial. O ducto deferente junto com as **artérias testicular, do ducto deferente e cremastérica,** o **plexo pampiniforme de veias,** o ramo genital do nervo genitofemoral, as fibras nervosas autônomas e os **vasos linfáticos** são componentes do **funículo espermático.** O testículo, o epidídimo e o funículo espermático estão envoltos em três lâminas fasciais derivadas das lâminas da parede abdominal anterior (Tabela 28.1).

Os testículos são irrigados pelas **artérias testiculares que se originam na parte abdominal da aorta, imediatamente inferior às artérias renais,** e seguem retroperitonealmente para alcançar o anel inguinal profundo, cruzando anteriormente os ureteres e os vasos ilíacos externos. Elas cruzam o canal inguinal para entrar no escroto por meio do **anel inguinal superficial.** Drenagem venosa dos testículos é realizada pelo **plexo pampiniforme de veias,** que segue um curso inverso pelos anéis e canal inguinais para se tornar as veias testiculares pares, próximo da entrada para o abdome. Finalmente, uma única veia testicular é formada, a qual drena

TABELA 28.1 • ORIGENS DOS REVESTIMENTOS DO FUNÍCULO ESPERMÁTICO	
Fáscia	Camada abdominal de origem
Fáscia espermática interna	Fáscia transversal
Fáscia cremastérica e músculo cremaster	Músculo oblíquo interno do abdome
Fáscia espermática externa	Músculo oblíquo externo do abdome

para a **veia cava inferior no lado direito,** mas entra na **veia renal esquerda no lado direito.** Vasos linfáticos sobem ao longo das vias dos vasos testiculares para drenar a linfa nos **linfonodos pré-aórticos e lombares,** no nível da origem das artérias. Essa posição abdominal alta de origem arterial e drenagem linfática reflete o local embrionário onde os testículos foram formados.

QUESTÕES DE COMPREENSÃO

28.1 Qual dos seguintes é o homólogo masculino do clitóris feminino?

   A. Epidídimo
   B. Ducto deferente
   C. Pênis
   D. Escroto

28.2 O escroto parece ter uma aparência enrugada e levemente pigmentada. Qual é a explicação para essa aparência?

   A. Epitélio escamoso hiperqueratinizado
   B. Túnica albugínea
   C. Túnica dartos
   D. Plexo pampiniforme

28.3 Um jovem de 18 anos percebe ter provavelmente câncer testicular. Ele é operado. Após cortar o escroto, o cirurgião considera abordar o parênquima dos testículos. Qual camada o cirurgião precisa cortar para chegar ao parênquima do testículo?

   A. Fáscia do pênis
   B. Túnica albugínea
   C. Túnica dartos
   D. Estrato membranáceo

28.4 Um menino de 7 anos chega para um exame físico de rotina. O pediatra percebe que o testículo direito está aumentado e indolor. A transiluminação revela líquido claro que está presente em torno do testículo direito. Esse líquido mais provavelmente ocupa que espaço?

   A. Túnica albugínea
   B. Fáscia espermática externa
   C. Túnica vaginal
   D. Fáscia cremastérica

RESPOSTAS

28.1 **C.** O pênis, no homem, é o homólogo do clitóris na mulher.
28.2 **C.** A túnica dartos, que consiste em músculo liso, dá ao escroto sua característica aparência enrugada e levemente pigmentada.

28.3 **B.** Cada testículo é envolvido por uma cápsula espessa, a túnica albugínea.

28.4 **C.** Esse paciente mais provavelmente tem **hidrocele,** que é uma coleção de líquido na túnica vaginal do testículo. Essa é uma condição congênita formada quando o testículo desce pelo canal inguinal, junto com uma parte do peritônio. Líquido peritoneal algumas vezes se acumula nesse espaço.

DICAS DE ANATOMIA

▶ A raiz do pênis é definida como os ramos e o bulbo.
▶ O músculo cremaster, que provoca a elevação dos testículos no reflexo cremastérico, é inervado pelo ramo genital do nervo genitofemoral.
▶ A artéria testicular se origina da aorta, imediatamente inferior às artérias renais.
▶ A veia testicular direita drena para a veia cava inferior, enquanto a esquerda drena para a veia renal esquerda.

REFERÊNCIAS

Gilroy AM, MacPherson BR, Ross LM. *Atlas of Anatomy*, 2nd ed. New York: Thieme Medical Publishers; 2012:251, 257, 259–260.

Moore KL, Dalley AF, Agur AMR. *Clinically Oriented Anatomy*, 7th ed. Baltimore, MD: Lippincott Williams & Wilkins; 2014:206–210, 215.

Netter FH. *Atlas of Human Anatomy*, 6th ed. Philadelphia, PA: Saunders; 2014: plates 358–360, 365.

CASO 29

Uma mulher de 50 anos, mãe de cinco filhos, se queixa de perdas sanguíneas pequenas após relação sexual aproximadamente nos últimos seis meses. Mais recentemente, ela apresentou excreção vaginal fétida e indica que a perna esquerda parece maior do que a direita. Ela já teve sífilis. Chegou a fumar um maço de cigarros por dia durante 20 anos. Exame do dorso mostra sensibilidade ao toque na região lateral esquerda do tórax. As circunferências da coxa e sura esquerdas estão maiores do que aquelas do lado direito. Exame da pelve mostra órgãos genitais femininos externos normais e um crescimento medindo 3 cm na face do lábio esquerdo do colo do útero.

▶ Qual é o diagnóstico mais provável?
▶ Qual é a anatomia clínica aplicada para essa condição?

RESPOSTAS PARA O CASO 29
Câncer metastático do colo do útero com obstrução do ureter

Resumo: Uma mulher de 50 anos, com cinco filhos, se queixa de uma história de seis meses de perdas sanguíneas pequenas após relação sexual e excreção vaginal fétida. Ela já teve sífilis e é fumante. Sensibilidade costovertebral esquerda está presente, e o membro inferior esquerdo está inchado. Exame por espéculo do colo do útero mostra um crescimento, medindo 3 cm, no lábio esquerdo do colo do útero.

- **Diagnóstico mais provável:** Câncer metastático de colo do útero.
- **Anatomia aplicada para essa condição:** Extensão do tumor para obstruir o ureter esquerdo e metástase aos linfonodos ilíacos.

ABORDAGEM CLÍNICA

A idade da paciente, múltiplas gravidezes, histórias de tabagismo e doença sexualmente transmissível são fatores de risco para câncer do colo do útero. Excreção vaginal após relação sexual é um sinal presente comum para câncer de colo do útero em uma mulher sexualmente ativa. O câncer do colo do útero normalmente se origina na junção do epitélio escamocolunar, e a excreção fétida indica necrose de uma parte desse tumor grande. Esse tumor se espalha inferiormente para comprometer a vagina ou lateralmente para a região do ligamento transverso do colo e obstrui o ureter que passa pelo ligamento. Crescimento adicional pode atingir a parede lateral da pelve. O comprometimento dos linfonodos ilíacos, em especial os linfonodos ilíacos externos, pode inibir a drenagem linfática do membro inferior com ocorrência de edema. Obstrução bilateral dos ureteres leva à uremia, a causa mais comum de morte nessa doença. Radioterapia é o tratamento primário para câncer avançado de colo do útero.

ABORDAGEM AOS
Órgãos genitais femininos internos

OBJETIVOS

1. Ser capaz de descrever a anatomia dos ovários, das tubas uterinas e da parte superior da vagina, incluindo as mudanças do revestimento epitelial.
2. Ser capaz de descrever a anatomia das estruturas de apoio laterais do útero e dos órgãos relacionados.
3. Ser capaz de delinear a drenagem linfática do útero e da parte superior da vagina.

DEFINIÇÕES

PERDA SANGUÍNEA PÓS-COITAL: Hemorragia vaginal após relação sexual, normalmente decorrente de tecido friável do colo do útero, que pode ser um sinal de inflamação ou câncer do colo do útero.

DISPLASIA DO COLO DO ÚTERO (CERVICAL): Condição pré-maligna do epitelial do colo do útero, normalmente induzido pelo papilomavírus humano que, com o tempo, pode evoluir para câncer de colo do útero.

CITOLOGIA DO COLO DO ÚTERO: Método de estudo das células obtidas por esfoliação do colo do útero.

EXAME COLPOSCÓPICO: Método de exame visual do colo do útero com um dispositivo binocular de ampliação, normalmente com o acréscimo de acido acético para localizar áreas de displasia do colo do útero (cervical).

DISCUSSÃO

O **útero** é um órgão pélvico, **periforme**, oco, com paredes espessas. Suas principais partes são o **corpo e o colo do útero**. O **fundo** é a parte superior do corpo, entre os óstios das tubas uterinas, e o **istmo** é a parte inferior estreita do corpo, na sua junção com o colo do útero. O estreito **colo do útero** se projeta na parede anterior da parte superior da vagina. O lúmen do colo do útero é o **canal do colo do útero**. Sua parte superior se abre na cavidade do útero como o óstio anatômico interno do útero, e sua parte inferior se abre na vagina como o óstio do útero. O útero normalmente forma um ângulo anteriormente em relação à vagina, ou **antevertido**, e o corpo e o colo do útero estão flectidos anteriormente com relação um ao outro, ou **anteflectidos.** Isso coloca o corpo do útero superior à bexiga urinária, muitas vezes deformando-o nos cistogramas. Posterior ao colo do útero encontra-se o reto. A **vagina**, uma estrutura tubular fechada anteroposteriormente, começa no **vestíbulo** e está voltada posterossuperiormente para o nível do colo do útero. A protrusão do colo do útero na parede anterior da vagina cria um canal circunferencial em torno do colo do útero, que, embora seja um espaço contínuo, é normalmente referido como **paredes anterior, posterior e lateral.** A **uretra** está engastada na **parede anterior da vagina.** O epitélio colunar, que reveste a cavidade do útero e o canal do colo do útero, muda para epitélio escamoso estratificado não queratinizado nas margens do óstio do útero. Esse tipo de epitélio recobre a face externa do colo do útero e reveste a vagina (Figura 29.1).

As **tubas uterinas** (**tubas de Falópio**) se estendem posterolateralmente a partir da região superolateral do útero, os cornos do útero. As tubas uterinas são divididas, de medial para lateral, em quatro regiões: uma **parte uterina**, dentro da parede do útero, a parte mais estreita, ou **istmo**, a parte mais larga, ou **ampola**, e o **infundíbulo,** em forma de funil. O lúmen do infundíbulo se abre na cavidade abdominal, e suas margens estão dispostas em uma série de estruturas digitiformes, chamadas **fímbrias,** uma das quais está normalmente presa ao ovário. As **gônadas femininas, os ovários,** situam-se próximas da parede lateral da pelve, imediatamente inferior à margem pélvica. Cada ovário, em forma de almôndega, é suportado por um **ligamento suspensor,** que consiste nos vasos ováricos recobertos peritonealmente, um

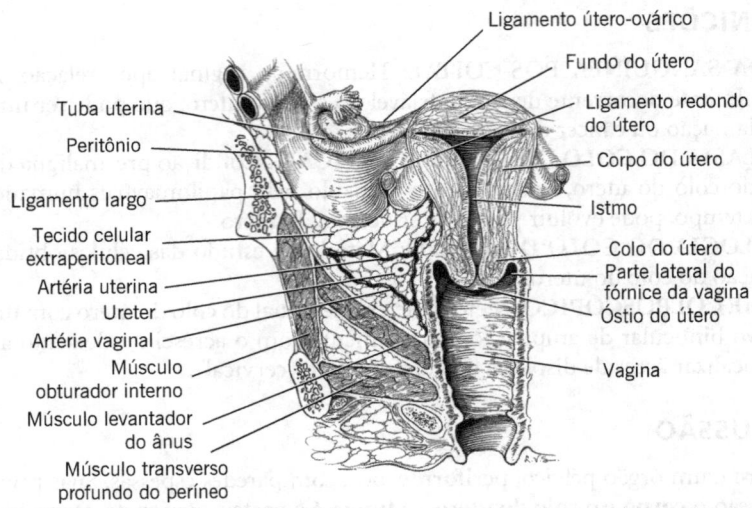

Figura 29.1 Corte frontal do útero e da vagina. (*Reproduzida, com permissão, de Lindner HH. Clinical Anatomy. East Norwalk, CT: Appleton & Lange, 1989:514.*)

ligamento útero-ovárico, um derivado da parte proximal do gubernáculo embrionário, e a parte mesovárica do ligamento largo do útero.

O útero, as tubas uterinas e o ovário são recobertos por um mesentério, o **ligamento redondo do útero,** que passa a partir dos lados do útero para a parede lateral da pelve, para dividir a cavidade pélvica em compartimentos anterior e posterior. O ligamento largo do útero possui três subdivisões: uma parte semelhante a uma prateleira, derivada da camada posterior do ligamento largo do útero que se fixa ao ovário, chamada **mesovário**; a parte do ligamento largo superior ao mesovário que se fixa na tuba uterina, chamada mesossalpinge, e a parte proveniente do útero para a parede lateral da pelve, chamada de mesométrio. A continuação do peritônio proveniente da face anterior do útero sobre a bexiga urinária situada anteriormente cria a bolsa uterovesicular. De forma semelhante, a continuação do peritônio proveniente da face posterior do útero sobre a face anterior do reto cria a escavação retouterina (fundo de saco de Douglas), o recesso mais inferior da cavidade abdominopélvica na mulher.

O útero e as tubas uterinas são recobertos com uma lâmina de peritônio visceral, mas os ovários não. Estes são recobertos por um epitélio germinal cuboide. O ligamento útero-ovárico é uma estrutura cordiforme, entre as lâminas do mesovário, que se estende desde a extremidade uterina do ovário até o corno do útero. Sua continuação anteriormente é para e pelo anel inguinal profundo e canal inguinal até os lábios maiores do **ligamento largo do útero** (também derivado do gubernáculo). Abaixo do peritônio do diafragma da pelve, condensações pareadas de tecido conectivo, os **ligamentos retouterinos,** passam do colo do útero para o sacro. Um par adicional de condensação passa do colo do útero para a parede lateral da pelve, os **ligamentos transversos do colo**. Os ligamentos transversos do colo se situam na base do mesométrio, e os vasos uterinos se situam dentro desses ligamentos ou muito próximos a eles. Os ureteres seguem anteromedialmente seu trajeto para a bexiga urinaria, **passando inferiormente para os vasos uterinos** e continuam anteriormente, por mais ou menos 2 cm lateralmente até o colo do útero.

O **suprimento sanguíneo para o útero** consiste basicamente nas **artérias uterinas pares** e nas **artérias ováricas**. As artérias uterinas se originam a partir das artérias ilíacas internas e seguem através dos ligamentos transversos do colo. O fundo (topo) do útero é irrigado principalmente pelas artérias ováricas, que se originam da parte abdominal da aorta. A **drenagem linfática** proveniente do fundo e do corpo do útero é para os **linfonodos abdominais lombares e ilíacos externos**. A drenagem da **linfa do colo do útero** é basicamente para os **linfonodos ilíacos externos**, mas um pouco da linfa drena para os **linfonodos ilíacos internos e sacrais**. A drenagem proveniente da parte superior da vagina é semelhante àquela do colo do útero para os linfonodos ilíacos internos e externos.

QUESTÕES DE COMPREENSÃO

29.1 Uma mulher de 31 anos está no consultório médico para um ajuste no dispositivo contraceptivo intrauterino. O médico realiza um exame pélvico para assegurar que o dispositivo seja colocado na direção correta. O exame físico mostra que o corpo do útero está inclinado em direção ao reto e que o fundo do útero está inclinado anteriormente. Qual das seguintes alternativas descreve a posição do útero?

   A. Antevertido, anteflectido
   B. Antevertido, retroflectido
   C. Retrovertido, anteflectido
   D. Retrovertido, retroflectido

29.2 Uma mulher de 45 anos apresenta sangramento uterino significativo, decorrente de fibroides uterinos. O radiologista realiza um procedimento de embolização das artérias uterinas. Através de qual das seguintes estruturas as artérias uterinas seguem?

   A. Ligamentos transversos do colo
   B. Ligamentos uterossacrais
   C. Escavação vesicouterina
   D. Parte anterior do fórnice da vagina

29.3 Uma agulha espinal calibre 20 é colocada através da vagina para avaliar se há sangue na cavidade peritoneal. Qual das seguintes descreve a parte mais dependente do peritônio ou da pelve?

   A. Escavação vesicouterina
   B. Espaço pararretal
   C. Espaço paravesical
   D. Escavação retouterina (fundo de saco de Douglas)

29.4 Uma mulher de 42 anos está passando por uma histerectomia abdominal total, em virtude de um leiomioma do útero que provocou sangramento vaginal anormal significativo. Durante a cirurgia, o cirurgião localiza o ureter esquerdo para confirmar sua segurança antes de clampear (pinçar) a artéria uterina. O ureter é encontrado na margem pélvica. Nessa área, o ureter esquerdo se localiza imediatamente lateral à

A. Veia ovárica esquerda
B. Artéria ilíaca externa esquerda
C. Parte abdominal da aorta
D. Artéria ilíaca interna esquerda
E. Artéria uterina esquerda
F. Artéria renal esquerda

RESPOSTAS

29.1 **C.** "Versão" se refere à relação entre o colo e o corpo do útero, enquanto "flexão" significa a relação entre o corpo e o fundo do útero (topo). Assim, esse útero está retrovertido e anteflectido.
29.2 **A.** As artérias uterinas seguem através dos ligamentos transversos do colo.
29.3 **D.** A região mais dependente da pelve é a escavação retouterina. O procedimento descrito é chamado de **culdocentese,** no qual a agulha espinal é colocada através da parte posterior do fórnice da vagina.
29.4 **D.** Um dos principais pontos de referência cirúrgicos para o ureter se encontra na margem pélvica, na qual o ureter cruza medialmente na bifurcação da artéria ilíaca comum. Nesse local, o ureter é medial aos vasos ováricos e lateral às artéria e veia ilíacas internas. A partir desse local, os ureteres seguem mais medialmente, sob a artéria uterina, para a bexiga urinária.

DICAS DE ANATOMIA

▶ A parte posterior do fórnice da vagina está em íntima relação com a escavação retouterina (fundo de saco de Douglas), a parte mais inferior da cavidade abdominopélvica na mulher.
▶ O ligamento suspensor do ovário contém os vasos ováricos.
▶ Após passar inferiormente aos vasos uterinos, os ureteres seguem medialmente e se situam cerca de 2 cm lateralmente ao colo do útero.
▶ A linfa proveniente do colo do útero e da parte superior da vagina drena basicamente para o grupo de linfonodos ilíacos externos.

REFERÊNCIAS

Gilroy AM, MacPherson BR, Ross LM. *Atlas of Anatomy*, 2nd ed. New York, NY: Thieme Medical Publishers; 2012:237, 240, 243, 245.

Moore KL, Dalley AF, Agur AMR. *Clinically Oriented Anatomy*, 7th ed. Baltimore, MD: Lippincott Williams & Wilkins, 2014:385–389, 395.

Netter FH. *Atlas of Human Anatomy*, 6th ed. Philadelphia, PA: Saunders; 2014: plates 340–342, 346, 352.

CASO 30

Uma jovem de 19 anos, grávida, que deu à luz a uma criança saudável, está sendo acompanhada na 7ª semana de uma nova gestação, com base na última menstruação, e se queixa de excreção vaginal e dor na parte inferior do abdome. Ela nega a passagem de qualquer tecido pela vagina, trauma ou relação sexual recente. Sua história médica é significativa para infeção da pelve há três anos. No exame, a pressão arterial era de 90/60 mmHg, frequência cardíaca de 110 batimentos/min, e os ruídos intestinais estão presentes e normais. No exame da pelve, a palpação dos órgãos genitais externos e do útero foi normal. Há sensibilidade moderada das estruturas acessórias direitas ao toque. A fração β da gonadotrofina coriônica humana quantitativa é 2.300 mUI/mL, e um sonograma transvaginal mostra um útero vazio e um pouco de líquido na escavação retouterina.

- Qual é o diagnóstico mais provável?
- Qual é a causa da hipotensão?

RESPOSTAS PARA O CASO 30
Gravidez ectópica

Resumo: Uma jovem de 19 anos, que deu à luz a uma criança, é acompanhada na 7ª semana de uma nova gestação, de acordo com o último período menstrual e excreção vaginal. Ela tem história de infecção pélvica. A pressão arterial é de 90/60 mmHg, frequência cardíaca de 110 batimentos/min e abdome moderadamente sensível. O exame pélvico mostra útero normal e uma sensibilidade moderada das estruturas acessórias. A fração β da gonadotrofina coriônica humana quantitativa é 2.300 mUI/mL, e um sonograma transvaginal mostra um útero vazio e um pouco de líquido na escavação retouterina.

- **Diagnóstico mais provável:** Gravidez ectópica.
- **Causa da hipotensão:** Gravidez ectópica rota na tuba uterina com sangramento na cavidade abdominal.

ABORDAGEM CLÍNICA

Uma gravidez ectópica ocorre quando um blastocisto se implanta fora do lúmen do útero. A vasta maioria das gravidezes ectópicas ocorre na tuba uterina (5 a 97%), na ampola, o local normal de fertilização, ou no istmo, a parte mais estreita. Qualquer condição que possa evitar ou retardar o transporte do zigoto para o útero pode provocar uma gravidez tubária ectópica, e a história de infecção pélvica (doença inflamatória pélvica) dessa paciente é um fator de risco. Gravidezes tubárias ectópicas normalmente se rompem durante as oito primeiras semanas de gravidez, em geral, levando ao aborto do embrião e à hemorragia intra-abdominal, com hipotensão e taquicardia resultantes. A gravidez tubária no istmo estreito tende a romper mais cedo do que aquelas na ampola e produzem hemorragia mais intensa do que a implantação na ampola. Blastocistos implantados na ampola podem ser expelidos na cavidade abdominal, onde podem se reimplantar na superfície do ovário, peritônio da escavação retouterina, mesentério ou na superfície do órgão. Hemorragia intensa normalmente resulta de uma gravidez abdominal ectópica, e a hipotensão resultante pode ser emergente. O líquido livre visto na ultrassonografia é sangue que resultou da gravidez ectópica rota.

ABORDAGEM AOS
Órgãos genitais femininos internos

OBJETIVOS

1. Ser capaz de descrever a anatomia das tubas uterinas.
2. Ser capaz de delinear o suprimento sanguíneo dos ovários, das tubas uterinas e do útero.

DEFINIÇÕES

GRAVIDEZ ECTÓPICA: Gravidez fora da implantação endometrial normal, com a participação habitual das tubas uterinas (trompas de Falópio).
HEMOPERITÔNIO: Sangue que se acumula dentro da cavidade peritoneal, normalmente levando à dor abdominal e irritação dos intestinos.
GONADOTROFINA CORIÔNICA HUMANA: Molécula de glicoproteína produzida pelas células trofoblásticas da gravidez.

DISCUSSÃO

As **tubas uterinas (trompas de Falópio)** (ver Caso 29) se estendem posterolateralmente a partir dos cornos do útero e são divididas, de medial para lateral, em **quatro regiões. A parte uterina se situa dentro da parede do útero.** A parte mais **estreita, ou istmo,** se situa imediatamente lateral aos cornos do útero. Mais lateralmente, **a parte mais larga e longa da tuba é a ampola.** Esse é o **local comum de fertilização.** A parte mais **lateral, ou infundíbulo, tem forma de funil.** O lúmen do infundíbulo olha posteriormente para a cavidade abdominal; inferiormente e essa cavidade se encontra a escavação retouterina (fundo de saco de Douglas). A margem do infundíbulo está disposta em uma série de estruturas digitiformes, chamadas **fímbrias,** uma das quais está normalmente presa ao ovário. Essa inserção ajuda a manter o infundíbulo em íntima relação anatômica com o ovário, o que, por sua vez, ajuda a assegurar que um ovo ovulado entre no lúmen da tuba. A tuba uterina é suportada pela parte **mesossalpinge** do ligamento largo (Figura 30.1).

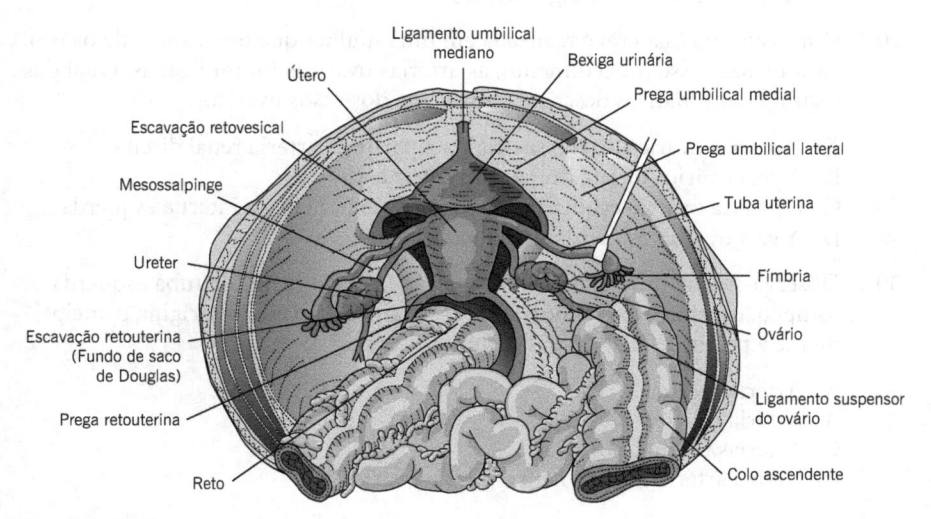

Figura 30.1 A pelve e os órgãos genitais internos femininos (vista superior). (*Reproduzida, com permissão, de Decherney AH, Nathan L. Current Obstetric and Gynecology Diagnosis and Treatment, 9th ed. New York: McGraw-Hill, 2003:33.*)

Os ovários, as tubas uterinas e o fundo do útero são irrigados pelas **artérias ováricas** que se originam na parte abdominal da aorta, imediatamente inferior às artérias renais (de maneira semelhante àquela descrita para as artérias testiculares). As artérias descem, **cruzando os ureteres anteriormente**, e também cruzam os vasos ilíacos anteriormente na margem pélvica. Os ureteres se localizam imediatamente mediais à margem pélvica. As artérias entram na extremidade tubária de cada ovário, irrigando-o, e continuam medialmente entre as camadas da mesossalpinge, próximo de sua inserção na tuba uterina. Cada artéria que irriga a tuba continua no fundo do útero e se anastomosa com a artéria proveniente do lado oposto. O **istmo e as partes uterinas da tuba também recebem sangue dos ramos ascendentes das artérias uterinas, que se anastomosam com a artéria ovárica.** Isso responde pelo aumento da hemorragia com uma gravidez tubária rota do istmo. A drenagem venosa dessas estruturas é basicamente pelas veias ováricas, que desembocam na veia cava inferior, no lado direito, e na veia renal esquerda, no lado esquerdo.

QUESTÕES DE COMPREENSÃO

30.1 Durante uma cirurgia, observa-se que uma mulher de 22 anos tem gravidez ectópica de 3 cm envolvendo a ampola da tuba uterina. Qual das seguintes partes melhor descreve essa localização da tuba?

   A. Parte dentro do músculo do útero
   B. Parte que é mais estreita e móvel
   C. Parte que começa a se ampliar distalmente e é a parte mais longa da tuba
   D. Parte com projeções digitiformes

30.2 Ooforectomia bilateral é realizada em uma mulher que teve câncer de ovário. Para realizar esse procedimento, as artérias ováricas foram ligadas. Qual das seguintes alternativas descreve a anatomia dos vasos ováricos?

   A. A artéria ovárica direita se origina a partir da artéria renal direita
   B. A veia ovárica direita drena para a veia cava
   C. A artéria ovárica esquerda se origina da artéria ilíaca interna esquerda
   D. A veia ovárica esquerda drena para a veia cava

30.3 Observa-se que uma gravidez ectópica a 3 cm do istmo da tuba esquerda se rompeu, ocasionando hemorragia. O sangue observado se origina principalmente a partir de qual(is) das seguintes artérias?

   A. Artéria uterina
   B. Artéria ovárica
   C. Artérias uterina e ovárica
   D. Nem a artéria uterina nem a artéria ovárica

RESPOSTAS

30.1 **C.** A ampola da tuba, que é o local mais comum de gravidezes ectópicas, é a parte da tuba que começa a se ampliar na extremidade distal da tuba.

30.2 **B.** Ambas as artérias ováricas se originam da parte abdominal da aorta. A veia ovárica direita drena para a veia cava, enquanto a veia ovárica drena para a veia renal esquerda.

30.3 **C.** A artéria uterina (ramo ascendente) e a artéria ovárica se anastomosam para fornecer sangue no interior da mesossalpinge para a tuba.

DICAS DE ANATOMIA

▶ O local comum de fertilização é a ampola da tuba uterina.
▶ O óstio da tuba que olha posteriormente responde pelas gravidezes ectópicas abdominais que geralmente ocorrem na escavação retouterina.
▶ A artéria ovárica irriga o ovário, a tuba uterina e o fundo do útero. A anastomose com a artéria uterina ocorre na região do istmo.

REFERÊNCIAS

Gilroy AM, MacPherson BR, Ross LM. *Atlas of Anatomy*, 2nd ed. New York, NY: Thieme Medical Publishers; 2012:230, 237, 243, 247.

Moore KL, Dalley AF, Agur AMR. *Clinically Oriented Anatomy*, 7th ed. Baltimore, MD: Lippincott Williams & Wilkins; 2014:382–385, 392.

Netter FH. *Atlas of Human Anatomy*, 6th ed. Philadelphia, PA: Saunders; 2014: plates 340–342, 350–353.

CASO 31

Um homem de 63 anos se queixa de história de seis meses de dificuldade de micção e sentindo que não consegue esvaziar a bexiga completamente. Após urinar, com frequência sente urgência em urinar novamente. Nega excreção uretral ou queimação com a micção. Teve uma hipertensão branda e toma um diurético, chamado tiazida. A única outra medicação é ampicilina contra duas infecções do trato urinário durante anos anteriores. No exame, a pressão arterial era de 130/84 mmHg, pulso de 80 batimentos/min e estava afebril. Os exames do coração e do pulmão estavam normais e o exame do abdome não mostra massas.

▶ Qual é o diagnóstico mais provável?
▶ Qual é a explicação anatômica para os sintomas do paciente?

RESPOSTAS PARA O CASO 31
Hiperplasia prostática benigna

Resumo: Um homem de 63 anos, hipertenso, se queixa de dificuldade para urinar há seis meses e da sensação de que não consegue esvaziar a bexiga completamente. Teve dois episódios de infecções do trato urinário, mas nega disúria (sensação desconfortável de queimação ao urinar) ou excreção (secreção) uretral.

- **Diagnóstico mais provável:** Hiperplasia prostática benigna.
- **Base anatômica para sintomatologia:** Compressão do colo da bexiga na parte prostática da uretra.

ABORDAGEM CLÍNICA

A **próstata é a maior das glândulas sexuais acessórias masculinas** e sua secreção contribui para o sêmen. Essa **glândula encapsulada** está localizada na pelve, entre o colo da bexiga e o músculo esfíncter externo da uretra, e **circunda a primeira parte da uretra masculina,** chamada de **parte prostática da uretra.** O aumento da próstata, **hiperplasia prostática benigna (HPB)**, é uma condição comum em homens de 50 anos e acima e parece depender da idade e do nível hormonal. Um teste sanguíneo para **antígeno prostático específico** e um exame de toque retal seriam feitos para avaliar o tamanho da glândula e a presença de modularidade, que pode indicar carcinoma. Tratamento inicial após confirmação do diagnóstico de hiperplasia prostática benigna é frequentemente médico, com uma medicação, por exemplo, de um **inibidor da 5α-redutase,** que relaxa o músculo liso no interior do estroma da glândula e, assim, aumenta o diâmetro da uretra. Outras medicações boqueiam os efeitos dos metabólitos da testosterona no tecido da glândula, resultando na involução do tecido. Em casos avançados, uma ressecção cirúrgica transuretral da próstata pode ser necessária. Embora não tenha sido provada relação direta entre hiperplasia prostática benigna e a malignidade da próstata, ambas as condições ocorrem no mesmo grupo etário.

ABORDAGEM AOS
Órgãos genitais masculinos internos

OBJETIVOS

1. Ser capaz de descrever a anatomia dos órgãos genitais masculinos internos: ducto deferente, glândula seminal, ducto ejaculatório, próstata e glândulas.
2. Ser capaz de descrever a anatomia do trato da uretra masculina.

DEFINIÇÕES

HIPERPLASIA PROSTÁTICA: Aumento benigno da próstata que, em decorrência da cápsula que a envolve, colide contra a uretra.
HESITAÇÃO URINÁRIA: Período anormalmente longo necessário para iniciar um jato de urina.
RESSECÇÃO TRANSURETRAL DA PRÓSTATA: Procedimento no qual o cirurgião retira tecido prostático da parte prostática da uretra, em um esforço para aliviar a obstrução.

DISCUSSÃO

Os **ductos deferentes pares cruzam o canal inguinal** e entram no abdome por meio dos **anéis inguinais profundos**, nos quais mantêm uma posição retroperitoneal. Cruzam os vasos ilíacos externos e a face superolateral da bexiga, continuam superiormente aos ureteres, entram na bexiga e chegam à face posterior da bexiga, anteriormente à escavação retovesical. A parte terminal do ducto é dilatada para formar a **ampola do ducto deferente**. Lateralmente às duas ampolas encontram-se as **glândulas seminais** pares, posicionadas diagonalmente. Essas glândulas sexuais acessórias produzem um **componente alcalino** do sêmen que neutraliza o ambiente ácido comum na vagina. O ducto de cada **glândula seminal se une ao ducto deferente de cada lado para formar os ductos ejaculatórios pares,** que seguem anteroinferiormente pela próstata para se abrirem no colículo seminal elevado, na parede posterior da parte prostática da uretra (Figura 31.1).

A **próstata é a maior das glândulas sexuais acessórias,** uma pirâmide invertida de **tamanho** aproximado **de uma noz. A base está localizada inferiormente ao colo da bexiga,** e o ápice repousa no músculo esfíncter externo da uretra. A próstata possui uma **cápsula fibrosa espessa** envolvida por uma bainha fibrosa contínua com os ligamentos puboprostáticos. O músculo levantador do ânus suporta a glândula inferolateralmente, e a face anterior é recoberta por fibras do músculo esfíncter externo da uretra. A próstata é anatomicamente dividida em **quatro lobos.** O lobo anterior se situa anteriormente à uretra e é uma continuação fibromuscular superior do músculo esfíncter externo da uretra. O **lobo posterior** encontra-se na linha mediana, posterior à uretra, e palpável por exame de toque retal. Os **lobos laterais**, de cada lado do **lobo posterior**, formam a parte mais larga da glândula e também são palpáveis pelo exame de toque retal. O **lobo médio é a parte superior cuneiforme da glândula, entre a uretra** e os ductos ejaculatórios orientados obliquamente, e **está intimamente relacionado com o colo da bexiga. Aumento** do **lobo médio** (como na hiperplasia prostática benigna) provoca pressão no colo da bexiga. Os múltiplos ductos da próstata se abrem na parede posterior da parte prostática da uretra e constituem um componente essencial do sêmen. As **glândulas bulbouretrais** pares são glândulas do tamanho de uma ervilha, engastadas no músculo esfíncter externo da uretra, posterolaterais à parte membranácea da uretra. Os ductos

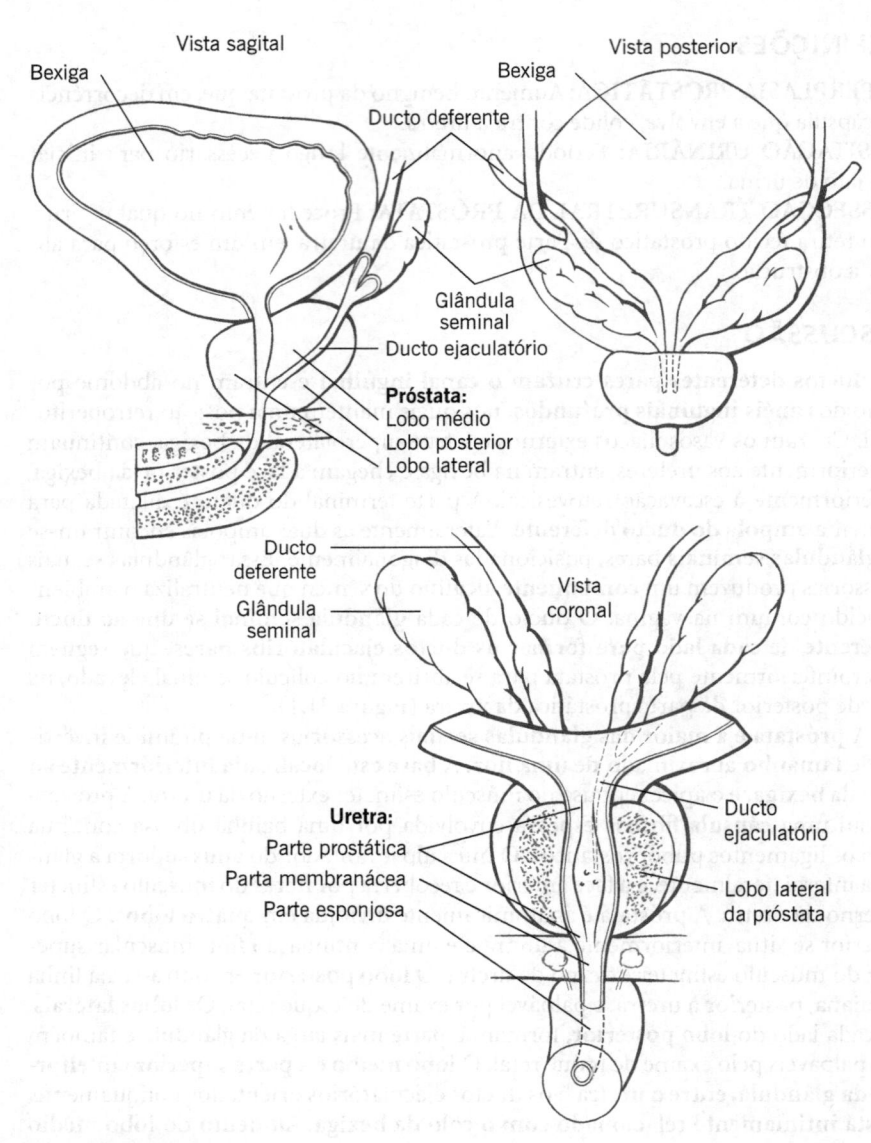

Figura 31.1 A próstata.

de cada glândula desembocam na parte proximal da parte esponjosa, no bulbo do pênis. **Suas secreções mucosas lubrificam a uretra durante a ereção.**

A **uretra masculina** é dividida em **quatro partes**. A **parte prostática da uretra** é uma continuação curta do colo da bexiga. A **parte prostática,** a parte mais larga,

CASOS CLÍNICOS EM ANATOMIA   211

cruza a próstata, um tanto próximo de sua face anterior. A parede posterior é elevada como uma **crista fusiforme,** chamada **colículo seminal,** no qual se encontram as aberturas (óstios) do utrículo prostático (um resquício embrionário) e os ductos ejaculatórios pares. As incisuras da uretra, em cada lado do colículo, são os seios prostáticos que contêm as aberturas dos ductos da próstata. A terceira parte, a **parte membranácea da uretra,** é circundada por um músculo esfincter da uretra, ou o músculo esfincter (voluntário) externo da uretra. A quarta e mais longa parte é a **parte esponjosa da uretra,** que cruza o **corpo esponjoso** e termina no óstio externo da uretra, na ponta da glande do pênis. Conforme a uretra entra no bulbo do pênis, se alarga para formar a "fossa bulbar", na qual se abrem os ductos das **glândulas bulbouretrais.** A uretra se alarga novamente proximal ao óstio externo com a **fossa navicular.**

QUESTÕES DE COMPREENSÃO

31.1 Um homem de 66 anos se queixa de dificuldade de urinar e observa-se que provavelmente tenha hiperplasia prostática benigna. Qual dos seguintes lobos prostáticos é provavelmente responsável por esses sintomas?

   A. Lobo anterior
   B. Lobo posterior
   C. Lobo lateral
   D. Lobo médio

31.2 Um homem de 48 anos está passando por um exame citoscópico. À medida que o citoscópio é colocado na uretra, por meio da parte esponjosa, qual(is) dos seguintes tecidos envolve(m) a uretra?

   A. Próstata
   B. Corpo esponjoso
   C. Colículo seminal
   D. Músculos esfincteres externos da uretra

31.3 Um detetive da polícia coleta raspas de manchas para serem examinadas por fosfatase alcalina, para avaliar se podem ser ejaculados. Qual é a fonte da fosfatase alcalina no sêmen?

   A. Próstata
   B. Glândulas bulbouretrais
   C. Glândula seminal
   D. Colículos seminais

RESPOSTAS

31.1 **D.** O lobo médio da próstata é a parte pela qual a uretra cruza e pode ser obstruída pela hiperplasia prostática benigna.
31.2 **B.** A parte mais comprida da uretra é a parte esponjosa, que cruza o corpo esponjoso.

31.3 **C.** A glândula seminal é a fonte de fosfatase alcalina no sêmen. A alcalinidade ajuda a neutralizar a acidez da vagina.

> ### DICAS DE ANATOMIA
>
> ▶ Os lobos posterior e lateral da próstata são palpáveis pelo exame de toque retal.
> ▶ O lobo médio pode pressionar o colo da bexiga na hiperplasia prostática benigna.
> ▶ O músculo esfíncter externo da uretra se estende superiormente para cobrir a face anterior da próstata.
> ▶ As glândulas bulbouretrais se situam adjacentes à parte membranácea da uretra, mas seus ductos se abrem na parte proximal da parte esponjosa da uretra.

REFERÊNCIAS

Gilroy AM, MacPherson BR, Ross LM. *Atlas of Anatomy*, 2nd ed. New York, NY: Thieme Medical Publishers; 2012:252−253.

Moore KL, Dalley AF, Agur AMR. *Clinically Oriented Anatomy*, 7th ed. Baltimore, MD: Lippincott Williams & Wilkins; 2014:376−379, 381.

Netter FH. *Atlas of Human Anatomy*, 6th ed. Philadelphia, PA: Saunders; 2014: plates 361−363.

CASO 32

Uma mulher de 45 anos sofreu cirurgia para remoção do útero (histerectomia total) decorrente de endometriose sintomática há dois dias. Ela se queixa de hipersensibilidade no dorso e na região lateral do tronco direitos. No exame, a temperatura era de 38,8°C, frequência cardíaca de 100 batimentos/min e pressão arterial de 130/90 mmHg. Os exames do coração e pulmão estavam normais. O abdome está difusamente um pouco sensível ao toque, mas os ruídos intestinais estavam normais. A incisão cirúrgica parece estar dentro dos limites normais. Existe uma sensibilidade intensa ao toque no ângulo costo-vertebral. A ultrassonografia dos rins mostra dilatação acentuada do sistema coletor renal direito e dilatação do ureter direito.

▶ Qual é o diagnóstico mais provável?
▶ Qual é a explicação anatômica para essa condição?

RESPOSTAS PARA O CASO 32
Lesão uretérica na cirurgia

Resumo: Uma mulher de 45 anos que passou por histerectomia abdominal total, em decorrência de endometriose sintomática há dois dias, apresenta febre de 38,8ºC e sensibilidade intensa ao toque na região lateral direita do tórax. A incisão cirúrgica parece normal.

- **Diagnóstico mais provável:** Lesão ao ureter direito.
- **Explicação anatômica para essa condição:** Provável ligação do ureter direito à medida que passa inferiormente à artéria uterina no interior do ligamento transverso do colo do útero.

ABORDAGEM CLÍNICA

Aproximadamente um terço da extensão do ureter está localizado na pelve, correndo risco de lesão em três locais da pelve durante uma histerectomia. Se os ovários da paciente também foram removidos (ooforectomia) na época da histerectomia, o ureter corre risco onde cruza o vaso ilíaco comum ou o externo para entrar na pelve, medialmente aos vasos ováricos. O ureter está especialmente em risco, mais profundamente na pelve, à medida que segue em direção à bexiga urinária, inferior aos vasos uterinos. A extensão lateral da patologia uterina no ligamento transverso do colo do útero aumenta o risco. O terceiro local no qual o ureter corre risco é quando passa lateralmente ao colo do útero, antes de entrar na bexiga urinária. Hidronefrose e/ou hidroureter resulta da lesão uretérica, e a passagem de *stent* citoscópico é muitas vezes tentada, primeiro, caso seja possível, para aliviar a obstrução.

ABORDAGEM AOS
Ureteres

OBJETIVOS

1. Ser capaz de delinear os trajetos abdominal e pélvico do ureter.
2. Ser capaz de descrever os locais nos quais o ureter é anatomicamente estreitado e em risco durante cirurgia.
3. Ser capaz de descrever o suprimento sanguíneo para o ureter.

DEFINIÇÕES

HISTERECTOMIA: Remoção cirúrgica do útero.
LESÃO URETÉRICA: Ligação, laceração ou desnudação do ureter levando à isquemia. Obstrução uretérica também ocorre a partir do acotovelamento do ureter.

PIELOGRAMA INTRAVENOSO: Estudo radiológico do rim, dos ureteres e da bexiga urinária, realizado com injeção de contraste intravenoso. Esse procedimento permite o delineamento das estruturas anatômicas e a função dos rins.

DISCUSSÃO

Cada **ureter** é uma continuação inferior da pelve renal, e a junção ureteropélvica encontra-se na margem inferior do hilo do rim. Metade da extensão total do ureter é abdominal, e a metade restante está localizada na pelve. A parte abdominal do ureter desce **retroperitonealmente** na face anterior do **músculo psoas** e, aproximadamente no seu ponto médio, é **cruzada anteriormente pelas artérias testiculares e ováricas**. O ureter esquerdo se situa no ápice do mesossigmoide. Entra na pelve cruzando anteriormente à artéria ilíaca externa (pode cruzar a bifurcação ilíaca comum um pouco medialmente). Nas mulheres, os vasos ováricos se situam lateralmente aos ureteres à medida que entram na pelve. Após entrarem na pelve, cada ureter passa inferoposteriormente, anterior aos vasos ilíacos externos, até acima das espinhas isquiáticas. Os ureteres, em seguida, seguem anteromedialmente para a parede posterior da bexiga. Nesse trajeto, na mulher, os **ureteres passam inferiormente aos vasos uterinos**, alcançando o útero a partir da parede pélvica lateral, e se situam cerca de **1 cm lateralmente ao colo do útero**. Externamente, os ureteres entram na bexiga separados cerca de 5 cm, mas seguem obliquamente pela parede da bexiga, uma vez que suas aberturas internas estão distantes apenas 2,5 cm (Figura 32.1).

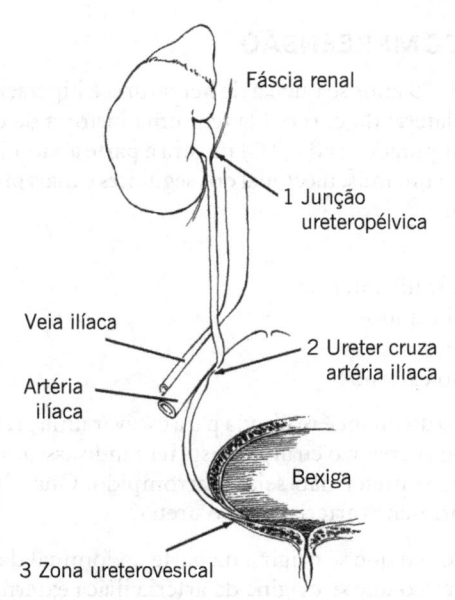

Figura 32.1 Trajeto do ureter. (*Reproduzida, com permissão, de Tanagh EA, McAninch JW, eds. Smith's General Urology, 12th ed. East Norwalk, CT: Appleton & Lange, 1988.*)

(Cada ureter é anatomicamente estreitado em **três locais:** na **junção uteropélvica [pelve renal]**, onde os ureteres cruzam os **vasos ilíacos externos [margem pélvica]**, e à medida que os ureteres **cruzam a parede da bexiga** obliquamente [**junção ureterovesical**]. Cálculos renais podem se alojar nesses pontos estreitos). Cálculos se formam em qualquer lugar ao longo da trajetória de cada ureter: no interior do rim (como **cálculos renais**), no interior do ureter (**ureterolitíase**) ou no interior do segmento mais estreito do ureter, dentro da vesícula (como **cálculos biliares**). A parte pélvica dos ureteres corre risco cirúrgico, especialmente nas mulheres, durante procedimentos de **histerectomia**.

Se uma ooforectomia for **realizada com a histerectomia, os vasos ováricos precisam estar ligados, e cada ureter se situa medialmente a esses vasos, no interior do ligamento suspensor do ovário**. Podem ser inadvertidamente clampeados, ligados ou divididos nesse local. Os ureteres correm risco à medida que passam inferiormente para os vasos uterinos, no **ligamento transverso do colo do útero**, ou adjacente a ele, onde podem ser inadvertidamente clampeados, ligados ou divididos. Os ureteres correm risco na histerectomia vaginal à medida que seguem lateralmente para o colo do útero.

O suprimento sanguíneo arterial dos ureteres se origina provavelmente de qualquer artéria próxima, e seu suprimento principal é derivado dos **ramos uretéricos provenientes da aorta e das artérias renais, testiculares/ováricas, ilíacas interna e comum, vesical e uterina.** Ramos uretéricos alcançam os ureteres a partir do seu lado medial e se dividem em ramos ascendente e descendente.

QUESTÕES DE COMPREENSÃO

32.1 Uma mulher de 39 anos se queixa de hematúria e hipersensibilidade significativa na região lateral do corpo. Ela tem uma história de cálculos renais. Uma tomografia computadorizada (TC) mostra a parte abdominal do ureter situada anteriormente a um músculo. Qual dos seguintes é mais provavelmente o nome desse músculo?

A. Psoas
B. Músculo serrátil anterior
C. Músculo obturador
D. Músculo reto
E. Um oblíquo externo

32.2 Uma dissecação do ureter é realizada para escavar uma grande massa retroperitoneal. Ao isolar o ureter, o cirurgião está tentando assegurar que o suprimento sanguíneo para o ureter não seja interrompido. Qual dos seguintes melhor descreve o suprimento arterial para o ureter?

A. Ramo uretérico que se origina da parte abdominal da aorta
B. Ramo uretérico que se origina da artéria ilíaca externa

C. Ramo uretérico que se origina da artéria ilíaca interna
   D. Nenhuma artéria específica, mas sim pequenos ramos provenientes das artérias próximas

32.3 Uma mulher de 30 anos não tem um dos rins. Qual dos seguintes achados ela provavelmente também tem:

   A. Ovário unilateral ausente
   B. Útero unicorne
   C. Hímen imperfurado
   D. Hérnia inguinal

RESPOSTAS

32.1 **A.** A parte abdominal do ureter se situa anteriormente ao músculo psoas.
32.2 **D.** O ureter não possui qualquer suprimento arterial específico, ao contrário, possui pequenos ramos provenientes das artérias próximas, como a aorta, as artérias renais, testiculares/ováricas, ilíacas comum e interna, vesicais e uterinas.
32.3 **B.** Os ductos urinários e paramesonéfricos estão em íntima proximidade, anatômica e funcionalmente, durante o desenvolvimento embrionário. Assim, uma anormalidade congênita no rim ou ureter muitas vezes está associada a uma anormalidade da tuba ipsilateral, do corno do útero ou do colo do útero. Um útero unicorne é uma condição na qual um ducto paramesonéfrico não se forma ou não desce normalmente no desenvolvimento embrionário, deixando apenas um "corno" do útero. A parte distal da vagina, o pudendo feminino e o ovário são de origem embrionária diferente.

DICAS DE ANATOMIA

▶ Os ureteres são retroperitoneais ao longo de toda sua extensão.
▶ São estreitados em três locais: na junção ureteropélvica, no cruzamento da artéria ilíaca externa e no local onde passam através da parede da bexiga.
▶ Os ureteres correm risco em três locais: onde os vasos ováricos se situam lateralmente, onde passam inferiormente aos vasos uterinos e lateralmente ao colo do útero.
▶ Ramos arteriais uretéricos alcançam o ureter a partir do lado medial.

REFERÊNCIAS

Gilroy AM, MacPherson BR, Ross LM. *Atlas of Anatomy*, 2nd ed. New York, NY: Thieme Medical Publishers; 2012:236–237.

Moore KL, Dalley AF, Agur AMR. *Clinically Oriented Anatomy*, 7th ed. Baltimore, MD: Lippincott Williams & Wilkins, 2014:292–294, 363–364, 373.

Netter FH. *Atlas of Human Anatomy*, 6th ed. Philadelphia, PA: Saunders; 2014: plates 313–314, 316–318.

CASO 33

Um homem de 54 anos se queixa de dor na parte inferior do dorso, que se irradia para baixo até o dorso da perna direita. Ele afirma que a dor aumenta quando tosse ou ergue objetos, mas diminui quando se deita. Nega ter sofrido trauma no dorso. No exame, a força e a sensação das extremidades inferiores estavam normais. Durante o exame, enquanto o paciente estava deitado de costas (posição supina), se queixou de dor intensa na perna direita quando ela foi elevada pelo clínico.

▶ Qual é o diagnóstico mais provável?
▶ Qual é o mecanismo anatômico para essa condição?

RESPOSTAS PARA O CASO 33
Prolapso do núcleo pulposo das vértebras lombares

Resumo: Um homem de 54 anos apresenta dor na parte inferior do dorso que se irradia para o dorso da perna direita, é exacerbada pela pressão intra-abdominal (manobra de Valsava) e aliviada pelo repouso. O paciente nega trauma. A avaliação neurológica estava normal, mas a dor é provocada pela elevação da perna direita reta.

- **Diagnóstico mais provável:** Disco lombar herniado (prolapso do núcleo pulposo das vértebras lombares).
- **Mecanismo anatômico para essa condição:** Disco vertebral fragmentado comprimindo a raiz nervosa à medida que deixa o canal vertebral.

ABORDAGEM CLÍNICA

Esse paciente sofre dor que se irradia para baixo no dorso da perna, na distribuição servida pelo nervo ciático. Por essa razão, a síndrome é referida como **ciática**. A dor é provocada pela compressão das raízes nervosas que contribuem para o nervo isquiático (L4–S3). O paciente não possui história de trauma e não se tem detalhes de sua ocupação. Erguer peso é com frequência um fator associado. A dor piora com aumento da pressão intra-abdominal (manobra de Valsalva); portanto, tossir e fazer esforço excessivo muitas vezes exacerbam os sintomas. A manobra para erguer a perna reta provoca dor. Como esse paciente não apresenta déficits neurológicos, terapia conservadora inclui repouso, fisioterapia e agentes anti-inflamatórios não esteroides. A maioria dos pacientes melhora com esse tratamento. Caso não haja melhora, ou haja déficits neurológicos ou história de trauma ou malignidade, normalmente deve-se fazer imagem da coluna vertebral; a imagem por ressonância magnética (RM) é considerada o meio mais preciso para examinar essa região.

ABORDAGEM À
Coluna vertebral

OBJETIVOS

1. Ser capaz de identificar as características de uma vértebra típica e as articulações intervertebrais.
2. Ser capaz de classificar os componentes do nervo espinal desde as raízes espinais até os ramos primários.

DEFINIÇÕES

SUPINO *VERSUS* PRONO: Supino é a posição deitada de costas, enquanto prono é a posição deitada com o estômago para baixo.

HERNIAR: Protrusão de uma parte ou estrutura através do tecido ou membrana que a contém.
CIÁTICA: Síndrome provocada pela irritação das raízes (radiculopatia) do nervo isquiático.
SÍNFISE: Um articulação cartilagínea secundária, na qual duas faces cartilagíneas são mantidas no lugar por um tecido conectivo fibroso, como o disco intervertebral.

DISCUSSÃO

A **coluna vertebral** é uma série de ossos individuais empilhados verticalmente e mantidos juntos por ligamentos e músculos. Existem 32 a 34 vértebras (7 cervicais, 12 torácicas, 5 lombares, 5 sacrais e 3 a 5 coccígeas). As articulações entre cada vértebra fornece flexibilidade, mas as vértebras são mantidas firmemente no lugar por numerosos ligamentos de sustentação que proporcionam força e estabilidade (Figura 33.1).

As **principais características de uma vértebra típica são o corpo tubular** e o **arco posterior**, que circundam e protegem a medula espinal. O arco é composto de pedículos que se originam do **corpo vertebral e da lâmina do arco vertebral que se unem na linha mediana.** Cada vértebra possui **sete processos**: três atuam como locais de inserção (fixação) para os músculos, e quatro atuam como faces articulares para as vértebras adjacentes. Os dois **processos** transversos se originam do arco, onde os pedículos e as lâminas se encontram. Um processo espinhoso emerge do meio do arco posterior.

Dois tipos de articulações suportam a articulação das vértebras adjacentes. As faces planas dos corpos vertebrais se unem por meio de uma articulação cartilagí-

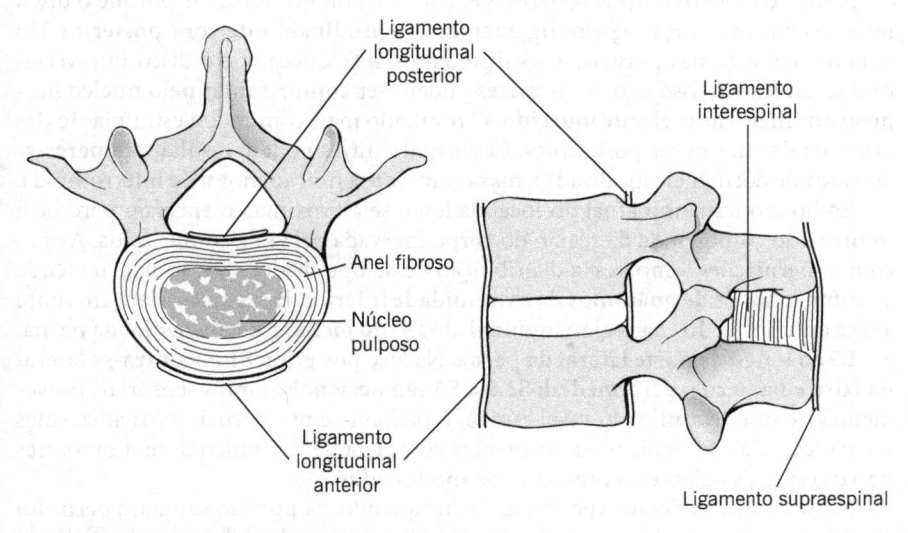

Figura 33.1 Principais ligamentos vertebrais.

nea secundária ou sínfise. Os próprios ossos são separados pelo **disco intervertebral**, que possui uma **lâmina fibrosa externa, o anel fibroso, que circunda uma lâmina interna mole, o núcleo pulposo.** O disco proporciona suporte para a articulação, mas também fornece flexibilidade e amortecimento contra o peso da parte superior do corpo. Suporte secundário é fornecido pelos quatro processos articulares. Esses processos também emergem do arco posterior. Dois são direcionados superiormente e dois inferiormente. Os processos superior e inferior das vértebras adjacentes se unem para formar uma articulação dos processos articulares. Esta articulação sinovial fornece força com uma quantidade limitada de flexibilidade.

O pedículo e o processo articular superior juntos formam uma incisura que é complementada por uma segunda incisura, formada pelo pedículo e pelo processo articular inferior. Quando duas vértebras estão em aposição, as incisuras vertebrais superior e inferior formam o **forame intervertebral.** Esse espaço é onde os nervos espinais emergem da medula espinal para inervar as estruturas periféricas.

As **fibras nervosas periféricas** que se originam da medula espinal como **raízes anteriores** são basicamente **motoras**, enquanto as **raízes posteriores são basicamente sensoriais**. Essas raízes se unem para formar o nervo espinal. Na parte cervical da coluna vertebral, as raízes seguem lateralmente para deixarem a coluna vertebral. O nervo espinal se divide para formar dois ramos com função mista, um pequeno ramo primário posterior e um ramo primário anterior maior. Nervos que emergem dos níveis inferiores da medula espinal seguem inferiormente antes de saírem. Isso ocorre porque a **própria medula espinal para aproximadamente no nível vertebral L1.** Portanto, as raízes precisam seguir quase retas inferiormente antes de formar os nervos espinais das regiões lombar inferior, sacral e coccígea. Conforme essas numerosas raízes correm inferiormente, formam a **cauda equina**.

A sínfise entre os corpos vertebrais é, em geral, muito resistente porque o disco intervertebral é reforçado pelos **ligamentos longitudinais anterior e posterior.** No entanto, em algumas pessoas, esses ligamentos enfraquecem, e o disco intervertebral se projeta. Se isso ocorre, as **raízes** podem ser **comprimidas pelo núcleo pulposo por meio do anel enfraquecido.** O resultado mais comum é a estimulação das fibras da dor nas raízes posteriores. Casos mais graves podem resultar em **parestesia** (área de dormência localizada), mas raramente a função motora é interrompida.

Embora o tamanho atual do local da lesão seja proximal, o encéfalo percebe a informação como vinda da região do corpo inervada pela raiz comprimida. Assim, com as herniações lombares, a distribuição desse tipo de dor (dor radicular) tende a acompanhar os **dermátomos da extremidade inferior.** Essas áreas avançam sobre a face anterior de **L1, na região inguinal** até **L4, no joelho e parte medial da perna,** até **L5 ao longo da parte lateral da perna.** Na face posterior, **S1 encontra-se lateral na coxa e na perna, e S2, medial; S3 até S5 são perianais.** Fibras sensoriais provenientes de um determinado nível espinal espalham-se nos dermátomos adjacentes Portanto, para conseguir uma dormência completa de um único dermátomo, três nervos espinais adjacentes precisam ser anestesiados.

Nesse caso, o paciente experimentou dor quando, na posição supina, a perna foi elevada reta. Esse sinal indica que estiramento mecânico leve do nervo isquiático é suficiente para intensificar o efeito do disco herniado. A dorsiflexão do pé exacerba a dor. Em alguns pacientes, endireitar a perna contralateral também pode provocar dor na perna afetada, confirmando, assim, radiculopatia.

Imagem radiográfica é usada para confirmar a herniação. Atualmente, a melhor modalidade é a **RM**, porque a herniação é observada diretamente, e a RM é um procedimento não invasivo. Com o uso muito difundido da RM, tornou-se claro que muitos discos herniados são assintomáticos. Uma técnica antiga, a mielografia, também é usada ocasionalmente. Essa técnica tem a vantagem do fato de que a dura-máter recobre as raízes espinais e o nervo espinal proximal. Injeção de meio de contraste no líquido cerebrospinal (LCS) infiltra nos nervos espinais. Consequentemente, as bainhas dos nervos comprimidos não serão preenchidas pelo corante e o disco herniado é observado indiretamente.

QUESTÕES DE COMPREENSÃO

33.1 Uma mulher de 34 anos está fazendo um exame citoscópico sob anestesia espinal. Conforme o anestesista coloca a agulha no espaço subaracnóideo para injetar o agente anestésico, a agulha atravessa várias camadas. Quais das seguintes descreve a sequência exata de camadas a partir da pele para o espaço subaracnóideo?

   A. Pele, ligamento supraespinal, ligamento interespinal, ligamento longitudinal posterior, dura-máter, espaço subaracnóideo
   B. Pele, ligamento supraespinal, ligamento interespinal, dura-máter, espaço subaracnóideo
   C. Pele, ligamento supraespinal, ligamento intertransversário, espaço aracnóideo, espaço subaracnóideo
   D. Pele, ligamento interespinal, ligamento longitudinal anterior, dura-máter, espaço subaracnóideo

33.2 Um homem de 45 anos se queixa de dor aguda abaixo da perna direita, que piora ao sentar e tossir. Ele também apresenta um pouco de dormência na área. O médico testa a sensação na parte lateral da região da coxa. Qual das seguintes raízes nervosas está sendo testada?

   A. L1 e L2
   B. L2 e L3
   C. L4 e L5
   D. S1 e S2
   E. S3 e S4

33.3 Um homem diabético de 50 anos está tendo dificuldade de eliminar urina. No exame, ele apresentou diminuição da sensação da região perineal. Qual dos seguintes reflexos é o mais provavelmente afetado?

   A. Reflexo patelar
   B. Reflexo do tendão do calcâneo

C. Reflexo cremastérico
D. Reflexo anal

RESPOSTAS

33.1 **B.** A sequência de estruturas é pele, ligamento supraespinal, ligamento interespinal, dura-máter e espaço subaracnóideo.
33.2 **C.** A parte lateral da coxa é inervada pela raiz nervosa de L5.
33.3 **D.** As fibras sensoriais afetadas são de S2 até S4, que inervam a região perineal e suprem o membro aferente do reflexo anal.

DICAS DE ANATOMIA

▶ A coluna vertebral consiste em 34 vértebras: 7 cervicais, 12 torácicas, 5 lombares, 5 sacrais e 3 a 5 coccígeas.
▶ Fibras nervosas periféricas emergindo da medula espinal como raízes anteriores são basicamente motoras, enquanto as raízes posteriores são primariamente sensoriais.
▶ Os dermátomos das extremidades inferiores são L1, na região inguinal; L4, no joelho e na parte medial da perna; e L5 ao longo da parte lateral da perna. Na face posterior, S1 está lateral na coxa e perna, e S2, medial; S3 a S5 são perianais.

REFERÊNCIAS

Gilroy AM, MacPherson BR. *Atlas of Anatomy*, 2nd ed. New York, NY: Thieme Medical Publishers; 2012:14–15.

Moore KL, Dalley AF, Agur AMR. *Clinically Oriented Anatomy*, 7th ed. Baltimore, MD: Lippincott Williams & Wilkins; 2014:464–465, 474–476.

Netter FH. *Atlas of Human Anatomy*, 6th ed. Philadelphia, PA: Saunders; 2014: plates 155–159.

CASO 34

Um homem de 68 anos se queixa de dor de queimadura intensa e de dor aguda momentânea em todo o lado direito da cintura, durante um período de dois dias. Atualmente, percebe uma erupção cutânea (exantema) manifestando-se na mesma área. No exame, existe uma erupção cutânea vermelha com bolhas/pápulas começando no dorso e curvando-se para baixo e pela região direita da cintura.

▶ Qual é o diagnóstico mais provável?
▶ Qual é a explicação anatômica para essa condição?

RESPOSTAS PARA O CASO 34
Herpes-zóster

Resumo: Um homem de 68 anos teve disestesia grave na parte direita da cintura, durante dois dias e, mais recentemente, um exantema vesicular eritematoso.

- **Diagnóstico mais provável:** Herpes-zóster.
- **Explicação anatômica para essa condição:** Reativação do vírus varicela e infecção da pele seguindo a destruição dos dermátomos que, nesse caso, está provavelmente em T11 ou T12.

ABORDAGEM CLÍNICA

Esse homem de 68 anos apresenta sintomas consistentes com herpes-zóster, também conhecido como "varicela/catapora". O vírus da varicela permanece latente e pode ser reativado anos mais tarde como resultado de doença, estresse ou envelhecimento. O vírus da varicela é reativado a partir dos gânglios da raiz posterior e, incialmente, provoca uma dor de queimadura que acompanha a distribuição de um dermátomo, mais comumente T3 até L3. Em geral, 2 a 3 dias após a dor, irrompe uma erupção eritematosa e vesicular, com uma aparência de pápula avermelhada. O tratamento dessa condição pode incluir terapia com corticosteroides, que ajuda a diminuir a inflamação e a dor. Mesmo após a cura das lesões cutâneas, o paciente tem dor significativa, chamada **neuralgia pós-herpética**. A dor persiste por meses ou mesmo anos. O tratamento da neuralgia pós-herpética é difícil, e terapias incluem lidocaína gel tópico, creme de capsaicina, agentes anticonvulsivantes ou, até mesmo, bloqueio dos nervos.

ABORDAGEM AOS
Nervos espinais

OBJETIVOS

1. Ser capaz de delinear os componentes de um nervo espinal.
2. Ser capaz de delinear os dermátomos do tórax e do abdome.

DEFINIÇÕES

DISESTESIA: Uma anormalidade da sensação somática; por exemplo, uma diminuição da sensação que se aproxima da dormência, uma resposta dolorosa e desconfortável a um estímulo normal (como nesse caso) ou a percepção de uma sensação na ausência de um estímulo.

EXANTEMA VESICULAR ERITEMATOSO: Distúrbio cutâneo caracterizado por vermelhidão e pústulas.

DISCUSSÃO

Fibras nervosas periféricas se originam da medula espinal como **raízes anteriores, que são basicamente motoras,** e como **raízes posteriores, que são essencialmente sensoriais.** Essas raízes se unem para formar o nervo espinal. O nervo espinal se divide para formar dois ramos com função mista, um **ramo primário posterior pequeno e um ramo primário anterior maior.** No abdome, o ramo primário posterior inerva os músculos intrínsecos do dorso e a pele sobrejacente. O ramo primário anterior se projeta anterior e inferiormente para inervar os músculos da parede abdominal e a pele sobrejacente (Figura 34.1). Para uma descrição da distribuição periférica dos nervos espinais, ver o Caso 33.

Após infectar a pele, o vírus da varicela é transportado no interior dos axônios dos neurônios sensoriais de volta para os corpos celulares localizados nos **gânglios da raiz posterior.** O vírus periodicamente se reativa e é transportado de volta ao longo da distribuição do nervo espinal que transporta os axônios sensoriais. Portanto, as erupções cutâneas ocorrem ao longo da distribuição dos dermátomos do nervo espinal. No tórax, os principais pontos de referência dos dermátomos são a clavícula (L5) e a papila mamária (T4). No abdome, os principais pontos de referência dos dermátomos são o **processo xifoide do esterno (T7), umbigo (T10) e região inguinal/suprapúbica (L1)** (Figura 34.2).

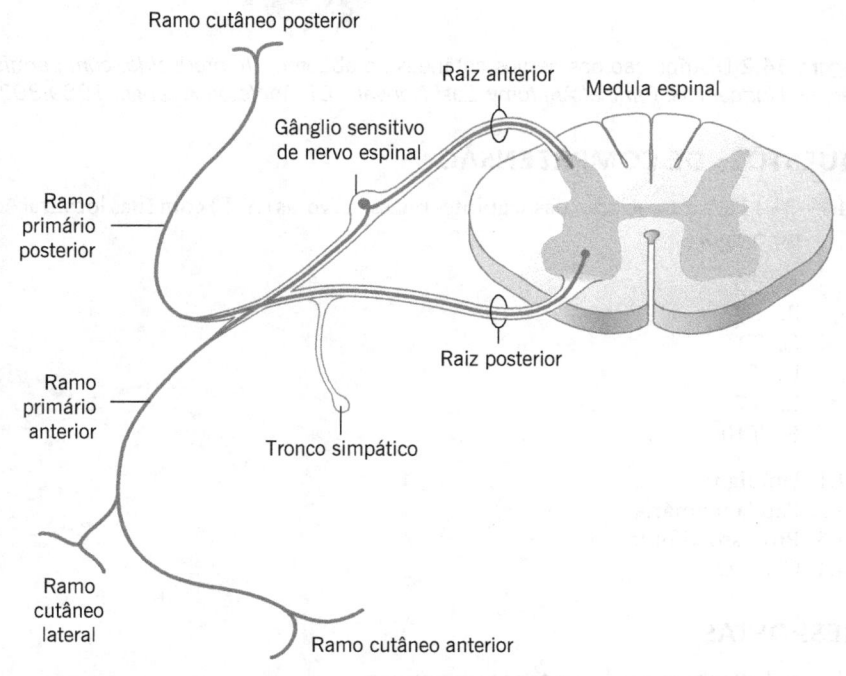

Figura 34.1 Componentes de um nervo espinal típico.

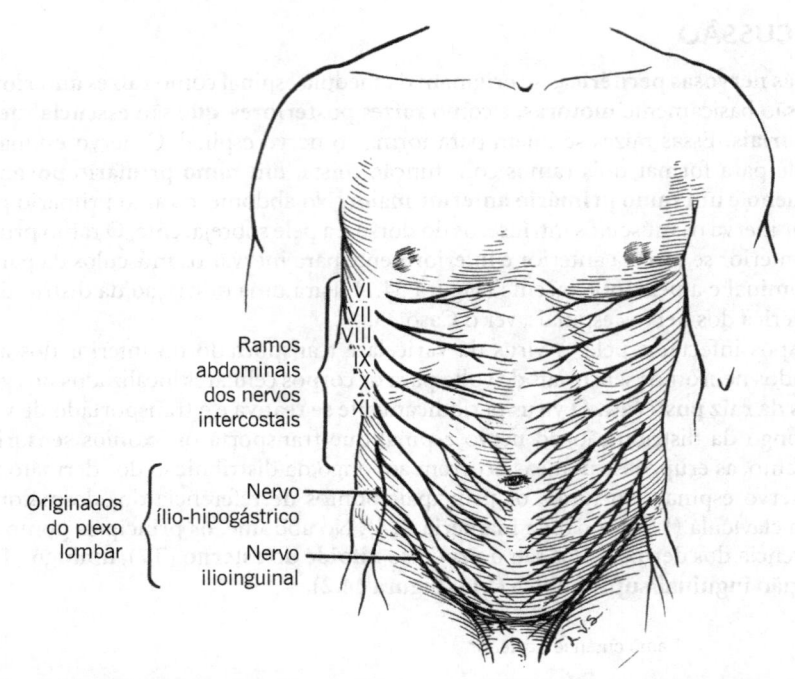

Figura 34.2 Distribuição dos nervos cutâneos no abdome. (*Reproduzida, com permissão, de Lindner HH. Clinical Anatomy. East Norwalk, CT: Appleton & Lange, 1989:302.*)

QUESTÕES DE COMPREENSÃO

34.1 – 34.4 Faça a associação das seguintes raízes nervosas (A–F) com suas localizações no corpo.

A. C5
B. C7
C. T1
D. T4
E. T7
F. T10

34.1 Umbigo
34.2 Papila mamária
34.3 Processo xifoide
34.4 Clavícula

RESPOSTAS

34.1 **F.** T10 inerva a pele em torno do umbigo.

34.2 **D.** T4 inerva a área da papila mamária.
34.3 **E.** T7 inerva o processo xifoide do esterno.
34.4 **A.** C5 inerva a pele sobre a clavícula.

> ### DICAS DE ANATOMIA
>
> ▶ As fibras nervosas periféricas se originam da medula espinal. Raízes anteriores são basicamente motoras, enquanto as raízes posteriores são essencialmente sensoriais.
> ▶ No abdome, os principais pontos de referência dos dermátomos são o processo xifoide do esterno (T7), umbigo (T10) e regiões inguinal e suprapúbica (L1).
> ▶ No tórax, os principais pontos de referência dos dermátomos são a clavícula (C5) e a papila mamária (T4).

REFERÊNCIAS

Gilroy AM, MacPherson BR, Ross LM. *Atlas of Anatomy*, 2nd ed. New York, NY: Thieme Medical Publishers; 2012:42–43, 66–68.

Moore KL, Dalley AF, Agur AMR. *Clinically Oriented Anatomy*, 7th ed. Baltimore, MD: Lippincott Williams & Wilkins; 2014:193–195, 496–498.

Netter FH. *Atlas of Human Anatomy*, 6th ed. Philadelphia, PA: Saunders; 2014: plates 162, 174, 253–254.

CASO 35

Um menino de 7 anos é levado ao pronto-socorro com cefaleia grave, náusea e febre. Os pais afirmam que o paciente estava bem de saúde até dois dias atrás. Luzes brilhantes parecem incomodá-lo. No exame, ele parece letárgico e enfermo, a temperatura é de 38,8°C, e o movimento do pescoço parece provocar um pouco de dor. Os exames do coração e pulmão estão normais. O paciente se recusa a flectir a cabeça para permitir que o mento toque o tórax, porque o esforço é muito doloroso.

▶ Qual é o diagnóstico mais provável?
▶ Qual é o mecanismo anatômico mais provável para essa condição?

RESPOSTAS PARA O CASO 35
Meningite

Resumo: Um menino de 7 anos de idade apresenta história de dois dias de cefaleia grave, náusea, febre e fotofobia. Ele parece letárgico e enfermo. A temperatura é 38,8°C e apresenta alguma rigidez da nuca.

- **Diagnóstico mais provável:** Meningite.
- **Mecanismo anatômico mais provável:** Migração das bactérias pela parte nasal da faringe ou pelo plexo corióideo.

ABORDAGEM CLÍNICA

Essa criança tem história de dois dias de febre, cefaleia, náusea e fotofobia. Sua aparência geral indica sepse, e a rigidez da nuca indica meningite. Esses sintomas são provocados por inflamação cerebral, isquemia e edema. O aumento da pressão intracraniana pode provocar letargia e, até mesmo, convulsões. Os organismos causadores mais comuns são *Streptococcus pneumoniae* e *Neisseria meningitidis*. Anteriormente, *Haemophilus influenzae* era o organismo mais comumente isolado. No entanto, com advento da vacina contra o *H. influenzae*, esse patógeno é cada vez menos um fator. O diagnóstico é feito por punção lombar. Achados positivos seriam leucócitos (em especial neutrófilos) isolados do líquido cerebrospinal (LCS) e organismos gram-positivos. Um exantema maculopapular eritematoso difuso que se tornou petequial é indicativo de meningocócico. Início rápido de antibioticoterapia empírica é fundamental; a medicação destina-se aos organismos causadores mais comuns e precisa penetrar através da barreira hematoencefálica.

ABORDAGEM ÀS
Meninges e ao líquido cerebrospinal

OBJETIVOS

1. Ser capaz de identificar as membranas meníngeas.
2. Ser capaz de delinear o fluxo de líquido cerebrospinal desde o plexo corióideo até o espaço subaracnóideo.
3. Ser capaz de identificar os locais onde a infecção pode se difundir para a cavidade do crânio.
4. Ser capaz de descrever a inervação das meninges e a patogênese da cefaleia.

DEFINIÇÕES

ISQUEMIA: Diminuição no fluxo sanguíneo para um tecido, geralmente em decorrência de bloqueio das artérias nutrícias.

EDEMA: Tumefação decorrente do acúmulo de água no tecido.
PLEXO CORIÓIDEO: Tecido recobrindo os ventrículos do encéfalo que produz o líquido cerebrospinal, que preenche os ventrículos e o espaço subaracnóideo.
MENINGITE: Uma infecção muito grave comprometendo as meninges, que pode ser provocada por vírus ou bactérias e pode levar a consequências de longo prazo (duradouras) ou à morte.

DISCUSSÃO

No interior da cavidade do crânio, o **encéfalo está protegido por três membranas meníngeas.** A **dura-máter,** uma **membrana fibrosa espessa,** é a mais **superficial.** Justaposta à face profunda da dura-máter encontra-se a **aracnoide-máter,** que é uma membrana fina e delicada, praticamente transparente. A **pia-máter** é a membrana mais fina e está **diretamente justaposta à face do encéfalo.** Três espaços relacionam-se com as três membranas. O espaço **extradural** se situa entre o periósteo da calvária e a dura-máter. Normalmente, a dura-máter está intimamente justaposta ao osso, assim, esse é um espaço potencial que é expandido por sangue ou pus. De forma semelhante, a aracnoide-máter está intimamente justaposta à dura-máter. O espaço subdural entre as duas membranas também é um espaço potencial. O **espaço subaracnóideo** se situa entre a **aracnoide-máter** e a **pia-máter.** Esse espaço é normalmente preenchido com líquido cerebrospinal, que é o líquido extracelular da parte central do sistema nervoso. O acúmulo de líquido cerebrospinal no espaço subaracnóideo também tem uma função protetora, ajudando a isolar o encéfalo e a medula espinal de choques mecânicos.

O **líquido cerebrospinal**, no espaço subaracnóideo, é **produzido** pelo **plexo corióideo**, no epêndima do quarto e terceiro ventrículos e do ventrículo lateral. O líquido cerebrospinal produzido no ventrículo lateral flui pelos **forames interventriculares (forames de Monro)** para o **terceiro ventrículo**. O **aqueduto do mesencéfalo (aqueduto de Sílvio)**, em seguida, conduz o líquido cerebrospinal para o **quarto ventrículo.** Daí, o líquido flui pelas **aberturas mediana e lateral (forames de Magendie e Luschka)** para o espaço subaracnóideo, onde envolve o encéfalo e a medula espinal. A via circulatória termina nas granulações aracnóideas, onde o líquido cerebrospinal é reabsorvido pelo sistema venoso. A maioria das granulações aracnóideas é encontrada revestindo os grandes seios venosos, mas as vilosidades aracnóideas também podem estar presentes nas raízes dos nervos espinais.

Meningite é uma **inflamação das meninges**, mas na prática, o termo se refere às **infecções da pia-máter e da aracnoide-máter,** normalmente com a participação do líquido cerebrospinal (Figura 35.1). As infecções chegam às meninges por diversas vias. A maior das infecções parece ser transferida pela vasculatura (transmissão hematogênica). No lado arterial, as bactérias se infiltram pelo plexo corióideo no líquido cerebrospinal. No lado venoso, existem diversas vias desde a face até o crânio. Normalmente, as veias drenam superficial e inferiormente pelo **plexo venoso pterigóideo** e pelas **veias retromandibular e facial.** No entanto, existem também anastomoses com as **veias oftálmicas superior e inferior.** Estas veias conduzem

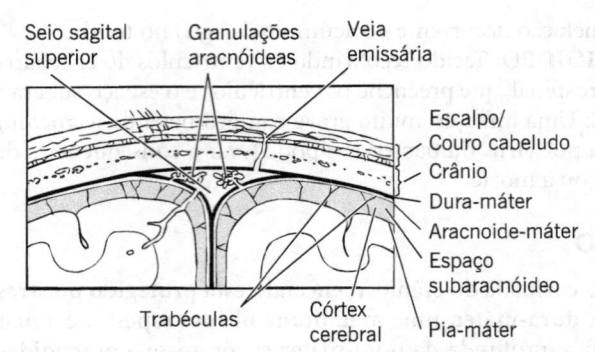

Figura 35.1 Vista em corte transversal das meninges. (*Reproduzida, com permissão, de Waxman SG. Lange's Clinical Neuroanatomy, 25th ed. New York: McGraw-Hill, 2003:158.*)

sangue da órbita para o seio cavernoso, que se encontra na fossa média do crânio. Como as veias na face não possuem válvulas, algumas infecções revertem o fluxo normal de sangue, de modo que os **patógenos são transportados para o seio cavernoso.** Podem se infiltrar através das paredes do seio no líquido cerebrospinal. Uma segunda via é pela parte nasal da faringe. As infecções da túnica mucosa seguem pela **lâmina cribriforme** para a fossa anterior do crânio.

As **cefaleias graves associadas com meningite são decorrentes do aumento da pressão intracraniana,** que **estica a dura-máter** e estimula as fibras de dor provenientes do **nervo craniano V3** (nervo mandibular [V3] do nervo trigêmeo) que seguem com os ramos da **artéria meníngea média.**

QUESTÕES DE COMPREENSÃO

35.1 – 35.4 Faça a correlação dos seguintes espaços anatômicos (A–D) com as descrições do local.

A. Extradural
B. Subdural
C. Subaracnóideo
D. Intra-aracnóideo

35.1 Entre a dura-máter e a calvária
35.2 Entre a aracnoide-máter e a pia-máter
35.3 Entre a dura-máter e a aracnoide-máter

35.4 Um bebê de 2 meses tem macrocefalia (cabeça grande) e atraso no desenvolvimento. Na ultrassonografia, o bebê apresenta hidrocefalia significativa. O pediatra suspeita de estenose congênita do aqueduto do mesencéfalo (aqueduto de Sílvio). Quais dos seguintes são os achados mais prováveis nesse recém-nascido?

	Ventrículo lateral direito	Ventrículo lateral esquerdo	Terceiro ventrículo	Quarto ventrículo
A.	Dilatado	Normal	Normal	Normal
B.	Dilatado	Dilatado	Normal	Normal
C.	Dilatado	Dilatado	Dilatado	Normal
D.	Dilatado	Dilatado	Dilatado	Dilatado
E.	Normal	Normal	Dilatado	Dilatado
F.	Normal	Normal	Normal	Dilatado

RESPOSTAS

35.1 **A.** O espaço extradural está entre a dura-máter fibrosa e o periósteo da calvária.
35.2 **C.** O espaço subaracnóideo está entre a aracnoide-máter e a pia-máter.
35.3 **B.** O espaço subdural está entre a dura-máter e a aracnoide-máter.
35.4 **C.** O aqueduto do mesencéfalo (aqueduto de Sílvio) está entre o terceiro e o quarto ventrículos; portanto, a dilatação dos ventrículos laterais e do terceiro ventrículo é vista com estenose do aqueduto.

DICAS DE ANATOMIA

▶ As três membranas meníngeas que protegem o encéfalo são a dura-máter (próxima do crânio), a aracnoide-máter e a pia-máter (aderente ao encéfalo).
▶ O espaço extradural está localizado entre a dura-máter fibrosa e o periósteo da calvária; o espaço subdural está entre a dura-máter e a pia-máter, e o espaço subaracnóideo está entre a aracnoide-máter e o quarto ventrículo.
▶ Os ventrículos laterais se conectam com o terceiro ventrículo por meio dos forames interventriculares (de Monro). O líquido cerebrospinal flui pelo aqueduto do mesencéfalo para o quarto ventrículo e, em seguida, flui pelas aberturas mediana e lateral para o espaço subaracnóideo.
▶ Meningite é uma infecção da pia-máter e da aracnoide-máter, normalmente com a participação do líquido cerebrospinal.

REFERÊNCIAS

Gilroy AM, MacPherson BR, Ross LM. *Atlas of Anatomy*, 2nd ed. New York, NY: Thieme Medical Publishers; 2012:481, 524–526.

Moore KL, Dalley AF, Agur AMR. *Clinically Oriented Anatomy*, 7th ed. Baltimore, MD: Lippincott Williams & Wilkins; 2014:498–501, 865–867, 878–881.

Netter FH. *Atlas of Human Anatomy*, 6th ed. Philadelphia, PA: Saunders; 2014: plates 101, 103–105.

CASO 36

Uma mulher de 35 anos se queixa de uma história de dois meses de rouquidão e alguma regurgitação enquanto ingere líquidos. Ela nega enfermidade viral. Submeteu-se a uma cirurgia por causa de um nódulo frio da glândula tireoide há nove semanas. A única medicação é paracetamol com codeína.

▶ Qual é o diagnóstico mais provável?
▶ Qual é a explicação anatômica para os sintomas?

RESPOSTAS PARA O CASO 36
Lesão ao nervo laríngeo recorrente

Resumo: Uma mulher de 35 anos tem história de dois meses de rouquidão e regurgitação após submeter-se a uma cirurgia por causa de nódulo frio (não funcionamento) da glândula tireoide.

- **Diagnóstico mais provável:** Lesão ao nervo laríngeo recorrente.
- **Explicação anatômica para os sintomas:** Paralisia das pregas vocais.

ABORDAGEM CLÍNICA

Essa mulher submeteu-se a uma cirurgia por causa de um nódulo frio da glândula tireoide. Um **nódulo frio** é definido como uma massa que não absorve isótopo de iodo radioativo (i.e., hot) [radioisótopos do iodo]. A cirurgia da glândula tireoide algumas vezes lesiona o nervo laríngeo recorrente, que corre pelo ligamento "posterossuperior" suspensor da glândula tireoide. O nervo laríngeo recorrente fornece inervação motora para a laringe e inervação sensorial para a túnica mucosa da laringe. Uma lesão por tração, ou corte inadvertido do nervo, leva à paralisia das pregas vocais. Com lesão em apenas um nervo, a prega vocal no mesmo lado se curva para uma posição paramediana, em vez de se aproximar em linha reta da linha mediana, levando à rouquidão. Quando ingere líquido, a paciente pode regurgitar se o líquido for aspirado para a traqueia. Quando a função da prega vocal não retorna após seis meses a um ano, injetar Teflon na prega vocal comprometida é útil.

Existem quatro pequenas glândulas paratireoides no interior do tecido tireoide, normalmente duas no lobo esquerdo e duas no direito da glândula tireoide. Essas minúsculas glândulas paratireoides secretam paratormônios para manter o equilíbrio de cálcio. Lesão inadvertida decorrente de excisão das glândulas paratireoides leva à hipocalcemia, manifestada por fadiga, dispneia (falta de ar), pele e unhas quebradiças, contração muscular tetânica, convulsões ou dificuldade de deglutição.

ABORDAGEM AO
Pescoço: glândula tireoide

OBJETIVOS

1. Ser capaz de identificar as partes da glândula tireoide.
2. Ser capaz de delinear os ramos das artérias e veias que suprem a glândula tireoide.
3. Ser capaz de identificar as principais características da laringe e listar funcionalidades que auxiliam na respiração (fonação) ou protegem o ádito da laringe durante a deglutição.
4. Ser capaz de identificar o trajeto dos diferentes ramos do nervo vago, nervo craniano X (NC) que inerva a laringe.

5. Ser capaz de descrever as consequências de lesão recorrente no nervo laríngeo e contrastar com as consequências de lesão no nervo laríngeo superior.

DEFINIÇÕES

NÓDULO FRIO: Uma região da glândula tireoide que não absorve radioisótopos do iodo (como visualizado com a cintilografia da tireoide), porque o tecido não contém células tireoides foliculares.
ECTÓPICO: Tecido presente em um local inesperado ou anormal.
ASPIRAR: Remoção por aspiração de um alimento ou líquido na árvore bronquial dos pulmões, possivelmente resultando em inflamação ou pneumonia.

DISCUSSÃO

A **glândula** tireoide está localizada na **base do pescoço**. Consiste em **lobos direito e esquerdo** conectados por um **istmo estreito**. Durante o desenvolvimento, a **glândula se forma na base da língua, no forame cego**, e **desce para o** pescoço ao longo do **ducto tireoglosso**, alcançando sua posição final **inferior à cartilagem cricóidea** (níveis vertebrais C5 até T1). Ocasionalmente, tecido tireóideo ectópico se deposita ao longo do ducto. Esse tecido algumas vezes se manifesta como um lobo piramidal que se origina na linha mediana, ao longo dos resquícios do ducto.

Como uma glândula endócrina, a tireoide recebe um rico suprimento vascular. A **artéria tireóidea superior** é o **primeiro ramo anterior da artéria carótida externa.** Ela desce lateralmente ao hioide, emitindo a **artéria laríngea superior**, que perfura a membrana tireo-hióidea. A **artéria tireóidea superior** continua em direção à glândula, lateral às cartilagens tireóidea e cricóidea. Passa ao longo da margem superior da glândula tireoide e, normalmente, se anastomosa com a artéria tireóidea superior contralateral. A **artéria tireóidea inferior** é um ramo do **tronco tireocervical**, que se origina da primeira parte da artéria subclávia. A artéria sobe, emitindo uma artéria cervical ascendente e, em seguida, se curva inferiormente para entrar na glândula tireoide a partir da face posterior. Existem muitas **anastomoses entre ramos das artérias tireóideas superior e inferior.** Raramente uma artéria que se origina diretamente do tronco braquiocefálico ou do arco da aorta, chamada **artéria tireóidea ima**, sobe para suprir a glândula tireoide. A glândula é drenada por três pares de veias. As veias tireóideas superior e média drenam paras as jugulares internas, e as veias tireóideas inferiores drenam para as braquiocefálicas.

A **glândula tireoide se situa anteriormente à traqueia (Figura 36.1)**, um tubo oco que conduz ar para os pulmões. Ela se forma da parte inferior da faringe, anterior ao esôfago. A parede da traqueia é suportada por uma série de anéis cartilagíneos. Todos os anéis não denominados têm **o formato de um C**, deixando a parede posterior flexível para acomodar a expansão do esôfago durante a deglutição. Superiormente à glândula tireoide encontram-se as **cartilagens cricóidea e tireóidea.** Essas são estruturas especializadas que protegem as estruturas subjacentes da laringe.

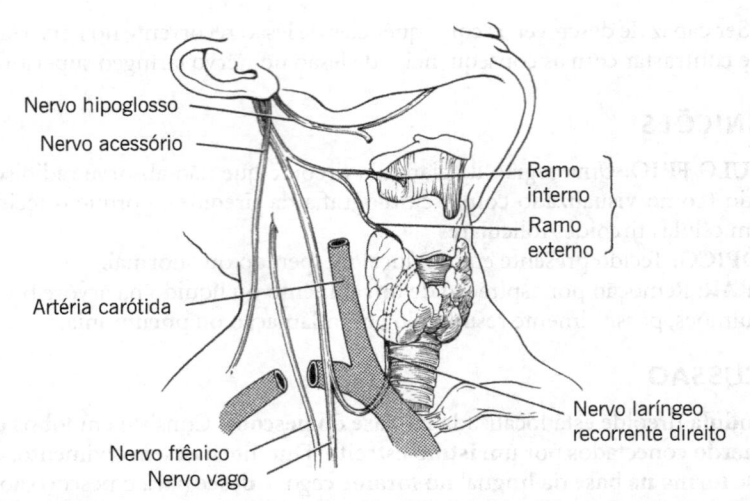

Figura 36.1 Nervos relacionados com a glândula tireoide. (*Reproduzida, com permissão, de Lindner HH. Clinical Anatomy. East Norwalk, CT: Appleton & Lange, 1989:138.*)

As estruturas da **laringe** têm duas funções: modular o ar expelido para produzir sons usados na **produção da fala** e **proteger a via respiratória** para evitar a passagem de alimento e líquido para o esôfago. A laringe consiste em três cartilagens simples (**epiglótica, tireóidea e cricóidea**) e três cartilagens pares (**aritenóidea, corniculada e cuneiforme**), totalizando nove cartilagens. A **cartilagem tireóidea** se assemelha a um livro aberto parcialmente, com a união das duas lâminas formando a **proeminência laríngea** (pomo de adão) anterossuperiormente. **Inferiormente à cartilagem tireóidea está a cartilagem cricóidea, que se assemelha a um anel de sinete.**

Sua lâmina maior está posterior. A **epiglote** é posterior à cartilagem tireóidea É uma estrutura cartilagínea que é ligada à cartilagem tireóidea pelo ligamento tireoepiglótico. As **cartilagens aritenóideas** repousam sobre a margem superior da cartilagem cricóidea e são mantidas no lugar pelas cápsulas que envolvem a articulação cricoaritenóidea. A epiglote se insere nas cartilagens aritenóideas por meio da membrana quadrangular. A margem superior livre forma a prega ariepiglótica, e a margem inferior livre forma o ligamento vestibular (prega vocal falsa). A outra estrutura principal da laringe é o **cone elástico,** outro ligamento largo inferior à membrana quadrangular. Esse ligamento é a fusão dos ligamentos cricotireóideos lateral e mediano. A margem superior livre também se insere na cartilagem aritenóidea e forma o **ligamento vocal (prega vocal verdadeira).** O espaço entre as duas pregas vocais é a **rima da glote.** Quando a rima da glote é larga (i.e., as pregas estão abduzidas), é permitido um fluxo de ar máximo pela traqueia. Quando a rima da glote está fechada (i.e., as pregas estão aduzidas), o ar não flui. Quando a **rima da glote é estreita, o ar expelido vibra as pregas vocais e produz som.**

A musculatura intrínseca da laringe atua, em grande parte, no controle motor preciso das pregas vocais para modular o tom e a entonação durante a fala. Talvez os músculos mais importantes sejam os **cricoaritenóideos posteriores,** que são os únicos músculos usados para abduzir as pregas vocais e são **necessários para aumentar a rima da glote para respiração.** Todos os outros músculos atuam para aduzir a rima da glote ou modular a tensão das pregas vocais. Os músculos cricoaritenóideos laterais aduzem as pregas vocais. Os músculos aritenóideos transverso e oblíquo aproximam as duas cartilagens aritenóideas, que indiretamente atuam no fechamento da parte posterior da rima da glote. Os músculos cricotireóideos alongam e retesam a prega vocal, enquanto o músculo tireoaritenóideo a relaxa. O músculo vocal corre sob a prega vocal e produz modulações locais na constrição (p. ex., relaxa posteriormente e constringe anteriormente; Figura 36.2).

Diversas estruturas protegem a traqueia contra alimento sólidos e líquidos que seguem para o esôfago. A primeira dessas é a **epiglote**, que desvia o alimento lateralmente em torno da membrana quadrangular para o recesso piriforme e para o esôfago. A própria epiglote não aplica força suficiente para fechar completamente o ádito da laringe. Durante a deglutição, os **músculos supra-hióideos** se contraem e, por meio da membrana tireo-hióidea, elevam a laringe contra a epiglote. Os **músculos infra-hióideos** inseridos na face externa da cartilagem tireóidea ajudam a retornar a laringe à sua posição de repouso. A maioria desses músculos intrínsecos da laringe é inervada pelo **nervo laríngeo recorrente**, um ramo do **nervo vago (NC X)**. A única exceção é o músculo cricotireóideo, que é inervado pelo ramo externo do nervo laríngeo superior, também um ramo do nervo vago. Assim, **dano ao nervo laríngeo superior** afeta a qualidade da voz, especialmente a capacidade de alcançar

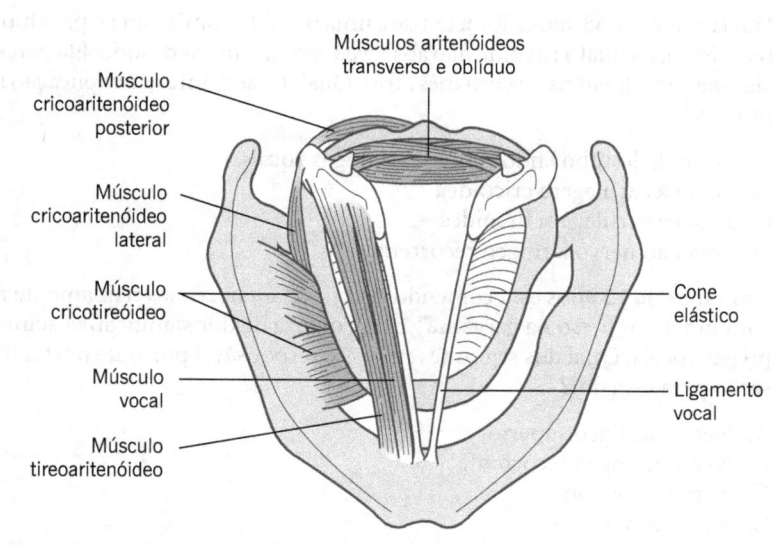

Figura 36.2 Laringe mostrando as pregas vocais.

tons altos. Mais significativamente, dano ao **nervo laríngeo recorrente prejudica a capacidade de abduzir as pregas vocais**, possivelmente levando à angústia respiratória, caso a lesão seja bilateral. Dano unilateral ao nervo laríngeo recorrente resulta na incapacidade de aduzir firmemente as duas pregas vocais, resultando em **rouquidão**. Além disso, a **função protetora da rima da glote pode ser perdida**, e alimento ou líquido que não desce para o esôfago, pode fluir para a traqueia e provocar **uma resposta à sufocação**. Em casos extremos, a **pneumonia por aspiração** pode ocorrer.

A inervação sensorial da laringe é também mediada pelo nervo vago. Na **região supraglótica** (acima da prega vocal), a túnica mucosa é inervada pelo ramo interno do nervo laríngeo superior. Na **região infraglótica** (abaixo da prega), a túnica mucosa é inervada pelo **nervo laríngeo recorrente**. Portanto, dano aos nervos laríngeos superior e recorrente também pode produzir déficits nos reflexos comportamentais (condicionados) que dependem do influxo sensorial proveniente da laringe.

QUESTÕES DE COMPREENSÃO

36.1 Qual dos seguintes músculos é mais importante para permitir o movimento de ar pela laringe?

   A. Cricoaritenóideos posteriores
   B. Cricoaritenóideos laterais
   C. Músculo cricotireóideo
   D. Músculos infra-hióideos

36.2 Uma mulher de 33 anos submeteu-se a uma tireoidectomia parcial para hipertireoidismo, na qual a tireoide não absorveu radioisótopos de iodo. Ela percebeu alguma rouquidão na voz um mês atrás. Qual das seguintes é a explicação mais provável?

   A. Trauma do tubo endotraqueal às pregas vocais
   B. Lesão à cartilagem cricóidea
   C. Lesão à cartilagem tireóidea
   D. Lesão ao nervo laríngeo recorrente

36.3 Um rapaz de 15 anos está comendo peixe no jantar e inadvertidamente ficou com um osso "preso na garganta". Ele se queixa de dor significativa acima das pregas vocais. Qual dos seguintes nervos é responsável por transportar a sensação para essa dor?

   A. Nervo laríngeo superior
   B. Nervo laríngeo recorrente
   C. Nervo acessório
   D. Nervo hipoglosso

36.4 Uma mulher de 25 anos submeteu-se a uma cirurgia por causa de um nódulo na glândula tireoide. Dois meses mais tarde, ela se queixa de secura da pele e espasmos musculares. Qual das seguintes é a explicação mais provável?
A. Magnésio sérico baixo
B. Cálcio sérico baixo
C. Potássio sérico baixo
D. Sódio sérico baixo
E. Glicose sérica baixa

RESPOSTAS

36.1 **A.** Os músculos cricoaritenóideos posteriores são os únicos músculos que abduzem as pregas vocais e são necessários para ampliar a rima da glote para respiração.
36.2 **D.** Lesão ao nervo laríngeo recorrente é comum durante cirurgia da tireoide e pode levar à incapacidade de aduzir firmemente as duas pregas vocais, resultando em rouquidão. Além disso, a função protetora da rima da glote pode ser perdida, e alimentos sólidos e líquidos que não descerem para o esôfago podem fluir para a traqueia e provocar uma resposta à sufocação.
36.3 **A.** A túnica mucosa da laringe, acima das pregas vocais, é inervada pelo nervo laríngeo superior, enquanto a túnica mucosa abaixo das pregas vocais é inervada pelo nervo laríngeo recorrente.
36.4 **B.** Essa paciente provavelmente tem hipocalcemia decorrente da excisão das glândulas paratireoides.

DICAS DE ANATOMIA

▶ O nervo recorrente direito está localizado mais lateralmente do que o recorrente esquerdo, devido ao trajeto da artéria subclávia direita.
▶ Os músculos cricoaritenóideos posteriores são os únicos músculos que abduzem as pregas vocais e são necessários para ampliar a rima da glote para respiração.
▶ A maioria dos músculos intrínsecos da laringe é inervada pelo nervo laríngeo recorrente, um ramo do nervo vago (NC X).
▶ Lesão bilateral aos nervos laríngeos recorrentes pode levar à angústia/desconforto respiratória(o), enquanto lesão unilateral resulta em rouquidão.
▶ Lesão ao nervo laríngeo recorrente pode afetar a função protetora da rima da glote, aumentando a oportunidade para uma resposta à asfixiação.

REFERÊNCIAS

Gilroy AM, MacPherson BR, Ross LM. *Atlas of Anatomy*, 2nd ed. New York, NY: Thieme Medical Publishers; 2012:106, 600, 603, 607.

Moore KL, Dalley AF, Agur AMR. *Clinically Oriented Anatomy*, 7th ed. Baltimore, MD: Lippincott Williams & Wilkins; 2014:1016–1017, 1030, 1076.

Netter FH. *Atlas of Human Anatomy*, 6th ed. Philadelphia, PA: Saunders; 2014: plates 76–78.

CASO 37

Um homem de 59 anos se queixa de dormência do braço direito e fala indistinta com duração de quatro horas. No exame, ele apresenta pressão arterial de 150/90 mmHg e uma temperatura corporal normal. O coração apresenta frequência e ritmo regulares. A ausculta do pescoço revela sopro sistólico bilateral.

▶ Qual é o diagnóstico mais provável?
▶ Qual é o mecanismo anatômico mais provável para essa condição?

RESPOSTAS PARA O CASO 37
Insuficiência carotídea

Resumo: Um homem hipertenso, com 59 anos, se queixa de história de quatro horas de dormência no braço direito e fala indistinta. Ele apresenta ruídos carotídeos bilaterais.

- **Diagnóstico mais provável:** Ataque isquêmico transitório.
- **Mecanismo anatômico mais provável:** Insuficiência da artéria carótida esquerda, levando à isquemia do hemisfério cerebral esquerdo.

ABORDAGEM CLÍNICA

Esse homem de 59 anos tem história de quatro horas de dormência no braço direito e fala indistinta. Isso indica isquemia do hemisfério cerebral esquerdo, incluindo a área da fala. Caso os déficits se resolvam antes de 24 horas, será chamado de **ataque isquêmico transitório**. Caso os déficits continuem por mais de 24 horas, será chamado **acidente vascular cerebral**. Os dois principais tipos de acidente vascular cerebral são o isquêmico e o hemorrágico. Diferenciar entre os dois é importante, porque a terapia fibrinolítica (medicação que dissolve os coágulos sanguíneos) seria contraindicada com acidentes vasculares cerebrais hemorrágicos. Acidentes vasculares cerebrais isquêmicos são provocados por aterosclerose ou êmbolos. Nesse paciente, os ruídos identificados nas artérias carótidas são provavelmente em razão do aumento da velocidade e turbulência do fluxo sanguíneo pelos vasos estenóticos. Tratamento imediato desse paciente incluiria administração de uma medicação antiplaquetária, como ácido acetilsalicílico e/ou clopidogrel. Um exame de tomografia computadorizada (TC) de emergência da cabeça ajuda a diferenciar entre acidentes vasculares cerebrais isquêmico e hemorrágico, e a terapia fibrinolítica é considerada caso uma hemorragia cerebral não seja encontrada. Após a estabilização do paciente, cirurgia para realização de endarterectomia carotídea pode ser indicada.

ABORDAGEM AO
Pescoço: vasculatura

OBJETIVOS

1. Ser capaz de rever a organização somatotópica das regiões sensorial e motora no encéfalo.
2. Ser capaz de listar os ramos da artéria carótida comum e o suprimento vascular para o encéfalo e identificar os locais mais suscetíveis para formação de placas ateroscleróticas.
3. Ser capaz de descrever as estruturas presentes no trígono cervical anterior que se relacionam com a artéria carótida e a bainha carótica.

DEFINIÇÕES

AUSCULTA: Procedimento de ouvir o corpo durante o exame físico, geralmente por meio de um estetoscópio.
RUÍDOS: Um som anormal ouvido por meio do estetoscópio, geralmente um "som sibilante".
SOMATOTÓPICO: Um mapeamento ordenado da superfície do corpo sobre um órgão interno, comumente uma região do encéfalo.
ALÇA CERVICAL: Uma alça formada superficialmente na bainha carótica por ramos dos nervos espinais cervicais que inervam os músculos infra-hióideos.

DISCUSSÃO

Os principais elementos estruturais do **encéfalo** incluem o **cérebro e o cerebelo**. O cérebro participa das principais funções de **percepção sensorial e controle motor** e do processamento associativo que integra os dois. O cerebelo participa basicamente do **controle motor**. A face, ou córtex cerebral, é preguada em diversas cristas (**giros**), separadas por vales (**sulcos**) de diferentes profundidades. O encéfalo é dividido em **lobos**, nomeados de acordo com os ossos cranianos sobrejacentes: **frontal, temporal, parietal e occipital**. O sulco central separa os lobos frontais dos parietais. O **giro pré-central** controla o **movimento voluntário**, enquanto o **giro pós-central é o local de percepção somatossensorial**.

As áreas sensoriais e motoras estão dispostas de acordo com uma organização somatotópica. A **extremidade inferior** é representada **medialmente ao longo do giro; a extremidade superior, mais lateralmente, e a cabeça e o pescoço, bem mais lateralmente**. Os **tratos** que entram e deixam as áreas sensorial e motora **cruzam na parte inferior do encéfalo e na medula espinal para controlar o lado oposto do corpo**. Outra região importante é a **área motora da fala (área de Broca)**, que é um **pequeno giro situado na parte anterior do córtex parietal do encéfalo esquerdo,** chamado **opérculo,** logo superior ao lobo temporal. Essas características organizacionais básicas são importantes porque ajudam os médicos a identificar a região do encéfalo danificada por um acidente vascular cerebral ou hemorragia. Portanto, dormência ou paralisia da extremidade superior direita indica **dano no lado esquerdo do encéfalo,** que frequentemente compreende a área motora da fala.

O **suprimento sanguíneo para o encéfalo** é proveniente das **artérias carótida comum e vertebral** (Figura 37.1). As duas sobem separadamente pelo pescoço. A **artéria vertebral** sobe através dos **forames transversários das vértebras cervicais** sem emitir qualquer ramo importante. A seguir, se curva medialmente para subir através do forame magno. As **artérias vertebrais** pares **se fundem para formar a artéria basilar**. A artéria carótida comum se bifurca aproximadamente no nível do hioide (vértebras C3 e C4). A artéria carótida externa sobe para fornecer ramos para as estruturas fora do crânio. A **artéria carótida interna** sobe sem ramos importantes para entrar no crânio pelo canal carótico. Após um trajeto relativamente tortuoso pelo esfenoide e pelo seio cavernoso, a artéria carótida interna emerge na **fossa média do crânio**. Na região da **sela turca** e circundando o pedículo hipofisá-

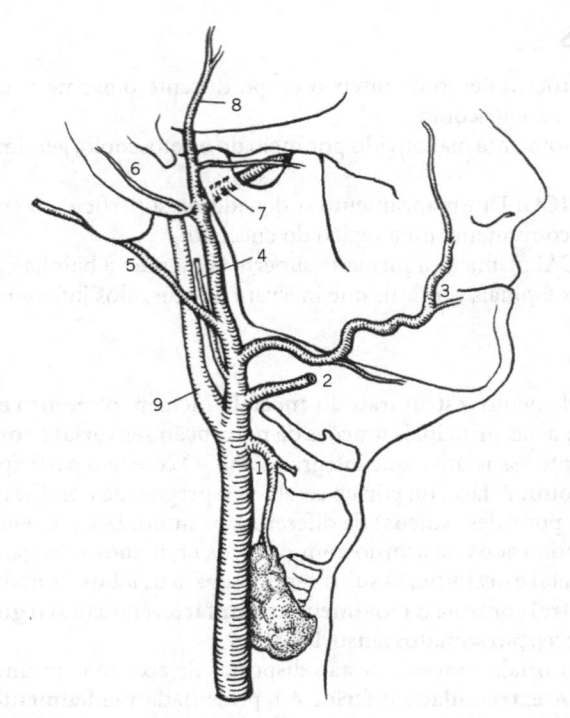

Figura 37.1 Ramos da artéria carótida externa: 1= tireóidea superior, 2 = lingual, 3 = facial, 4 = faríngea ascendente, 5 = occipital, 6 = auricular posterior, 7 = maxilar, 8 = temporal superficial, 9 = carótida interna. (*Reproduzida, com permissão, da University of Texas Health Science Center, Houston Medical School.*)

rio, as circulações vertebral e carótida se anastomosam por meio de uma estrutura complexa, chamada **círculo arterioso do cérebro (círculo de Willis)**, que é formado posteriormente pela bifurcação da artéria basilar nas artérias cerebrais posteriores direita e esquerda. O círculo se forma anteriormente com as artérias carótidas internas, que se bifurcam nas artérias cerebrais anterior e média.

As artérias cerebrais anteriores direita e esquerda se anastomosam por meio de uma artéria comunicante anterior. A artéria cerebral média e as artérias cerebrais posteriores se anastomsam por meio de uma artéria comunicante posterior.

As artérias carótidas são suscetíveis à oclusão como resultado de doença aterosclerótica. Os locais mais comuns de oclusão são a bifurcação das artérias carótidas interna e externa e a bifurcação das artérias cerebrais anterior e média. Ocasionalmente, pequenos pedaços de uma placa aterosclerótica se soltam (**embolização**) e obstruem uma artéria menor. A **artéria cerebral média e seus ramos são mais comumente** comprometidos por esse processo. Essa artéria sobe pelo sulco lateral (fissura de Sílvio) ao longo da margem superior do lobo temporal. Um ramo importante corre de lateral para medial no sulco central. Como consequência, muitos acidentes vasculares cerebrais produzem déficits no movimento e na sensação da face e das extremidades superiores e na linguagem. Dano mais grave também pode comprometer a extremidade inferior.

As artérias carótidas são palpadas no trígono cervical anterior. O **músculo esternocleidomastóideo separa a parte superficial do pescoço em trígonos cervicais anterior e lateral.** O **trígono cervical anterior é posteriormente dividido pelos músculos omo-hióideo e digástrico em quatro trígonos adicionais: submentual, submandibular, muscular e carótico.** A artéria carótida comum sobe no pescoço profundo aos conteúdos do trígono muscular. Esses músculos são o esternotireóideo, esterno-hióideo e ventre superior do músculo omo-hióideo. A artéria, em seguida, atravessa o trígono carótico, limitado pelo ventre superior do músculo omo-hióideo, ventre posterior do músculo digástrico e músculo esternocleidomastóideo. A **artéria carótida comum se bifurca no nível do hioide (C3)**, e a artéria carótida interna continua posteriormente. Essa membrana fascial se origina a partir de outras três camadas da fáscia cervical que estão no pescoço: lâmina superficial da fáscia cervical, lâmina pré-vertebral e lâmina pré-traqueal/fáscia bucofaríngea. Além disso, estão contidas na bainha carótica a veia jugular interna e o nervo vago (NC X). A veia é maior do que a artéria e se situa mais superficialmente. Diversos outros nervos cranianos possuem uma relação estrutural com a bainha carótica. Esses incluem os nervos glossofaríngeo (NC IX) e acessório (NC XI), que saem com o nervo vago através do forame jugular. O ramo para o seio carótico, do nervo glossofaríngeo, segue no interior da bainha para inervar o glomo e o seio caróticos. O nervo hipoglosso (NC XII) passa profundo à bainha carótica, à medida que se projeta anteriormente no trígono submandibular. O tronco simpático se situa profundo à bainha carótica, na face dos músculos pré-vertebrais. As raízes superior e inferior da alça cervical, provenientes dos nervos espinais C2 até C4, normalmente formam uma laça no interior da face anterior da bainha carótica, antes de emitirem ramos para os músculos infra-hióideos.

QUESTÕES DE COMPREENSÃO

37.1 Um homem de 47 anos se queixa de fraqueza no braço direito e dificuldade de falar (afasia motora). Qual das seguintes artérias é mais provavelmente comprometida?

   A. Vertebral
   B. Cerebral posterior
   C. Cerebral média
   D. Cerebral anterior

37.2 Enquanto realiza uma endarterectomia carotídea, em um homem de 55 anos, que tem oclusão da artéria carótida e na aproximação da artéria carótida interna, um cirurgião corta um nervo engastado na bainha carótica. Que nervo foi cortado?

   A. Laríngeo superior
   B. Vago

C. Trinco simpático
D. Alça cervical
E. Laríngeo recorrente

37.3 Um homem de 44 anos cai de uma árvore e desenvolve um hematoma grave no couro cabeludo/escalpo. A artéria temporal superficial continua a sangrar internamente porque o homem toma varfarina sódica em razão de uma valva cardíaca artificial. Qual das seguintes artérias podem estar ligadas ao controle do sangramento?

A. Carótida interna
B. Carótida externa
C. Occipital
D. Maxilar

RESPOSTAS

37.1 **C.** A artéria cerebral média irriga as regiões temporal e parietal que contêm a área de Broca (o centro da fala).
37.2 **D.** A alça cervical é um ramo do plexo cervical que inerva os músculos infra-hióideos. A raiz superior geralmente desce no interior da bainha carótica, superficialmente à veia jugular interna. Consequentemente, esse nervo corre risco durante abordagens cirúrgicas à artéria carótida interna.
37.3 **B.** A artéria carótida externa se divide em dois ramos: a artéria maxilar e a artéria temporal superficial.

DICAS DE ANATOMIA

▶ O encéfalo é dividido em lobos designados de acordo com os ossos cranianos sobrejacentes: frontal, temporal, parietal e occipital.
▶ O suprimento sanguíneo para o encéfalo é proveniente das artérias carótida comum e vertebral.
▶ As artérias carótidas são palpadas no trígono cervical anterior.
▶ As circulações vertebral e carótida se anastomosam por meio de uma estrutura complexa chamada de círculo arterial do cérebro (círculo de Willis).

REFERÊNCIAS

Gilroy AM, MacPherson BR, Ross LM. *Atlas of Anatomy*. 2nd ed. New York, NY: Thieme Medical Publishers, 2012:516–517, 636–637.

Moore KL, Dalley AF, Agur AMR. *Clinically Oriented Anatomy*, 7th ed. Baltimore, MD: Lippincott Williams & Wilkins; 2014:882–885, 887–888, 1001.

Netter FH. *Atlas of Human Anatomy*, 6th ed. Philadelphia, PA: Saunders; 2014: plates 106, 137, 140, 142–143.

CASO 38

Em consulta, o pediatra percebe que uma menina de 3 meses de idade tem torcicolo, com duração de dois meses. A mãe afirma que o pescoço parece puxado para a direita. No exame, a orelha direita do bebê está inclinada para o lado direito, mas a face está virada para a esquerda. Palpação do pescoço revela uma massa indolor na região anterior direita do pescoço.

▶ Qual é o diagnóstico mais provável?
▶ Qual é a estrutura anatômica comprometida?

RESPOSTAS PARA O CASO 38
Torcicolo

Resumo: A cabeça de uma menina de 3 meses de idade parece estar flectida para a direita e girada para a esquerda. Palpação do pescoço revela uma massa indolor na região anterior direita do pescoço.

- **Diagnóstico mais provável:** Torcicolo.
- **Estrutura anatômica comprometida:** Músculo esternocleidomastóideo (ECM).

ABORDAGEM CLÍNICA

Torcicolo é uma deformidade normalmente observada em crianças como flexão lateral e rotação da cabeça e pescoço. Torcicolo congênito tem uma incidência de 3 a 5 por 1.000 nascimentos. É considerado uma consequência de fibrose do músculo esternocleidomastóideo, que se desenvolve durante a infância e provoca encurtamento do músculo. Uma massa é palpada (do tamanho aproximado de uma azeitona) aproximadamente 66% das vezes no músculo esternocleidomastóideo. A etiologia não é clara, embora possa estar associada com parto de nádegas ou dificuldades no parto. Como resultado, a cabeça do bebê fica flectida lateralmente em direção ao lado comprometido e girada contralateralmente. Assimetria facial pode ser percebida. Fisioterapia ajuda na maioria dos casos, e cirurgia é raramente necessária.

ABORDAGEM À/AO
Região/trígono cervical anterior

OBJETIVOS

1. Ser capaz de identificar os pontos superficiais de referência na região cervical anterior.
2. Ser capaz de descrever as ações do músculo esternocleidomastóideo.

DEFINIÇÕES

FIBROSE: Crescimento anormal de tecido conectivo fibroso em resposta a trauma ou infecção.
REGIÃO/TRÍGONO CERVICAL ANTERIOR: Parte do pescoço anterior ao músculo trapézio. Dois trígonos são encontrados no interior da parte anterior do pescoço: a região/trígono cervical anterior, que contém estruturas anteriores ao músculo esternocleidomastóideo, e a região/trígono cervical lateral, que contém as estruturas posteriores ao músculo esternocleidomastóideo.

DISCUSSÃO

Um ponto de referência superficial, na face anterior do pescoço, é o **músculo esternocleidomastóideo,** que divide a parte anterior do pescoço em **trígonos cervicais anterior e posterior.** A cabeça superior do músculo se insere no processo mastoide do temporal. Inferiormente, o músculo se divide para se inserir separadamente no manúbrio do esterno e na clavícula (Figura 38.1).

A contração do músculo esternocleidomastóideo possui duas sequelas: **rotação da cabeça para o lado oposto** – assim, a contração do músculo esternocleidomastóideo direito gira o nariz para a esquerda, e a **flexão lateral** – contração constante de um único músculo esternocleidomastóideo frequentemente resulta na flexão

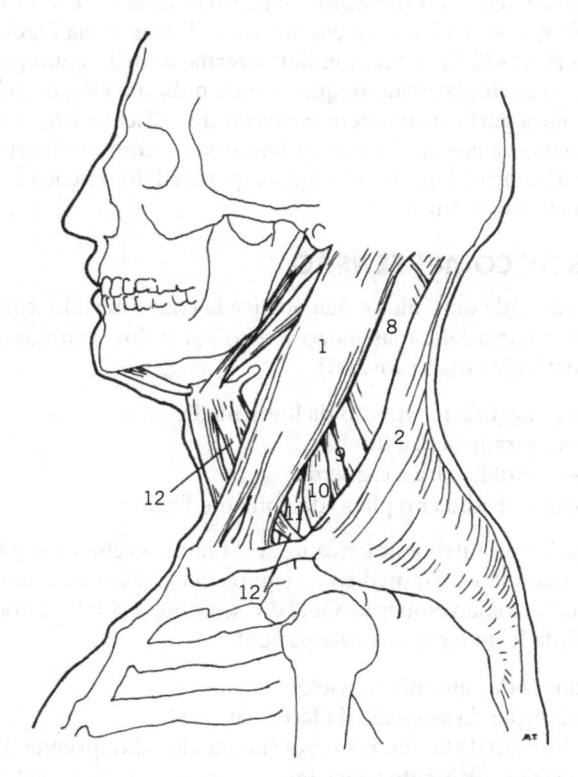

Figura 38.1 O músculo esternocleidomastóideo e a parte anterior do pescoço: 1 = músculo esternocleidomastóideo, 2 = músculo trapézio, 8 = músculo esplênio da cabeça, 9 = músculo levantador da escápula, 10 = músculo escaleno médio, 11 = músculo escaleno anterior, 12 = músculo omo-hióideo. (*Reproduzida, com permissão, da University of Texas Health Science Center, Houston Medical School.*)

lateral para o lado comprometido e rotação para o lado oposto, algumas vezes chamada de "torcicolo". Contrações simultâneas de ambos os músculos esternocleidomastóideos possivelmente contribuem para a flexão do pescoço estendido, porque os movimentos rotacionais se cancelam mutuamente. No entanto, essa não é uma ação potente, a menos que o pescoço esteja flectido contra resistência. O **músculo esternocleidomastóideo** é inervado pelo **nervo acessório** (NC XI), que também inerva o **músculo trapézio**.

Outros pontos de referência no pescoço incluem a **proeminência laríngea** (pomo de adão) na linha mediana. A proeminência é formada pela **margem superior da cartilagem tireóidea**. A veia jugular externa é proeminente em algumas pessoas. Ela se origina das veias retromandibular e auricular posterior, logo abaixo da orelha, e cruza acima do músculo esternocleidomastóideo, no trígono cervical posterior. Embora variável, seu trajeto normal é drenar a veia jugular interna antes de se unir à veia subclávia. A **veia jugular externa** também é um ponto de referência para o **nervo auricular magno**, que cruza o músculo esternocleidomastóideo à medida que sobe a partir da margem posterior do músculo. Pregas do platisma são observadas quando a pele do pescoço é tensionada (como no barbear). Esse músculo da expressão facial é o músculo mais superficial do pescoço e segue abaixo da fáscia superficial subjacente à pele.

QUESTÕES DE COMPREENSÃO

38.1 Uma menina de dois anos é diagnosticada com torcicolo, comprometendo o músculo esternocleidomastóideo direito. Qual dos seguintes descreve a alteração anatômica mais provável?

   A. Cabeça flectida na direção da linha mediana
   B. Cabeça girada para a direita
   C. Cabeça girada para a esquerda
   D. Cabeça estendida no plano da linha mediana

38.2 Um jogador de futebol americano de 24 anos recebe uma pancada na parte esquerda do crânio e o médico da equipe percebe fraqueza no músculo esternocleidomastóideo esquerdo. Qual dos seguintes achados associados tem mais probabilidade de ser visto nesse paciente?

   A. Fraqueza do músculo masseter
   B. Diminuição da sensação da face ipsilateral
   C. Diminuição da lacrimação proveniente do olho ipsilateral
   D. Fraqueza do músculo trapézio

38.3 Um clínico está palpando a parte anterior do pescoço de um paciente que se envolveu em um acidente de carro e percebe a proeminência laríngea. Qual dos seguintes descreve a estrutura anatômica que corresponde a essa proeminência?

   A. Cartilagem tireóidea
   B. Cartilagem cricóidea

C. Hioide
D. Primeiro anel da traqueia

RESPOSTAS

38.1 **C.** Com torcicolo, o músculo esternocleidomastóideo é encurtado, levando à rotação da cabeça em direção ao lado contralateral.
38.2 **D.** Os músculos esternocleidomastóideo e trapézio são inervados pelo nervo acessório (NC XI), que corre risco no trígono cervical lateral.
38.3 **A.** A proeminência laríngea é produzida pela margem superior da cartilagem tireóidea.

DICAS DE ANATOMIA

- A parte anterior do pescoço contém estruturas que se situam anteriormente ao músculo trapézio.
- O músculo esternocleidomastóideo divide a parte anterior do pescoço em trígonos cervicais anterior e lateral.
- A contração do músculo esternocleidomastóideo provoca a rotação da cabeça para o lado oposto e a flexão lateral.
- A proeminência laríngea, na linha mediana, é formada pela margem superior da cartilagem tireóidea.

REFERÊNCIAS

Gilroy AM, MacPherson BR, Ross LM. *Atlas of Anatomy*, 2nd ed. New York, NY: Thieme Medical Publishers; 2012:512, 588–589.

Moore KL, Dalley AF, Agur AMR. *Clinically Oriented Anatomy*, 7th ed. Baltimore, MD: Lippincott Williams & Wilkins; 2014:989–992, 1007–1008.

Netter FH. *Atlas of Human Anatomy*, 6th ed. Philadelphia, PA: Saunders; 2014: plates 27, 29, 128.

CASO 39

Um homem de 67 anos tem expectorado sangue vermelho vivo durante uma semana. Ele nega exposição à tuberculose, mas fumou um maço de cigarros por dia durante 30 anos. No exame, os pulmões estavam claros. Palpação nas regiões supraclaviculares mostra uma massa irregular indolor no lado esquerdo.

▶ Qual é o diagnóstico mais provável?
▶ Qual é a explicação anatômica para essa massa específica?

RESPOSTAS PARA O CASO 39

Linfonodos supraclaviculares metastáticos

Resumo: Um homem de 67 anos que fumou cigarros por 30 anos apresenta uma história de hemoptise há uma semana. Palpação das regiões supraclaviculares mostra uma massa irregular indolor dura no lado esquerdo.

- **Diagnóstico mais provável:** Carcinoma de pulmão com linfonodo supraclavicular metastático no lado esquerdo.
- **Explicação anatômica para essa massa específica:** Drenagem linfática pelo ducto torácico para a veia braquiocefálica esquerda.

ABORDAGEM CLÍNICA

O fumante se queixa de **hemoptise,** a expectoração de sangue vermelho vivo, por uma semana. Isso é altamente indicativo de carcinoma de pulmão. Essa é provavelmente a metástase mais maligna para linfonodos nessa área. Como a linfa drenada do abdome, tórax e extremidades inferiores é direcionada por meio do ducto torácico para a veia subclávia esquerda, o local mais comum de comprometimento dos linfonodos supraclaviculares é o lado esquerdo.

ABORDAGEM AO

Pescoço: vasos linfáticos

OBJETIVOS

1. Ser capaz de descrever os padrões gerais de drenagem linfática no corpo.
2. Ser capaz de distinguir o fluxo linfático pelos linfonodos supraclaviculares do fluxo por outros linfonodos no pescoço.

DEFINIÇÕES

HEMOPTISE: Expectoração de sangue.
PALPAÇÃO: Técnica de exame físico que usa as mãos ou dedos para perceber a contração muscular involuntária decorrente de dor ou massas.
METÁSTASE: Difusão de doença de uma parte do corpo para outra; o termo geralmente é usado para descrever a disseminação de células cancerosas.

DISCUSSÃO

O sistema linfático complementa o sistema venoso como uma via de retorno dos componentes séricos para o coração. O sangue flui dos pulmões para a periferia pela ação de bombeamento do coração. No sistema vascular fechado, o sistema venoso se forma a partir dos capilares, os vasos com o menor diâmetro. O sangue é drenado para veias cada vez maiores à medida que é transportado de volta para o

CASOS CLÍNICOS EM ANATOMIA 259

coração e os pulmões. No entanto, nem todos os componentes do líquido extracelular são captados pelo sistema venoso. Uma via secundária é pelo sistema linfático. Esses vasos finos se formam a partir dos plexos nos tecidos e, como as veias, formam vasos de diâmetro cada vez maior. Contudo, diferentemente das veias, os vasos linfáticos não são canais contínuos. Ao contrário, são interrompidos pelos **linfonodos**, que contêm agregações densas de leucócitos.

Em geral, os **vasos linfáticos da parte inferior do diafragma**, em ambos os lados do corpo, drenam para a **cisterna do quilo** e, em seguida, para o **ducto torácico**. Essa é uma via especialmente importante para gotículas de gordura (adiposas) que são absorvidas a partir do trato gastrintestinal após uma refeição. O ducto torácico sobe no mediastino posterior para drenar ao interior do sistema venoso, na junção entre as **veias subclávia esquerda e jugular interna**. Acima do diafragma, incluindo a cabeça e o pescoço, os vasos linfáticos no lado esquerdo também drenam para o ducto torácico. No **lado direito**, os vasos drenam para o interior do pequeno ducto linfático direito, que drena variavelmente para a **veia subclávia direita**.

No pescoço, **os vasos linfáticos fluem de superficial para profundo, correndo paralelos às veias principais.** Diversos agrupamentos de linfonodos foram distinguidos e divididos em grupos superficial e profundo. Em geral, o fluxo é de superior para inferior e de superficial para profundo. Contudo, o grupo inferior profundo, que se situa ao longo da parte inferior das veias jugular interna e subclávia, também drena para a extremidade superior, o tórax e o abdome.

O **sistema linfático é importante para a compreensão da disseminação do câncer** (Figura 39.1). Diferentemente das veias, a força contrátil do coração não

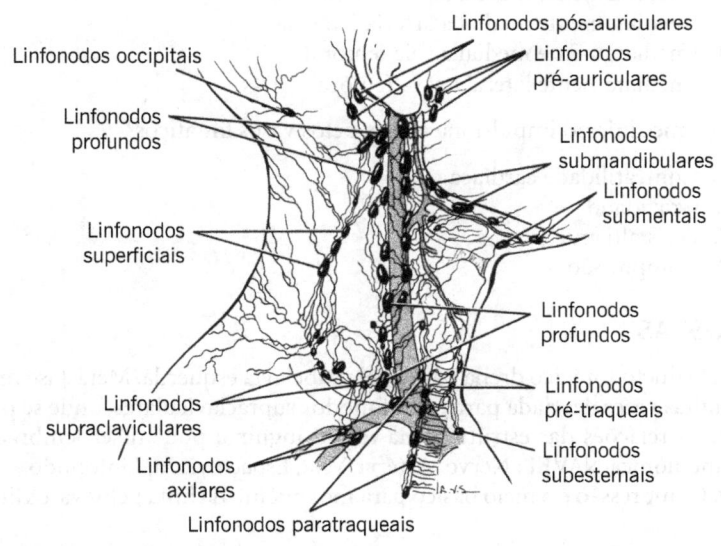

Figura 39.1 Vasos linfáticos do pescoço. (*Reproduzida, com permissão, de Lindner HH. Clinical Anatomy. East Norwalk, CT: Appleton & Lange, 1989:156.*)

exerce pressão hidrostática nos vasos linfáticos. **A linfa se move por compressão dos tecidos vizinhos.**
Poucos vasos linfáticos possuem válvulas, portanto, o fluxo é muito variável. Células transformadas a partir de um tecido migram pelos vasos linfáticos para tecidos adjacentes. Células tumorais com frequência se proliferam no interior dos linfonodos e provocam o aumento dos linfonodos. No pescoço, os linfonodos supraclaviculares são normalmente referidos como **linfonodos sentinelas**, porque seu aumento é o primeiro sinal de câncer que se origina no tórax ou abdome.

QUESTÕES DE COMPREENSÃO

39.1 Um homem de 57 anos é diagnosticado com câncer de colo. Ele provavelmente tem uma massa metastática no pescoço, no ducto torácico. Onde a metástase está provavelmente localizada?

   A. Região supraclavicular direita
   B. Região subclavicular direita
   C. Região supraclavicular esquerda
   D. Área subclavicular esquerda

39.2 Uma mulher de 65 anos tem câncer no pudendo feminino. Percebe-se metástase do câncer para os linfonodos no trígono femoral. Qual das seguintes opções melhor descreve a localização dos linfonodos?

   A. Imediatamente lateral ao nervo femoral
   B. Imediatamente medial ao nervo femoral
   C. Imediatamente medial à artéria femoral
   D. Imediatamente medial à veia femoral
   E. Imediatamente lateral à veia femoral

39.3 Que mecanismo impulsiona a linfa pelos vasos linfáticos?

   A. Contratilidade cardíaca
   B. Gravidade
   C. Peristaltismo
   D. Compressão

RESPOSTAS

39.1 **C.** O ducto torácico drena para a veia subclávia esquerda. Metástase maligna é muitas vezes desviada para os linfonodos supraclaviculares, onde se prolifera.

39.2 **D.** As relações das estruturas na região inguinal podem ser lembradas pela mnemônica NAVEL: Nervo, Artéria, Veia, Espaço vazio, Linfonodo.

39.3 **D.** Compressão é o meio básico para movimento da linfa pelos vasos linfáticos.

DICAS DE ANATOMIA

- ▶ Os vasos linfáticos não são canais contínuos, mas são interrompidos pelos linfonodos, que contêm agregações densas de leucócitos (linfócitos).
- ▶ Em geral, os vasos linfáticos abaixo do diafragma, em ambos os lados do corpo, drenam para a cisterna do quilo e, em seguida, para o ducto torácico.
- ▶ A linfa sobe no mediastino posterior para drenar para o interior do sistema venoso, na junção entre as veias braquiocefálica e jugular interna.

REFERÊNCIAS

Gilroy AM, MacPherson BR, Ross LM. *Atlas of Anatomy*, 2nd ed. New York, NY: Thieme Medical Publishers; 2012:128–129, 614.

Moore KL, Dalley AF, Agur AMR. *Clinically Oriented Anatomy*, 7th ed. Baltimore, MD: Lippincott Williams & Wilkins, 2014:117–118, 125, 169.

Netter FH. *Atlas of Human Anatomy*, 6th ed. Philadelphia, PA: Saunders; 2014: plates 74, 205.

CASO 40

Uma mulher de 28 anos, na 19ª semana de gravidez, se queixa de início agudo de parestesia da bochecha direita e ptose da face direita, que ocorreu há uma semana. Ela nega trauma na cabeça. No exame, a paciente tem dificuldade de fechar a pálpebra direita, e a "prega nasolabial direita" está mais suave do que a esquerda. Ela também está babando do lado direito da boca. O restante do exame neurológico é normal.

▶ Qual é o diagnóstico mais provável?
▶ Qual é o mecanismo anatômico para essa condição?

RESPOSTAS PARA O CASO 40

Paralisia de Bell/paralisia facial periférica

Resumo: Uma mulher de 28 anos, na 19ª semana de gravidez, se queixa de início súbito de parestesia da bochecha direita e ptose da face direita. Ela nega trauma na cabeça. No exame, a paciente apresenta dificuldade de fechar a pálpebra direita e suavização da prega nasolabial direita. O restante do exame neurológico é normal.

- **Diagnóstico mais provável:** Paralisia de Bell/paralisia facial periférica (paralisia idiopática do nervo facial [NC VII]).
- **Mecanismo anatômico para essa condição:** Disfunção da parte periférica do nervo facial.

ABORDAGEM CLÍNICA

A paralisia facial periférica é uma forma idiopática de paralisia do nervo facial, que geralmente se manifesta como início súbito de fraqueza facial unilateral. A parte periférica do nervo facial (NC VII) é comprometida, o que pode levar à perda da gustação/paladar em um lado da língua, fraqueza do músculo orbicular do olho (incapacidade de fechar os olhos) e fraqueza do músculo orbicular da boca (incapacidade de corrugar os lábios). As partes superior e inferior da face são comprometidas, o que é consistente com neuropatia periférica. Por outro lado, fraqueza separada da parte inferior da face provavelmente indica uma lesão do neurônio motor superior. Fraqueza máxima normalmente evolui durante diversas horas e se resolve em uma semana. Embora os pacientes possam experimentar uma sensação de parestesia facial, geralmente não ocorre perda sensorial. A gravidez parece aumentar a incidência da paralisia facial periférica. Manter os olhos úmidos e protegidos é uma parte importante da terapia. O olho é vulnerável à secura, em função do piscamento prejudicado. Dano ao trajeto intracraniano das fibras parassimpáticas, no nervo petroso maior, também pode contribuir para a diminuição de estímulo da glândula lacrimal. A terapia com corticosteroide oral pode acelerar a recuperação. A recuperação total quase sempre ocorre.

ABORDAGEM AO
Nervo facial

OBJETIVOS

1. Ser capaz de descrever o trajeto do nervo facial (NC VII).
2. Ser capaz de listar os componentes funcionais do nervo facial.

DEFINIÇÕES

PARALISIA DE BELL: Paralisia idiopática da parte periférica do nervo facial (NC VII), levando à fraqueza facial ipsilateral.

CASOS CLÍNICOS EM ANATOMIA   **265**

CORDA DO TÍMPANO: Pequeno ramo do nervo facial que inerva os receptores gustatórios nos dois terços anteriores da língua.
NEURÔNIO MOTOR SUPERIOR: Neurônios que conduzem informação das áreas motoras do encéfalo para a medula espinal. Os neurônios motores inferiores se projetam a partir da substância cinzenta, na medula espinal, para o músculo periférico.
NERVO VIDIANO: Nervo do canal pterigóideo.
MÚSCULO BRANQUIOMÉRICO: Músculo esquelético derivado de um dos arcos branquiais. Em geral esse músculo é inervado pelos nervos cranianos.

DISCUSSÃO

O **nervo facial (NC VII)** se origina da **face lateral da parte caudal da ponte**, na **junção pontocerebelar/cerebelopontina**. Existem duas raízes para o nervo: a grande **raiz motora branquiomérica** e o pequeno **nervo intermédio**, que contém as fibras motoras viscerais e sensoriais. O **nervo facial corre lateralmente com o nervo vestibulococlear (NC VIII)** para entrar no meato acústico interno (Figura 40.1). O meato é algumas vezes descrito como tendo quatro quadrantes. O nervo facial cruza o quadrante anterossuperior, enquanto as divisões do nervo vestibulococlear cruzam os outros três.

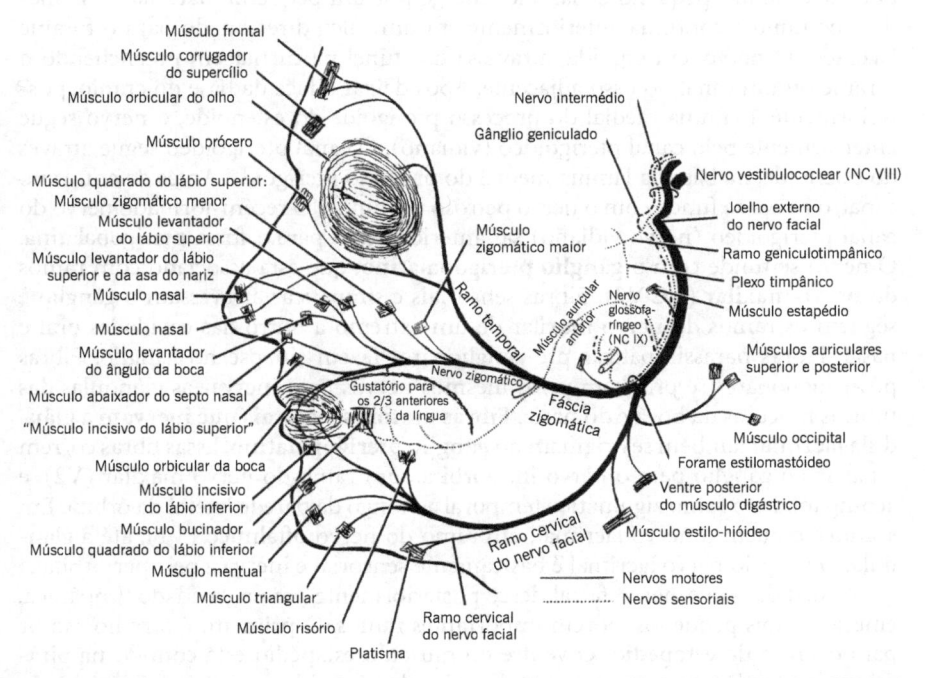

Figura 40.1 O nervo facial. (*Reproduzida, com permissão, de Lindner HH. Clinical Anatomy. East Norwalk, CT: Appleton & Lange, 1989:49.*)

O nervo facial continua lateralmente até alcançar o labirinto ósseo da orelha interna. Nesse ponto, o tronco principal se curva acentuadamente na direção posterior para entrar no **canal facial do temporal**. A curvatura é chamada de **joelho**. As fibras que constituem o nervo petroso maior se originam do joelho e seguem anteriormente (descrito mais abaixo).

Além disso, localizado no joelho, encontra-se o **gânglio geniculado**, o agrupamento de corpos celulares sensoriais que seguem no nervo facial.

O nervo facial atravessa o canal facial à medida que segue posteriormente no interior da **parede medial da cavidade timpânica, inferior ao canal semicircular lateral**. Conforme o canal alcança a parede posterior da cavidade timpânica, se curva inferiormente, emitindo dois ramos notáveis, descritos abaixo. O nervo deixa o crânio através do **forame estilomastóideo**, localizado entre os processos estiloide e mastoide.

O **nervo facial**, em seguida, segue anteriormente **pela glândula parótida** e divide a glândula em duas partes: superficial e profunda. O nervo diverge em padrões variáveis para formar **cinco ramos principais** que inervam os músculos da expressão facial: **temporal, zigomático, bucal, mandibular e cervical**. Há também um ramo auricular posterior menor que inerva os músculos extra-auriculares. Nervos sensoriais podem inervar uma pequena área de pele na face posterior da orelha.

O **nervo petroso maior** emerge do **gânglio geniculado** e segue anteriormente por meio de um pequeno canal. Ele emerge por um pequeno hiato na fossa média do crânio e continua anteriormente em um sulco direcionado para o forame lacerado. O nervo, em seguida, atravessa um túnel na cartilagem preenchendo o forame ou um canal no osso adjacente. Após deixar a face da base do crânio, posteriormente à lâmina medial do processo pterigoide do esfenoide, o nervo segue anteriormente pelo canal pterigóideo (vidiano). O canal pterigóideo segue através do esfenoide, na base da lâmina medial do processo pterigoide. Antes de entrar no canal, o nervo se funde com o nervo petroso profundo. O recém-formado nervo do canal pterigóideo (nervo vidiano) sai anteriormente para a fossa pterigopalatina. O nervo se funde com o **gânglio pterigopalatino**, que está associado com ramos do **nervo maxilar (NC V2)**. Fibras sensoriais e simpáticas atravessam o gânglio e seguem os ramos do nervo maxilar de um extremo a outro das cavidades oral e nasal. Fibras parassimpáticas pré-ganglionares fazem sinapse no gânglio. Fibras pós-ganglionares se projetam pelos mesmos nervos para inervar as glândulas das túnicas mucosas da boca e do nariz. **Fibras motoras viscerais que inervam a glândula lacrimal** também se originam no gânglio pterigopalatino. Essas fibras correm a partir do gânglio para o nervo infraorbital, um ramo do nervo maxilar (V2), e acompanham o ramo zigomático temporal ao longo da parede lateral da órbita. Em seguida, seguem o nervo lacrimal, um ramo do nervo oftálmico (V1), até a glândula. O próprio nervo lacrimal é basicamente sensorial e inerva a pele periorbital.

À medida que o nervo facial desce posteriormente para a cavidade timpânica, emergem dois pequenos, porém importantes ramos. O primeiro é o ramo motor para o **músculo estapédio**. O ventre do músculo estapédio está contido na pirâmide. Seu tendão emerge por meio do ápice da pirâmide para se inserir no corpo do estribo. A contração do músculo estapédio amortece a vibração dos ossículos, protegendo-os, assim, contra sons altos. O segundo ramo nessa região é a **corda do tímpano**, que se ramifica a partir do tronco motor antes de deixar o forame estilomastóideo e entrar na cavidade timpânica, por meio de um canal pequeno na parede posterior. A corda do tímpano, em seguida, corre anterolateralmente, profunda à membrana timpânica. À medida que o faz, corre entre os processos verticais da bigorna e do martelo.segue anterior e inferiormente pelo temporal e emerge a partir da face basal do crânio, por meio da fissura pterigotimpânica. O nervo, em seguida, segue pela fossa infratemporal ao longo da face superficial do músculo pterigoide medial antes de se unir ao nervo lingual. Fibras sensoriais na corda do tímpano seguem com os ramos do nervo lingual para inervar os **receptores gustatórios nos dois terços anteriores da língua**. Fibras parassimpáticas pré-ganglionares fazem sinapse no **gânglio submandibular**. Fibras pós-ganglionares inervam as **glândulas salivares sublingual e submandibular**.

Além do complexo padrão de ramificação, o nervo facial possui muitos componentes funcionais. Em resumo, ele é basicamente um nervo motor que inerva os músculos braquioméricos. Esses são primariamente os **músculos da expressão facial,** mas também incluem os **músculos estapédio, estilo-hióideo** e o **ventre posterior do músculo digástrico.** Outra função importante do nervo facial é inervar as fibras motoras viscerais que inervam a **glândula lacrimal, as glândulas salivares sublingual e submandibular** e as **glândulas secretoras de muco das cavidades oral e nasal.** O nervo facial possui um componente sensorial importante. O componente sensorial especial que suporta o **paladar nos dois terços anteriores da língua é finalmente transportado pelo nervo lingual.** Existe um componente menor de sensação geral proveniente da inervação de uma pequena área de pele, na face posterior da orelha.

QUESTÕES DE COMPREENSÃO

40.1 Um homem de 44 anos se queixa de cefaleias e dificuldade de audição na orelha direita. Ele também apresenta fraqueza nos músculos da face. Qual das seguintes é a explicação mais provável?

A. Paralisia periférica do nervo facial (NC VII)
B. Paralisia periférica do nervo vestibulococlear (NC VIII)
C. Lesão do ângulo pontocerebelar
D. Lesão do gânglio trigeminal

40.2 Uma lesão ao nervo facial (NC VII) à medida que deixa o forame estilomastóideo interromperia qual função?

A. Paladar para a parte posterior da língua
B. Sensação para a córnea
C. Sensação para a bochecha
D. Sensação para a parte anterior do couro cabeludo/escalpo
E. Enrugamento da testa

40.3 Uma mulher de 33 anos sofreu uma fratura do crânio que levou à paralisia unilateral do nervo facial. Qual das seguintes fraturas foi mais provavelmente responsável?

    A. Frontal da calvária
    B. Fratura do temporal comprometendo a parte escamosa
    C. Fratura do occipital
    D. Fratura basilar comprometendo a área mastóidea

RESPOSTAS

40.1 **C.** Quando múltiplos nervos são afetados, é improvável que seja um transtorno periférico. Nervos cranianos VII e VIII saem em íntima proximidade a partir da ponte. Um schwanoma (neoplasia encapsulada benigna) comprometendo o ângulo pontocerebelar afeta ambos os nervos cranianos.

40.2 **E.** Enrugamento da testa resulta da contração do músculo frontal, que é inervado pelo nervo facial. O nervo facial é responsável pelo paladar nos dois terços anteriores da língua, mas a corda do tímpano emerge antes que o tronco principal saia pelo forame estilomastóideo. A sensação da córnea e a sensação para a bochecha são fornecidas pelo nervo trigêmeo.

40.3 **D.** A fratura da base comprometendo a região mastóidea do temporal pode afetar o nervo facial à medida que deixa o forame estilomastóideo.

DICAS DE ANATOMIA

▶ Fibras sensoriais, na corda do tímpano, seguem com ramos do nervo lingual para inervarem os receptores gustatórios nos dois terços anteriores da língua.
▶ O nervo facial inerva a maioria dos músculos comprometidos com a expressão facial, mas também inerva os músculos estapédio, estilo-hióideo e ventre posterior do músculo digástrico.
▶ O NC VII transporta neurônios motores viscerais que suprem a glândula lacrimal, as glândulas salivares sublingual e submandibular e as glândulas secretoras de muco das cavidades oral e nasal.

REFERÊNCIAS

Gilroy AM, MacPherson BR, Ross LM. *Atlas of Anatomy*, 2nd ed. New York, NY: Thieme Medical Publishers; 2012:488–489, 492–493, 504–505, 514–515, 528–530.

Moore KL, Dalley AF, Agur AMR. *Clinically Oriented Anatomy*, 7th ed. Baltimore, MD: Lippincott Williams & Wilkins; 2014:853–855, 861, 1068–1070.

Netter FH. *Atlas of Human Anatomy*, 6th ed. Philadelphia, PA: Saunders; 2014: plates 24, 124.

CASO 41

Uma mulher de 35 anos se queixa de espasmos doloridos excruciantes na bochecha e mento direitos. Esses episódios de dor duram poucos segundos e são intensos. Ela foi diagnosticada com esclerose múltipla há dois anos. Atualmente, não está tomando medicamentos, embora tenha recebido terapia intravenosa com corticosteroides anteriormente. O médico diz que o problema está relacionado com o nervo que inerva a pele da área da bochecha.

▶ Qual é o diagnóstico mais provável?
▶ Qual é a explicação anatômica para essa condição?

RESPOSTAS PARA O CASO 41
Neuralgia do trigêmeo

Resumo: Uma mulher de 35 anos que tem esclerose múltipla se queixa de espasmos de dor excruciantes que acometem a bochecha e o mento direitos e dura por alguns segundos.

- **Diagnóstico mais provável:** Neuralgia do trigêmeo.
- **Explicação anatômica para essa condição:** A dor acompanha a distribuição do NC V, que inerva os olhos, as bochechas e o mento.

ABORDAGEM CLÍNICA

Neuralgia do trigêmeo está entre os tipos mais excruciantes de dor vistos pelos médicos; é uma dor tão intensa que provoca encolhimento do paciente. Essa jovem mulher se queixa de segundos de dor espasmódica intensa da bochecha e do mento direitos. A história de esclerose múltipla é importante, porque a neuralgia do trigêmeo é relativamente comum nesse grupo de pacientes. O caráter da dor exclui algumas das outras etiologias comuns da cabeça ou dor facial, como enxaqueca (geralmente dor unilateral pulsátil com comprometimento orbital) ou cefaleia tensional (dor de contração semelhante a faixa proveniente das têmporas para o ocipúcio bilateralmente). A paciente não apresenta história de vírus herpes simples, que também afeta o NC V. O nervo trigêmeo possui três ramos de destruição sensorial. O tratamento inclui carbamazepina ou baclofeno e, em casos graves, ablação do nervo trigêmeo.

ABORDAGEM AO
Nervo trigêmeo

OBJETIVOS

1. Ser capaz de relacionar os dermátomos da face com os ramos do nervo trigêmeo (NC V).
2. Ser capaz de listar as funções do nervo trigêmeo.

DEFINIÇÕES

ESCLEROSE MÚLTIPLA: Doença na qual placas surgem no sistema nervoso, em razão da proliferação de tecido conectivo fibroso ou células da glia. **Esclerose**, em geral, se refere ao endurecimento do tecido, como na aterosclerose, ou endurecimento das artérias.
BACLOFENO: Relaxante muscular que atua por meio dos receptores do ácido γ-aminobutírico tipo b ($GABA_b$).

CASOS CLÍNICOS EM ANATOMIA   **271**

CARBAMAZEPINA: Medicamento anticonvulsivante que atua centralmente e de ação desconhecida.

DISCUSSÃO

O **nervo trigêmeo** deixa o encéfalo a partir da **face lateral da ponte**. As fibras sensoriais se originam como uma grande raiz. As fibras motoras para os **músculos da mastigação** normalmente se originam como uma raiz separada menor. O nervo segue na face lateral do esfenoide, profundo ao seio cavernoso. Os corpos celulares dos nervos sensoriais formam o **gânglio trigeminal** ao longo da parede medial da fossa média do crânio. Três nervos grandes emergem do gânglio: os **nervos oftálmico (V1), maxilar (V2) e mandibular (V3)** do nervo trigêmeo (Figura 41.1).

Ramos desses nervos fornecem sensação geral para a face e parte anterior do couro cabeludo/escalpo. A parte posterior do couro cabeludo/escalpo é inervada pelos nervos espinais cervicais. O **nervo oftálmico (V1)** inerva o dermátomo que segue superiormente para a parte horizontal da linha mediana da órbita. O **nervo maxilar (V2)** inerva a região acima da maxila, inferior à órbita, incluindo a face lateral do nariz e lábio superior. Uma pequena faixa se estende superiormente sobre o arco zigomático e o músculo temporal. O **nervo mandibular (V3)** inerva uma faixa

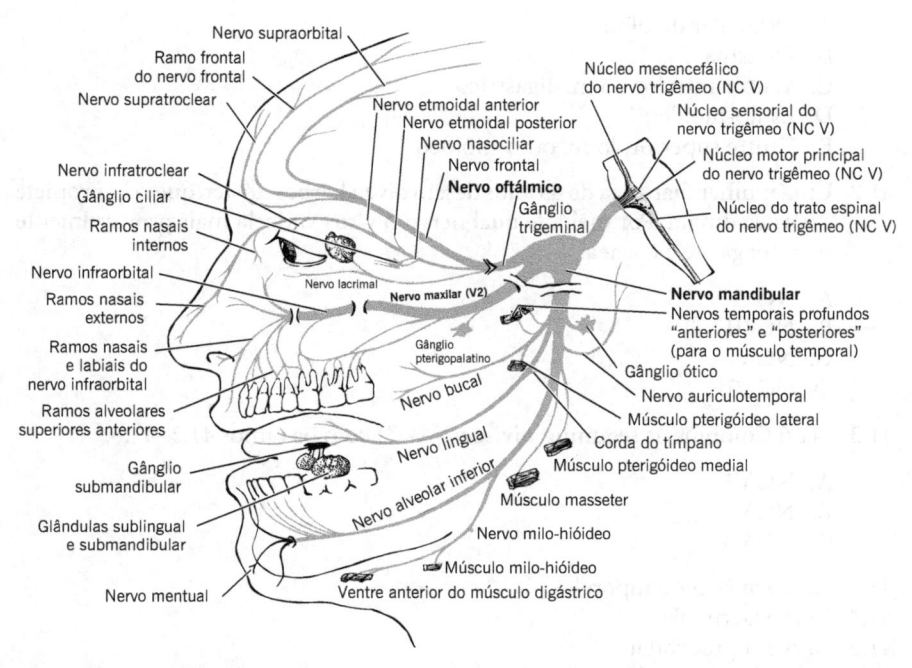

Figura 41.1 O nervo trigêmeo. (*Reproduzida, com permissão, de Waxman SG. Clinical Neuroanatomy, 25th ed. New York: McGraw-Hill, 2003:112.*)

de pele que corre superiormente sobre o músculo temporal. Os principais ramos do nervo oftálmico que inervam a pele são os nervos supraorbital e supratroclear, que inervam a pele da fronte e a parte anterior do couro cabeludo/escalpo. O nervo nasociliar inerva a pele sobre a parte medial do nariz, por meio do ramo nasal externo do nervo etmoidal anterior.

O nervo maxilar inerva a pele basicamente por meio do nevo infraorbital. Mais lateralmente, os **ramos zigomaticofacial e zigomaticotemporal** também contribuem. Os ramos do nervo mandibular que inervam a pele são o nervo auriculotemporal, superiormente, e o nervo mentual (um ramo do nervo alveolar inferior), inferiormente. O nervo bucal inerva a pele sobre a bochecha. Esse nervo também inerva a túnica mucosa da bochecha, na cavidade oral. Embora seus ramos passem pelo músculo bucinador, não fornecem inervação motora. O músculo **bucinador** é inervado pelo ramo bucal do **nervo facial (NC VII)**.

QUESTÕES DE COMPREENSÃO

41.1 Um homem de 56 anos teve um acidente vascular cerebral. Entre outros sintomas, um déficit acentuado na força da mordida foi observado no lado comprometido, indicando fraqueza no músculo da mastigação. Qual dos seguintes músculos também é inervado pelo mesmo nervo?

    A. Orbicular do olho
    B. Platisma
    C. Ventre anterior do m. digástrico
    D. Estilo-hióideo
    E. Ventre superior do m. omo-hióideo

41.2 Uma mulher diabética de 45 anos desenvolveu herpes-zóster, que compromete a córnea direita. Por meio de qual nervo o vírus varicela mais provavelmente se propaga até a córnea?

    A. NC II
    B. NC III
    C. NC V
    D. NC VII

41.3 – 41.6 Combine as seguintes divisões (A–C) com os ramos 41.3–41.6.

    A. NC V1
    B. NC V2
    C. NC V3

41.3 Nervo auriculotemporal
41.4 Nervo lacrimal
41.5 Nervo supraorbital
41.6 Nervo infraorbital

RESPOSTAS

41.1 **C.** O ventre anterior do músculo digástrico é inervado pelo nervo mandibular (NC V3), assim como os músculos da mastigação. O platisma e o músculo orbicular do olho são inervados pelo nervo facial (NC VII).

41.2 **C.** O nervo trigêmeo fornece a inervação sensorial para a córnea. Infecções por herpes simples ou vírus varicela comprometendo a face podem se disseminar por meio do nervo trigêmeo (NC V) para a córnea e comprometer a visão.

41.3 **C.** O nervo mandibular (NC V3) supre os nervos auriculotemporal, bucal e mentual.

41.4 **A.** O nervo oftálmico (NC V1) supre os nervos lacrimal, supraorbital, supratroclear e infratroclear.

41.5 **A.** O nervo oftálmico (NC V1) supre os nervos lacrimal, supraorbital, supratroclear e infratroclear.

41.6 **B.** O nervo maxilar (NC V2) supre o nervo infraorbital e o ramo zigomaticotemporal.

DICAS DE ANATOMIA

▶ O nervo trigêmeo (NC V) deixa o encéfalo a partir da face lateral da ponte.
▶ O nervo trigêmeo compreende três divisões: oftálmica, maxilar e mandibular.
▶ Ramos desses nervos fornecem sensação geral para a face e parte anterior do couro cabeludo/escalpo. A parte posterior do couro cabeludo/escalpo é inervada pelos nervos espinais cervicais.

REFERÊNCIAS

Gilroy AM, MacPherson BR, Ross LM. *Atlas of Anatomy*, 2nd ed. New York, NY: Thieme Medical Publishers; 2012:494–495, 502–503, 514–515, 530–533.

Moore KL, Dalley AF, Agur AMR. *Clinically Oriented Anatomy*, 7th ed. Baltimore, MD: Lippincott Williams & Wilkins; 2014:849–853, 1065–1067, 1081.

Netter FH. *Atlas of Human Anatomy*, 6th ed. Philadelphia, PA: Saunders; 2014: plates 2, 12, 52, 122–123.

CASO 42

Um homem de 38 anos se apresenta no pronto-socorro com queixas de uma cefaleia persistente e problemas no olho esquerdo. Ele não apresenta problemas médicos conhecidos e a cefaleia melhora ligeiramente com ibuprofeno. Nega ter quaisquer problemas anteriores com a visão. O exame revela ptose, pupila dilatada e deslocamento do bulbo do olho esquerdo "para baixo e para fora". O restante do exame está normal. Uma imagem por ressonância magnética (RM) mostra um aneurisma do círculo arterial do cérebro (círculo de Willis).

▶ Uma vez feito o exame físico, que músculos extrínsecos do bulbo do olho provavelmente não foram comprometidos?
▶ Que nervo provavelmente foi comprometido?

RESPOSTAS PARA O CASO 42
Paralisia do nervo oculomotor

Resumo: Um homem saudável de 38 anos com início recente de achados de ptose no olho esquerdo, pupila dilatada e deslocamento "para baixo e para fora".

- **Músculos extrínsecos do bulbo do olho não comprometidos:** Oblíquo superior e reto lateral.
- **Nervo comprometido:** Nervo oculomotor (NC III).

ABORDAGEM CLÍNICA

Achados de ptose, pupila dilatada e deslocamento do bulbo do olho para baixo e para fora são mais consistentes com paralisia do nervo oculomotor. O nervo oculomotor é o terceiro de 12 pares de nervos cranianos e se origina a partir do mesencéfalo. O nervo controla a maioria dos movimentos do bulbo do olho, constrição da pupila e posição da pálpebra. O deslocamento para baixo e para fora do bulbo do olho ocorre a partir da ação sem oposição dos músculos reto lateral e oblíquo superior. O músculo oblíquo superior é inervado pelo nervo troclear (NC IV), e o músculo reto lateral, pelo nervo abducente (NC VI). Uma paralisia do nervo oculomotor pode ser provocada por aneurisma, compressão, infecção, infarto ou tumor.

ABORDAGEM AOS
Músculos extrínsecos do bulbo do olho

OBJETIVOS

1. Ser capaz de nomear os sete músculos extrínsecos do bulbo do olho de cada órbita e também suas inserções, ações e inervação.
2. Ser capaz de descrever como cada um desses músculos é idealmente testado em um ambiente clínico.
3. Ser capaz de descrever a apresentação de um paciente com lesão a cada nervo que inerva esses músculos.

DEFINIÇÕES

PTOSE: Queda ou fechamento parcial da pálpebra superior.
PARALISIA NERVOSA: Paralisia parcial ou incompleta.
ANEURISMA: Dilatação da parede de uma artéria decorrente de uma condição congênita ou adquirida.

DISCUSSÃO

Os músculos extrínsecos do bulbo do olho são o levantador da pálpebra superior, os quatro retos (superior, inferior, lateral e medial) e os dois oblíquos (superior e inferior). Todos os músculos extrínsecos se originam a partir do ápice da órbita, em forma de pirâmide, próximo do canal óptico, exceto o músculo oblíquo inferior, que se origina a partir da parte anterior da parede inferior da órbita. O músculo levantador da pálpebra superior se insere diretamente na pálpebra e controla seus movimentos. Raramente, qualquer dos seis músculos que se inserem diretamente no bulbo do olho movimentam o bulbo do olho independentemente dos outros músculos, embora suas ações individuais sejam descritas normalmente. Suas inserções, ações e inervação estão listadas na Tabela 42.1 e ilustradas na Figura 42.1.

O **músculo levantador da pálpebra superior** se origina na parte posterior da órbita e se insere na pele e no tarso da pálpebra superior, que ele eleva. É oposto pela parte superior do músculo orbicular do olho. O músculo levantador contém fibras musculares lisas, que formam o músculo **tarsal superior,** que é inervado pelas fibras nervosas simpáticas durante respostas de medo ou susto.

O músculo **oblíquo superior** se origina anatomicamente no ápice posterior da órbita e passa anteriormente para a **tróclea,** uma polia semelhante a um anel fibroso na margem superomedial da órbita. A tróclea é a origem funcional desse músculo. Seu tendão atravessa a tróclea para se inserir na parte posterossuperior da esclera. Na contração, o tendão puxa a parte posterior do bulbo do olho anterior e medialmente. Assim, a **pupila é voltada para baixo e para fora.** O músculo **oblíquo inferior** se origina na parte anteromedial da parede inferior da órbita, estimulando, assim, a parte do músculo oblíquo superior, entre a tróclea e a inserção. O músculo

TABELA 42.1 • MÚSCULOS EXTRAOCULARES DA ÓRBITA

Músculo	Origem	Inserção	Ação	Inervação
Oblíquo superior	Parte posterior da órbita	Parte posterossuperior da esclera	Abaixa e abduz o olho	NC IV
Oblíquo inferior	Parte anterior da parede inferior da órbita	Parte posteroinferior da esclera	Eleva e abduz o olho	NC III
Reto superior	O anel tendíneo comum	A parte anterior da esclera	Eleva e aduz	NC III
Reto inferior	O anel tendíneo comum	A parte anterior da esclera	Abaixa e aduz	NC III
Reto lateral	O anel tendíneo comum	A parte anterior da esclera	Abduz	NC VI
Reto medial	O anel tendíneo comum	A parte anterior da esclera	Aduz	NC III

Músculo levantador da pálpebra superior (elevado)
M. oblíquo superior
M. reto superior
M. reto medial
M. reto lateral
M. reto inferior
M. oblíquo inferior

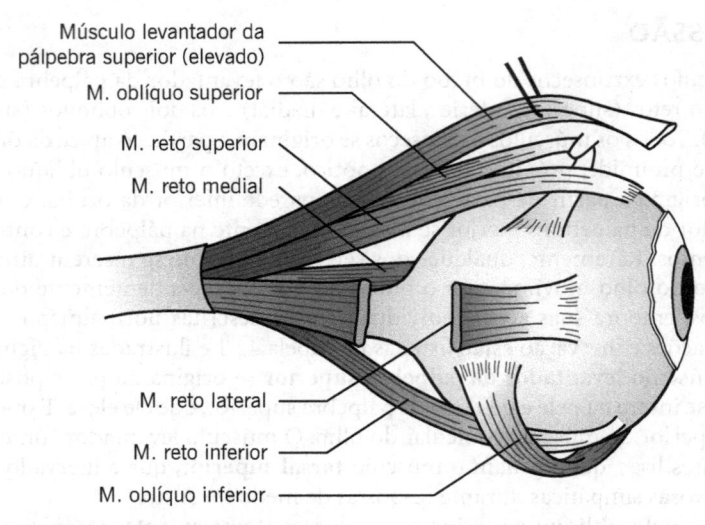

Figura 42.1 Diagrama dos músculos do olho.

se insere na parte posteroinferior da esclera e, portanto, se opõe à ação do músculo oblíquo superior. O músculo move a pupila do olho para cima e para fora. Os dois músculos oblíquos também produzem extorsão ou rotação lateral do bulbo do olho.

Os quatro músculos retos (superior, inferior, lateral e oblíquo) se originam todos de um anel tendíneo comum, que circunda o canal óptico e uma parte da fissura orbital superior, na parte posterior da órbita. Cada um se insere na metade anterior da esclera naquela parte do bulbo do olho, de acordo com seu nome. Assim, o músculo reto lateral se insere na parte anterolateral da esclera. Observe que os músculos retos superior e inferior movem o bulbo do olho para dentro ou aduzem a pupila e também produzem intorção ou rotação medial do bulbo do olho.

Para maior clareza, as descrições seguintes para o teste muscular são **apenas para o bulbo do olho direito.** Para o teste ideal dos músculos extrínsecos do bulbo do olho, o eixo do músculo é colocado paralelamente ao eixo de tração muscular. Com o bulbo do olho (pupila) abduzido, os músculos retos superior e inferior estão alinhados com sua tração, e sua ação no bulbo do olho é quase simplesmente elevação e depressão, respectivamente. Para os músculos oblíquos superior e ínfero, adução do bulbo do olho (pupila) coloca o eixo do músculo alinhado com sua tração (lembre-se de que a origem funcional do músculo oblíquo superior é a tróclea). Portanto, o bulbo do olho (pupila) é abaixado e elevado por esses dois músculos. Os músculos retos lateral e medial são testados simplesmente aduzindo ou abduzindo o bulbo do olho (pupila) (ver Figura 42.2).

Caso o **nervo oculomotor** (NC III) seja lesado, como neste caso, a pupila do bulbo do olho comprometido é voltada para baixo e para fora (por causa da ação sem oposição dos músculos oblíquo superior e reto lateral). A pupila também é

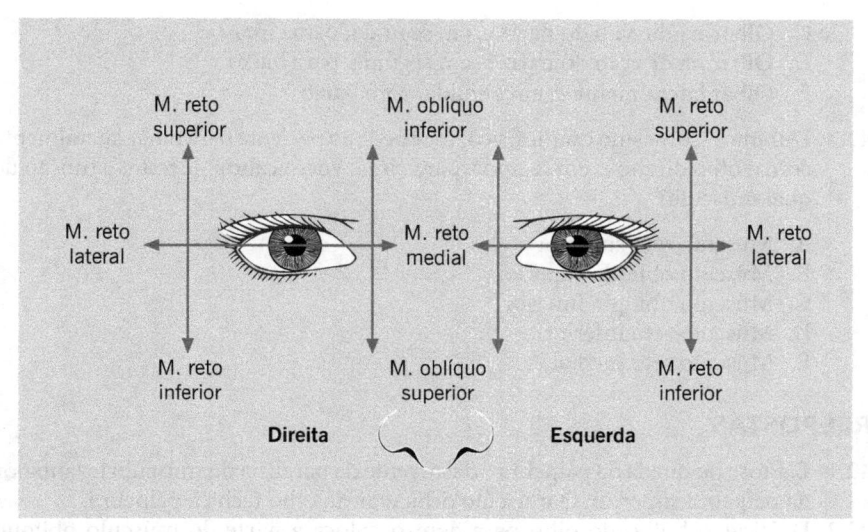

Figura 42.2 Diagrama de ação dos músculos do olho.

dilatada em razão da perda da inervação parassimpática para o músculo constritor da pupila. A perda do **nervo troclear,** embora rara, resulta em adução leve do bulbo do olho comprometido, fraqueza do olhar fixo descendente, em função da paralisia do músculo oblíquo superior, e inclinação da cabeça para eliminar diplopia (visão dupla). A perda da função do **nervo abducente** (NC VI) resulta na paralisia do músculo reto lateral e, portanto, o bulbo do olho comprometido do paciente fica voltado para dentro ou aduzido.

QUESTÕES DE COMPREENSÃO

42.1 Enquanto examina um paciente, você percebe ptose do olho esquerdo do paciente. Isso indicaria a você que existe paralisia de qual músculo?

A. Músculo orbicular
B. Músculo oblíquo superior
C. Músculo oblíquo inferior
D. Músculo reto inferior
E. Músculo levantador da pálpebra superior

42.2 Enquanto realiza um exame físico, você testa a função dos músculos inseridos no bulbo do olho e, desse modo, a integridade de sua inervação. Você testaria a função do músculo oblíquo superior pedindo ao paciente que faça qual dos seguintes movimentos?

A. Olhar em direção ao nariz
B. Olhar lateralmente

C. Olhar na direção do nariz e, em seguida, para cima
D. Olhar na direção do nariz e, em seguida, para baixo
E. Olhar lateralmente e, em seguida, para baixo

42.3 Durante esse mesmo exame físico, você pede ao paciente para olhar lateralmente com o olho direito e, em seguida, para cima. Você acabou de testar a função de qual músculo?

A. Músculo reto superior
B. Músculo oblíquo superior
C. Músculo oblíquo inferior
D. Músculo reto inferior
E. Músculo reto medial

RESPOSTAS

42.1 **E.** Ptose ou queda da pálpebra é decorrente da paralisia do músculo levantador da pálpebra superior. O músculo orbicular do olho fecha a pálpebra.

42.2 **D.** Virar o bulbo do olho para dentro coloca a parte do músculo oblíquo superior entre as trócleas, e sua inserção coloca o eixo do músculo em linha com seu eixo de tração. Como a inserção do músculo é na parte posterior da esclera, ele então vira o bulbo do olho (pupila) para baixo (deprime).

42.3 **A.** Virar o bulbo do olho para fora coloca o eixo do músculo reto superior paralelo à sua tração, e o músculo então vira o bulbo do olho para cima (eleva).

DICAS DE ANATOMIA

- $RL_6OS_4TO_3$: reto lateral, NC **VI**; oblíquo superior, NC **IV**; todos os outros, NC **III**.
- A parte funcional do músculo oblíquo superior está entre a tróclea e a inserção do tendão.
- O nervo oculomotor (NC III) inerva a maioria dos músculos extrínsecos do bulbo do olho, o músculo esfincter, da pupila, e as fibras musculares lisas, do músculo tarsal superior.

REFERÊNCIAS

Gilroy AM, MacPherson BR, Ross LM. *Atlas of Anatomy*, 2nd ed. New York, NY: Thieme Medical Publishers; 2012:501, 538–539, 541–543.

Moore KL, Dalley AF, Agur AMR. *Clinically Oriented Anatomy*, 7th ed. Baltimore, MD: Lippincott Williams & Wilkins; 2014:898–899, 903–905, 913.

Netter FH. *Atlas of Human Anatomy*, 6th ed. Philadelphia, PA: Saunders; 2014: plates 86, 88, 122.

CASO 43

Recém-nascido do sexo masculino pesando 3.500 g parece ictérico no exame. Nasceu no dia anterior de parto normal por extração a vácuo assistida, porque havia desacelerações graves na frequência cardíaca do feto. O escalpo do recém-nascido tinha uma tumefação de tecido mole descolorida, medindo 5 cm, que parecia estar contida pelas suturas lambdóidea e sagital, sem cruzá-las. A mãe não teve problemas médicos no pré-natal, e não havia história familiar de distúrbios hemorrágicos.

▶ Qual é o diagnóstico mais provável?
▶ Qual é o mecanismo anatômico para essa condição?

RESPOSTAS PARA O CASO 43
Cefalematoma

Resumo: No dia anterior, um recém-nascido do sexo masculino, pesando 3.500 g, nasceu por parto normal com extração a vácuo assistida. O recém-nascido parece ictérico, e o couro cabeludo/escalpo apresenta um hematoma, medindo 5 cm, que está contido e não cruza as suturas lambdóidea e sagital.

- **Diagnóstico mais provável:** Cefalematoma.
- **Mecanismo anatômico para essa condição:** Lesão aos ramos das artérias que irrigam a parte lateral do crânio.

ABORDAGEM CLÍNICA

Esse recém-nascido de 1 dia nasceu com o auxílio da extração a vácuo e, atualmente, apresenta icterícia e uma massa de tecido mole descolorido, que está contida no interior das suturas. Isso quase certamente representa um cefalematoma. A tumefação edematosa/bossa cerosa (***caput succedaneum***) mais comum, que é a tumefação do tecido mole do couro cabeludo/escalpo, é a resposta normal da cabeça do feto ao processo do parto. Nessa situação, o sangue atravessa as linhas de sutura. Quando uma massa de tecido mole parece contida pelas linhas de sutura, suspeita-se de cefalematoma abaixo da aponeurose epicrânica (**subgaleal**). A hemoglobina depositada no hematoma se torna bilirrubina, que é a razão da icterícia do recém-nascido. Uma radiografia ou tomografia computadorizada (TC) do crânio normalmente é feita para avaliar a fratura do crânio. A maioria desses hematomas se resolve com observação.

ABORDAGEM AO
Couro cabeludo e ao crânio

OBJETIVOS

1. Ser capaz de definir as camadas do couro cabeludo/escalpo.
2. Ser capaz de descrever a estrutura das suturas do crânio.

DEFINIÇÕES

PRINCIPAIS SUTURAS DO CRÂNIO: A **sutura sagital** corre ao longo da linha mediana do crânio, entre os dois parietais. A **sutura lambdóidea** corre da esquerda para a direita posteriormente e separa os dois parietais do occipital. A **sutura coronal** tem o mesmo trajeto anteriormente e separa o frontal dos dois parietais.
HEMATOMA: Massa de sangue que se acumula em um tecido ou espaço, normalmente coagulado.
BILIRRUBINA: Sais biliares que se formam a partir da decomposição da hemoglobina pelo fígado. Normalmente se acumula na vesícula biliar e é excretada no

intestino delgado para facilitar a digestão. Níveis elevados de bilirrubina no sangue dão à pele e à esclera dos bulbos dos olhos uma coloração amarelada (icterícia).
ICTÉRICO: Aparência amarelada da icterícia, nesse caso decorrente de decomposição local de bilirrubina no sangue que se acumulou no hematoma.
CAPUT SUCCEDANEUM: Tumefação edematosa da parte superficial do couro cabeludo/escalpo, decorrente de trauma normal do processo de parto que se resolve no período de 2 a 3 dias.

DISCUSSÃO

O couro cabeludo/escalpo é a unidade de tecido que recobre a calvária. O tecido é composto de **cinco lâminas** (Figura 43.1). A mais superficial é a **pele,** que inclui

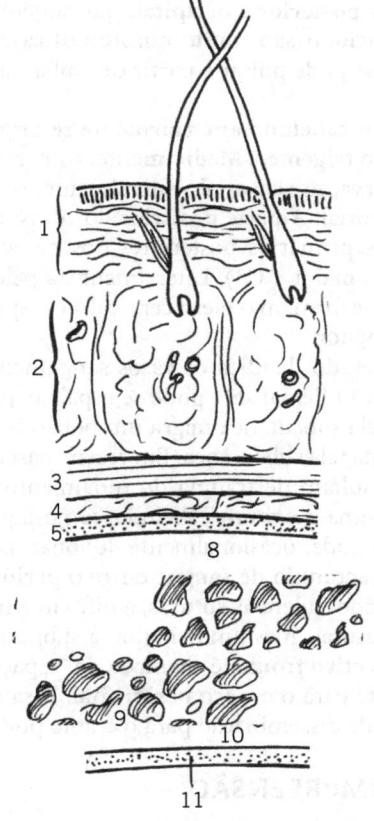

Figura 43.1 As camadas do couro cabeludo/escalpo: 1 = pele, 2 = tecido conectivo, 3 = aponeurose, 4 = tecido conectivo frouxo, 5 = periósteo, 8 = lâmina externa da calvária, 9 = díploe, 10 = lâmina interna da calvária, 11 = endocrânio. (*Reproduzida, com permissão, da University of Texas Health Science Center, Houston Medical School.*)

a derme e a tela subcutânea. Profunda à pele, encontra-se uma lâmina de **tecido conectivo** denso, que se liga firmemente à pele. A próxima lâmina é a **aponeurose** do músculo occipitofrontal (aponeurose epicrânica). Essas três lâminas se aderem firmemente e se movem juntas, como uma unidade. A quarta lâmina consiste no **tecido conectivo frouxo**. A quinta lâmina é o **periósteo**, que recobre o osso. O periósteo se adere firmemente ao osso, especialmente na região das suturas do crânio.

A flexibilidade do tecido conectivo frouxo permite às lâminas mais superficiais se moverem sobre o periósteo. Em recém-nascidos, o periósteo é aderente às suturas.

Os vasos sanguíneos que irrigam o couro cabeludo se originam de ramos das **artérias carótidas interna e externa**. Anteriormente, essas são as **artérias supraorbital e supratroclear, derivadas da artéria carótida interna**. Mais **lateral e posteriormente**, o couro cabeludo é irrigado por ramos das **artérias carótidas externas**. Esses incluem as **artérias temporais superficiais,** que sobem na frente da orelha, e as **artérias auricular posterior e occipital,** que sobem posteriores à orelha. As **artérias do couro cabeludo são muito anastomóticas.** Em consequência, após uma laceração, o sangue pode pulsar a partir de ambas as extremidades da artéria seccionada.

Os **nervos do couro cabeludo anteriormente** se originam da **primeira e terceira divisões do nervo trigêmeo.** Medialmente, os **nervos supraorbital e supratroclear** fornecem inervação sensorial. Lateralmente, o **nervo auriculotemporal** fornece inervação sensorial. A parte posterior do couro cabeludo é inervada medialmente pelos ramos primários posteriores dos nervos espinais cervicais (C2, como o nervo occipital maior e C3). Lateralmente, a pele é inervada pelos ramos primários anteriores que formam o plexo cervical, em especial, os **nervos auricular posterior e occipital menor.**

Trauma ao couro cabeludo danifica os vasos sanguíneos e, por essa razão, provocam um **hematoma**. O hematoma pode se espalhar para o interior da mesma lâmina. O sangue na tela subcutânea migra um pouco mais lentamente, em razão dos septos no interior da tela subcutânea. Em recém-nascidos, os hematomas nessa lâmina comumente resultam de trauma do movimento pelo canal de parto. De modo semelhante, trauma ao couro cabeludo como aquele induzido pelo parto com extração a vácuo pode, ocasionalmente, lesionar as **artérias no interior do periósteo, levando ao acúmulo de sangue entre o periósteo e osso**. Como o periósteo em recém-nascidos adere às suturas, a difusão é impedida. Um hematoma subcutâneo cruza as suturas, mas um hematoma subperiósteo não. Em adultos, a **camada de tecido conectivo frouxo** é chamada de "espaço perigoso", porque a infecção migra facilmente para o **espaço periorbital**. Essa é uma condição perigosa em razão do potencial de disseminação para o crânio por meio do **seio cavernoso.**

QUESTÕES DE COMPREENSÃO

43.1 Qual das seguintes opções melhor descreve as lâminas do couro cabeludo?

    A. Pele, aponeurose, tecido conectivo denso, periósteo

B. Pele, tecido conectivo frouxo, aponeurose, periósteo
C. Pele, tecido conectivo denso, aponeurose, tecido conectivo frouxo, periósteo
D. Pele, aponeurose, tecido conectivo frouxo, músculo, periósteo

43.2 Uma mulher de 65 anos se queixa de dor intensa no lado direito da cabeça. Um cirurgia vascular faz uma biópsia da artéria profunda ao músculo temporal. Em qual dos seguintes vasos o cirurgião provavelmente realizou a biópsia?
A. Artéria meníngea média
B. Artéria carótida externa
C. Artéria oftálmica
D. Artéria temporal profunda

43.3 Em um homem de 26 anos, um neurologista usa um alfinete para testar a sensação do couro cabeludo próximo da linha capilar anterior. Qual dos seguintes nervos fornece a inervação para o couro cabeludo nessa região?
A. NC V
B. NC VII
C. NC X
D. Nervo espinal C2

RESPOSTAS

43.1 **C.** As lâminas do couro cabeludo são lembradas pela mnemônica SCALP (*Skin, Connective tissue, Aponeurosis, Loose connective tissue, Periosteum*): pele, tecido conectivo, aponeurose, tecido conectivo frouxo, periósteo.

43.2 **D.** A artéria temporal é profunda ao músculo temporal e, algumas vezes, está associada com inflamação (arterite temporal). A arterite temporal ou arterite de células gigantes está associada com cefaleia e dor articular múltipla.

43.3 **A.** A parte anterior do couro cabeludo é inervada pelo nervo trigêmeo (NC V), enquanto a parte posterior do couro cabeludo é inervada pelo nervo espinal C2.

DICAS DE ANATOMIA

- Os vasos sanguíneos que irrigam o couro cabeludo são provenientes de ramos das artérias carótidas interna e externa.
- A inervação sensorial do couro cabeludo é fornecida pelo nervo trigêmeo: anteriormente pelos nervos supraorbital e supratroclear e lateralmente pelo nervo auriculotemporal. A parte posterior do couro cabeludo é inervada pelos nervos espinais C2 e C3. O nervo espinal C1 não possui componente sensorial.
- As artérias dos recém-nascidos que sofrem trauma, como aquele induzido por um parto com sucção a vácuo, podem ser danificadas no interior do periósteo e desenvolverem um hematoma abaixo do periósteo.

REFERÊNCIAS

Gilroy AM, MacPherson BR, Ross LM. *Atlas of Anatomy*, 2nd ed. New York, NY: Thieme Medical Publishers; 2012:488–489, 516–517, 528–529.

Moore KL, Dalley AF, Agur AMR. *Clinically Oriented Anatomy*, 7th ed. Baltimore, MD: Lippincott Williams & Wilkins; 2014:843–844, 856, 860–861.

Netter FH. *Atlas of Human Anatomy*, 6th ed. Philadelphia, PA: Saunders; 2014: plates 3, 14.

CASO 44

Um rapaz de 15 anos, arremessador do time de beisebol da liga juvenil, foi atingido na têmpora direita, por uma bola rebatida em linha reta. Perdeu a consciência brevemente, mas acordou após 45 segundos e não apresentava déficits neurológicos. Foi levado ao pronto-socorro e parecia estar em boa condição. Quatro horas mais tarde, enquanto estava em observação, se queixou de uma cefaleia progressiva e apresentava convulsão. No exame, a pupila direita do paciente estava dilatada e reagia lentamente à luz. O médico de emergência estava preocupado com o aumento da pressão intracraniana.

- Qual é o diagnóstico mais provável?
- Qual é a explicação anatômica para essa condição?

RESPOSTAS PARA O CASO 44
Hematoma peridural

Resumo: Um rapaz de 15 anos foi atingido por uma bola de beisebol na têmpora direita. Perdeu a consciência brevemente e apresentava intervalos lúcidos. Quatro horas mais tarde, desenvolveu cefaleia progressiva, pupila dilatada e lentamente reativa à luz e convulsão, consistente com aumento de pressão intracraniana.

- **Diagnóstico mais provável:** Hematoma epidural resultando em aumento de pressão intracraniana.
- **Explicação anatômica para essa condição:** Ruptura de um ramo da artéria meníngea média, que provoca um hematoma crescente entre a dura-máter e o crânio e exerce pressão no encéfalo subjacente.

ABORDAGEM CLÍNICA

Esse jogador de basebol de 15 anos de idade sofreu trauma contuso significativo na têmpora direita por uma bola de beisebol. Perdeu a consciência por um momento, provavelmente decorrente da concussão. Ao acordar, não apresentava déficits neurológicos. No entanto, após quatro horas, havia sinais de aumento de pressão intracraniana. A explicação mais provável é ruptura da artéria meníngea média, que está abaixo do temporal. Com o tempo, o hematoma se formou, exercendo pressão no tecido encefálico subjacente. A pupila ipsilateral foi comprometida pela compressão do nervo oculomotor (NC III) pelo lobo temporal do encéfalo. Esse cenário de perda de consciência seguida por um intervalo de lucidez e uma segunda perda de consciência é muito comum em hematoma epidural. Como essa é uma hemorragia arterial, a expansão rápida do hematoma é comum. Descompressão cerebral emergente e controle cirúrgico da hemorragia são essenciais.

ABORDAGEM ÀS
Meninges e à irrigação arterial para o encéfalo

OBJETIVOS

1. Ser capaz de listar as membranas meníngeas.
2. Ser capaz de identificar as pregas da dura-máter e os seios da dura-máter associados.
3. Ser capaz de descrever o suprimento vascular para as meninges e o encéfalo subjacente.

DEFINIÇÕES

PAQUIMENINGE: A espessa membrana meníngea, isto é, a dura-máter.

LEPTOMENINGE: As membranas finas, isto é, a aracnoide-máter e a pia-máter juntas.
SEIOS DA DURA-MÁTER: Cavidade preenchida com sangue venoso formado por uma fenda nas duas membranas da dura-máter, a lâmina periosteal externa e uma lâmina meníngea interna. O sangue drena do sistema de seios para a veia jugular interna.
PTÉRIO: Um ponto de referência na face lateral do crânio, formado pela junção do frontal, parietal, temporal e esfenoide. Normalmente possui uma aparência em forma de H.

DISCUSSÃO

Como na medula espinal, três lâminas meníngeas recobrem o encéfalo: dura-máter, aracnoide-máter e pia-máter. A **dura-máter** é uma membrana resistente espessa (paquimeninge) que é intimamente justaposta à face profunda do crânio. Imediatamente abaixo da dura-máter, está a aracnoide-máter, uma membrana fina, quase transparente, que adere à face profunda da dura-máter. A aracnoide-máter é separada do encéfalo pelo **espaço subaracnóideo,** que é preenchido com líquido cerebrospinal. A **pia-máter** é uma camada fina presa à face do próprio encéfalo. A **aracnóide-máter e a pia-máter, juntas,** podem ser referidas como as **leptomeninges.**

A **dura-máter** que recobre a face externa do encéfalo consiste **em duas camadas, uma camada periosteal externa presa ao osso e uma camada meníngea interna.** A lâmina interna forma pregas que separam os lobos principais do encéfalo. A **foice do cérebro** segue ao longo da linha mediana e separa os hemisférios cerebrais direito e esquerdo. Formando ângulos retos, o **tentório do cerebelo** separa os dois lobos do cérebro do cerebelo. Na face inferior do tentório está presa a **foice do cerebelo,** que também corre ao longo da linha mediana e separa parcialmente o cerebelo em lobos. Outra invaginação/reflexão importante dos seios da dura-máter, o **diafragma da sela,** recobre a fossa hipofisial.

Normalmente, as duas lâminas da dura-máter são firmemente justapostas, mas podem se separar para formarem os **seios da dura-máter** (Figura 44.1). Os principais seios da dura-máter são o **seio sagital superior,** que segue ao longo da margem superior da foice do cérebro, e o **seio transverso,** que segue ao longo da margem posterior do tentório do cerebelo. O **seio transverso** continua lateralmente como o **seio sigmóideo** e desemboca na veia jugular interna. Na face inferior da foice do cérebro, o **seio sagital inferior** continua como o seio reto após se unir à **veia cerebral magna (veia de Galeno),** que drena o encéfalo. Os **seios superior, reto e transverso se unem na confluência dos seios,** um ponto de referência na face interna do occipital. Outros seios importantes são os seios petrosos superior e inferior e o seio cavernoso.

Os vasos que irrigam a dura-máter são ramos da **artéria meníngea média.** Essa artéria se origina na fossa infratemporal, na primeira parte da artéria maxilar, e entra na cavidade do crânio através do forame espinhoso. A artéria corre no interior

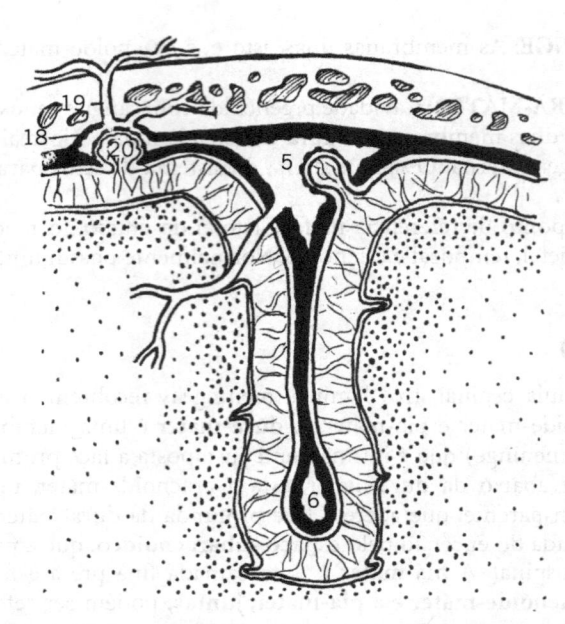

Figura 44.1 A dura-máter e as meninges: 5 = seio sagital superior, 6 = seio sagital inferior, 18 = lacuna lateral, 19 = veia emissária (conecta os seios com as veias do couro cabeludo), 20 = granulação aracnóidea (reabsorção de líquido cerebrospinal). (*Reproduzida, com permissão, da University of Texas Health Science Center, Houston Medical School.*)

da dura-máter e se separa em divisões anterior e posterior. Um ponto de referência externo para a artéria meníngea média é o **ptério, para o qual convergem o frontal, parietal, temporal e esfenoide.** Os vasos que irrigam o encéfalo se originam no **círculo arterial do cérebro (círculo de Willis)** (ver Caso 46 para mais detalhes). Essa **formação anastomótica se origina a partir das artérias carótida interna e vertebral.** Os principais ramos tendem a seguir ao longo da face do encéfalo e emitem ramos penetrantes.

Traumatismo cranioencefálico resulta em dano aos vasos e hemorragia interna. O sangue se acumula nos espaços potenciais em torno do encéfalo, expandindo seu volume e exercendo pressão no encéfalo. O local de acúmulo é característico do tipo de vaso que é comprometido. Por exemplo, ruptura da **artéria meníngea média** leva acúmulo de sangue no **espaço potencial extradural, entre a lâmina periosteal externa da dura-máter e a calvária.** O sangue proveniente de **uma artéria cerebral** decorrente, por exemplo, de um **aneurisma cerebral roto,** se acumula no **espaço subaracnóideo.** Traumatismo cranioencefálico pode resultar na **ruptura das veias quando entram no seio,** normalmente levando a acúmulo de sangue no **espaço** potencial subdural entre a dura-máter e a aracnóide-máter. Essas veias podem ser veias cerebrais que drenam o encéfalo ou veias emissárias que drenam o couro cabeludo.

QUESTÕES DE COMPREENSÃO

44.1 Um homem de 35 anos desenvolveu hemorragia intracraniana quando uma das artérias meníngeas se rompeu. Anatomicamente, onde o hematoma está localizado?

   A. Imediatamente superficial à dura-máter
   B. Imediatamente profundo à dura-máter
   C. No interior do espaço subaracnóideo
   D. No interior do parênquima do encéfalo

44.2 Um recém-nascido de 1 mês está no pronto-socorro devido a letargia e convulsões. Após um cuidado questionamento, descobriu-se que o recém-nascido foi sacudido antes da alteração no estado mental. Que vasos são mais provavelmente comprometidos?

   A. Artérias meníngeas
   B. Veias meníngeas
   C. Veias emissárias
   D. Artérias cerebrais médias

44.3 Um jovem de 21 anos é levado ao pronto-socorro após ser atingido na cabeça com um bastão de beisebol. O neurocirurgião suspeita que a fratura craniana e o hematoma subjacente ocorreram na junção dos quatro principais ossos do crânio. Qual das seguintes opções descreve essa região?

   A. Bregma
   B. Lambda
   C. Ptério
   D. Násio

RESPOSTAS

44.1 **A.** Lesões às artérias meníngeas levam a hematomas epidurais.
44.2 **C.** Recém-nascidos sacudidos são vulneráveis à laceração das veias emissárias, encontradas abaixo da dura-máter. Portanto, com frequência desenvolvem hematomas subdurais.
44.3 **C.** O ptério é um ponto de referência do crânio, no qual os quatro principais ossos do crânio (frontal, parietal, temporal e esfenoide) se unem. É também a parte mais fina do crânio.

> ### DICAS DE ANATOMIA
>
> ▶ A dura-máter, que recobre a face externa do encéfalo, consiste em duas lâminas, uma lâmina periosteal externa, presa ao osso, e uma lâmina meníngea interna.
> ▶ Um ponto de referência para a artéria meníngea média é o ptério, para o qual convergem o frontal, parietal, temporal e esfenoide.
> ▶ Os vasos que irrigam a dura-máter são ramos da artéria meníngea média; lesões a esses vasos levam a hematomas epidurais.
> ▶ O sangue proveniente das artérias cerebrais rompidas, como aquelas decorrentes de um aneurisma cerebral roto, se acumula no espaço subaracnóideo.

REFERÊNCIAS

Gilroy AM, MacPherson BR, Ross LM. *Atlas of Anatomy*, 2nd ed. New York, NY: Thieme Medical Publishers; 2012:524–525, 634–635.

Moore KL, Dalley AF, Agur AMR. *Clinically Oriented Anatomy*, 7th ed. Baltimore, MD: Lippincott Williams & Wilkins; 2014:865–874, 876–877.

Netter FH. *Atlas of Human Anatomy*, 6th ed. Philadelphia, PA: Saunders; 2014: plates 101–103.

CASO 45

Uma mulher de 36 anos se queixa de dor e tumefação abaixo da mandíbula esquerda, especialmente após alguma refeição. No exame, ela apresenta edema e hipersensibilidade ao toque na região submandibular esquerda. A palpação da boca revela uma massa dura imóvel, irregular, medindo 4 mm, na túnica mucosa da boca. Ela nega trauma na região e não apresenta distúrbio alimentar.

▶ Qual é o diagnóstico mais provável?
▶ Qual é o trajeto anatômico da estrutura comprometida?

RESPOSTAS PARA O CASO 45

Cálculo salivar

Resumo: Uma mulher de 36 anos se queixa de dor e tumefação na área submandibular esquerda. No exame, apresenta hipersensibilidade ao toque na glândula submandibular e uma massa irregular palpável, medindo 4 mm, ao longo da parte inferior (assoalho) da boca. Ela nega trauma na região e não apresenta distúrbio alimentar.

- **Diagnóstico mais provável:** Cálculo no ducto submandibular (sialolitíase).
- **Trajeto anatômico da estrutura comprometida:** O ducto submandibular drena a partir do lobo profundo da glândula submandibular e segue anterolateralmente ao longo da base da língua. Com a oclusão do ducto por um cálculo, a saliva secretada se acumula proximalmente ao cálculo, provocando, assim, distensão e dor.

ABORDAGEM CLÍNICA

Essa mulher de 36 anos teve um início súbito de dor na área submandibular esquerda. A dor é mais intensa após as refeições. Ela também se queixa de uma sensação "arenosa" na boca. A glândula submandibular esquerda parece inchada. Isso é mais consistente com um cálculo no ducto submandibular. Dor após as refeições é decorrente do acúmulo de saliva proximal ao ducto ocluído, que distende o ducto ou a cápsula da glândula. Tumefação generalizada pode ser decorrente de uma infecção secundária. A patogênese da sialolitíase é desconhecida, mas parece ser decorrente do alojamento de um apequena partícula no ducto, que atua como um núcleo para deposição de material orgânico e inorgânico. A partícula pode ser alimento, bactérias ou componentes inorgânicos da fumaça de cigarro. O próximo passo diagnóstico seria o exame com sialoendoscopia. O tratamento seria excisão do cálculo sob endoscopia e administração de antibióticos. Se necessário, a glândula seria removida cirurgicamente.

ABORDAGEM ÀS

Glândulas salivares

OBJETIVOS

1. Ser capaz de descrever as glândulas salivares e o trajeto de seus ductos até a cavidade oral.
2. Ser capaz de identificar as estruturas na parte inferior (assoalho) da boca e relacionadas com a glândula submandibular.

DEFINIÇÕES

CARÚNCULA: Pequena protuberância ou papila.
FRÊNULO: Prega de túnica mucosa que se estende ao longo da linha mediana, desde a parte inferior (assoalho) da boca até a face inferior da língua.

DISCUSSÃO

Três glândulas salivares formam um anel expansivo de preenchimento irregular em torno da cavidade oral (Figura 45.1). A **glândula parótida** se situa superficial e posteriormente ao ramo da mandíbula e inferiormente à orelha. A **glândula submandibular** se situa abaixo do ângulo e do corpo da mandíbula, superficial ao músculo milo-hióideo. A **glândula sublingual** se situa na parte inferior (assoalho) da boca, entre a mandíbula e o músculo genioglosso. Todas as glândulas secretam saliva na cavidade oral por meio de ductos. O **ducto parotídeo** emerge da margem anterior da glândula parótida, **atravessa o músculo masseter** e perfura o músculo

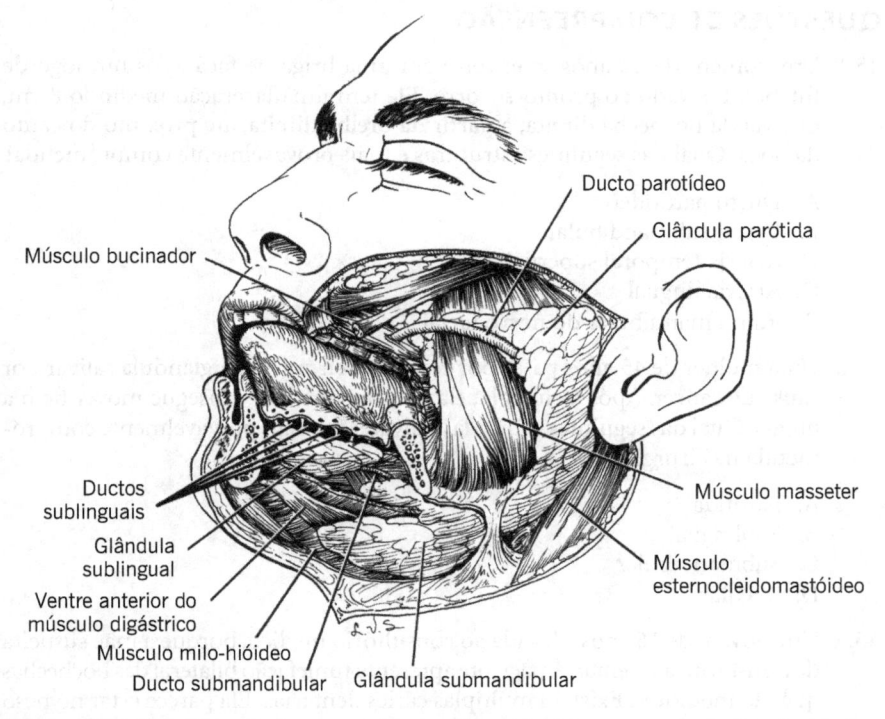

Figura 45.1 Glândulas salivares maiores. (*Reproduzida, com permissão, de Lindner HH. Clinical Anatomy. East Norwalk, CT: Appleton & Lange, 1989:60.*)

bucinador para se abrir na cavidade oral, normalmente no nível do segundo molar superior. O **ducto submandibular** forma o "lobo profundo" da glândula submandibular, **profundo ao músculo milo-hióideo.** O ducto corre anteriormente na face do músculo hioglosso e se abre na cavidade oral por meio das "carúnculas submandibulares", imediatamente lateral ao frênulo da língua. As **glândulas sublinguais** dão origem a numerosos pequenos ductos que **desembocam na base da língua.**

O **ducto submandibular** possui íntima relação com diversas estruturas importantes situadas na parte inferior (assoalho) da boca. A glândula submandibular se dobra em torno da margem posterior livre do **músculo milo-hióideo**, e o ducto se origina no "lobo profundo" da glândula. Ele segue anteriormente entre os músculos milo-hióideo e hioglosso e, em seguida, na face profunda da glândula sublingual.

O **nervo hipoglosso (NC XII) segue inferior ao ducto submandibular** para entrar na face inferior do músculo genioglosso. O nervo lingual desce na face do músculo pterigóideo medial e forma uma alça abaixo do ducto antes de inervar a parte anterior da língua.

QUESTÕES DE COMPREENSÃO

45.1 Um homem de 22 anos se envolve em uma briga de faca após um jogo de futebol. É levado ao pronto-socorro. Ele tem uma laceração medindo 8 cm, que vai da bochecha direita, a partir da orelha direita, até próximo do canto da boca. Qual das seguintes estruturas é mais provavelmente comprometida?

   A. Ducto parotídeo
   B. Ducto submandibular
   C. Artéria temporal superficial
   D. Artéria lingual
   E. Ramo mandibular do nervo facial

45.2 Uma mulher de 45 anos passa por ressecção cirúrgica da glândula salivar por causa de câncer. Após a cirurgia, ela percebe que não consegue mover bem a língua. Qual das seguintes glândulas salivares foi mais provavelmente comprometida na cirurgia?

   A. Parótida
   B. Sublingual
   C. Submandibular
   D. Maxilar

45.3 Uma jovem de 16 anos é levada ao consultório médico, porque a mãe suspeita de transtorno alimentar. A paciente apresenta tumefação bilateral das bochechas que são indolores. Existem múltiplas cáries dentárias. Ela parece estar no peso normal. Qual dos seguintes é mais provavelmente o diagnóstico?

   A. Anorexia nervosa
   B. Bulimia

C. Síndrome do intestino irritável
D. Hiperfagia sediciosa

RESPOSTAS

45.1 **A.** O ramo bucal do nervo facial e o ducto parotídeo deslocam-se na área da bochecha e são localizados por uma linha delineada do trago da orelha (ou meato acústico externo) até o canto da boca.

45.2 **C.** O nervo hipoglosso segue profundo à glândula submandibular, e lesão a esse nervo enfraquece ou paralisa os músculos da língua.

45.3 **B.** Aumento das glândulas parótidas e múltiplas cáries dentárias são comuns em indivíduos com bulimia. Pacientes afetados podem ter peso normal ou, até mesmo, ligeiro sobrepeso, e seu comportamento é caracterizado por consumo excessivo de alimento e indução ao vômito ou uso de laxantes.

DICAS DE ANATOMIA

▶ O nervo craniano que atravessa a substância da glândula parótida é o nervo facial (NC VII), que inerva os músculos da face. A própria glândula parótida recebe sua inervação secretomotora parassimpática do nervo glossofaríngeo.
▶ O ducto da glândula parótida perfura o músculo bucinador aproximadamente no nível do segundo dente molar superior, e seu término é com frequência visível durante uma inspeção no exame físico da túnica mucosa da bochecha.
▶ Durante seu trajeto anteromedial na parte inferior (assoalho) da cavidade oral, o ducto da glândula submandibular está intimamente relacionado com os nervos hipoglosso e lingual.
▶ A inervação secretomotora parassimpática de ambas as glândulas, submandibular e sublingual, é por meio de fibras do nervo facial (NC VII).

REFERÊNCIAS

Gilroy AM, MacPherson BR, Ross LM. *Atlas of Anatomy*, 2nd ed. New York, NY: Thieme Medical Publishers; 2012:580–581.

Moore KL, Dalley AF, Agur AMR. *Clinically Oriented Anatomy*, 7th ed. Baltimore, MD: Lippincott Williams & Wilkins; 2014:914–915, 943–945, 950.

Netter FH. *Atlas of Human Anatomy*, 6th ed. Philadelphia, PA: Saunders; 2014: plates 46, 58–59.

CASO 46

Um homem de 46 anos estava lavando o carro quando subitamente se queixou de uma cefaleia intensa e, em seguida, caiu no chão. O filho, que testemunhou o episódio, afirmou que o pai agarrou a cabeça com ambas as mãos e gritava de dor à medida que caía. Relatou, ainda, que o pai não tinha problemas médicos e se exercitava regularmente. No exame, no pronto-socorro, o paciente estava letárgico, mas responsivo a estímulos dolorosos intensos. As pupilas estavam dilatadas bilateralmente e reagiam lentamente à luz. Exame de tomografia computadorizada (TC) da cabeça mostrou uma hemorragia intracraniana significativa. Um angiograma demonstrou vazamento de corante/contraste proveniente da junção da artéria carótida interna com o círculo arterial do cérebro (círculo de Willis).

▶ Qual é o diagnóstico mais provável?
▶ Qual é a anatomia clínica para esse evento?

RESPOSTAS PARA O CASO 46
Aneurisma saculado

Resumo: Um homem de 43 anos considerado saudável subitamente se queixou de uma cefaleia intensa e perdeu a consciência. Ele estava letárgico, responsivo à dor penetrante e intensa, e apresentava pupilas reativas, dilatadas bilateralmente e lentas. Imagem de TC mostrou uma hemorragia intracraniana significativa, e um angiograma demonstrou vazamento de corante/contraste proveniente da junção da artéria carótida interna com o círculo arterial do cérebro (círculo de Willis).

- **Diagnóstico mais provável:** Aneurisma saculado roto/rompido.
- **Anatomia clínica para esse evento:** Fraqueza da junção arterial intracraniana.

ABORDAGEM CLÍNICA

Esse homem saudável de 43 anos teve um evento cerebral agudo e significativo. Ele teve uma cefaleia intensa, seguida rapidamente por perda de consciência. Não havia atividade motora que indicasse um ataque epiléptico. Além disso, o estado comatoso descartou etiologias autolimitadas como a síncope decorrente de reação vasovagal. Imagem do cérebro confirma hemorragia intracraniana. As possibilidades incluem uma malformação arteriovenosa (um emaranhado de vasos que algumas vezes se rompe) ou um acidente vascular cerebral hemorrágico. Um arteriograma mostra vazamento de corante/contraste, a partir da junção da artéria carótida interna com o círculo arterial do cérebro (círculo de Willis), indicando distintamente um aneurisma saculado. O suprimento sanguíneo para o encéfalo é derivado das artérias carótidas internas e vertebrais pares. A oclusão, até mesmo de um desses vasos, provocaria dano intenso, se não fosse a anastomose entre esses quatro vasos, conhecida como círculo arterial do cérebro (círculo de Willis). No entanto, ocorre fraqueza inerente na junção das artérias, e uma evaginação da parede arterial, um aneurisma saculado, pode se formar e finalmente se romper. O melhor tratamento para um aneurisma roto é a ligação cirúrgica por clipe/grampo. Medicamentos como bloqueadores dos canais de cálcio são úteis para evitar vasoespasmo arterial coexistente.

ABORDAGEM AO
Suprimento vascular do encéfalo

OBJETIVOS

1. Ser capaz de descrever o trajeto das artérias carótida interna e vertebral.
2. Ser capaz de listar os principais ramos intracranianos das artérias carótida interna e basilar.
3. Ser capaz de identificar os componentes do círculo arterial do cérebro (círculo de Willis).

DEFINIÇÕES

ANGIOGRAFIA: Técnica radiográfica na qual se injeta um meio de contraste no sistema arterial. Imagens radiológicas podem ser obtidas em intervalos regulares para acompanhar o corante/contraste a partir da irrigação arterial pela drenagem venosa. Avanços recentes na imagem por ressonância magnética (RM) tornaram possível examinar o fluxo sanguíneo sem injeção de meio de contraste
ANEURISMA: Ruptura circunscrita na parede de uma artéria que se enche de sangue e infla a túnica muscular. A dilatação resultante exerce pressão nas estruturas adjacentes e finalmente pode se romper, levando a uma rápida perda da pressão arterial
SÍNCOPE: Episódio de desmaio; perda da consciência não relacionada com o sono

DISCUSSÃO

O **suprimento de sangue arterial para o encéfalo** é derivado das **artérias carótidas internas e vertebrais pares**. As **artérias carótidas internas** se originam da **bifurcação das artérias carótidas comuns**, aproximadamente no nível da **margem superior da cartilagem tireóidea**. Elas são descritas como sendo a continuação direta das artérias carótidas comuns, não possuindo ramos no pescoço e subindo até a base do crânio, onde entram no canal carótico. As **artérias carótidas internas** passam anterior e medialmente pelo **seio cavernoso** para entrar na cavidade do crânio e se dividir em ramos terminais: a **artéria cerebral anterior** e a **artéria cerebral média**. As duas artérias cerebrais anteriores se unem por meio de um ramo comunicante. O ramo comunicante posterior une as artérias cerebral média e cerebral posterior.

As **artérias vertebrais** são os primeiros ramos das artérias subclávias na raiz do pescoço. Elas sobem por meio dos **forames transversais das vértebras C6 até C1**, entram na cavidade do crânio por meio do **forame magno** e se unem para formar a **artéria basilar** próxima da junção da ponte com a medula oblonga (Figura 46.1).

Na margem superior da ponte, a artéria basilar se divide nas **artérias cerebrais posteriores**. Os principais ramos intracranianos das **artérias vertebrais** são as **artérias cerebelares inferiores posteriores**. Antes de sua bifurcação terminal, os principais ramos da artéria basilar são as **artérias cerebelares inferiores anteriores, as artérias cerebelares superiores e as diversas artérias da ponte**.

O **círculo arterial do cérebro (círculo de Willis)** é a principal anastomose da vasculatura cerebral, permitindo a perfusão do encéfalo, mesmo com oclusão arterial de uma ou mais artérias principais (como a insuficiência carotídea). Caso a oclusão ocorra lentamente, os vasos anastomóticos se expandem para compensar. No entanto, a anastomose pode não ser capaz de compensar caso a oclusão ocorra rapidamente, como no trauma. O bloqueio de uma artéria cerebral tem efeitos característicos com base na região do encéfalo irrigada pelo vaso (Figura 46.2). A **artéria cerebral anterior** irriga a face medial do cérebro. A **artéria cerebral média** irriga as faces laterais, e a **artéria cerebral posterior** irriga a face inferior.

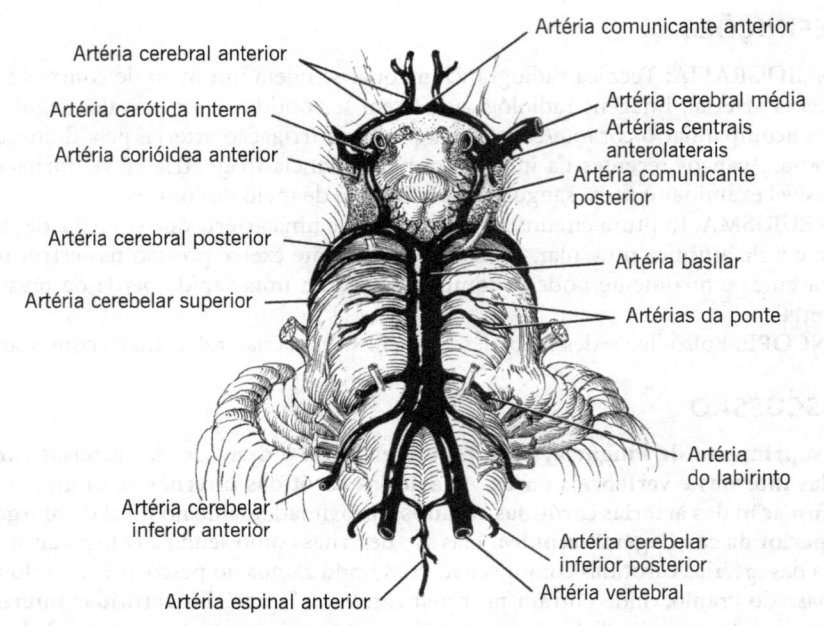

Figura 46.1 O círculo arterial do cérebro (circulo de Willis). (*Reproduzida, com permissão, de Chusid JG. Correlative Neuroanatomy and Functional Neurology, 19th ed. East Norwalk, CT: Appleton & Lange, 1985.*)

Com frequência, a artéria cerebral média é a mais ocluída, presumivelmente porque acompanha a mesma trajetória da artéria carótida interna.

Figura 46.2 Irrigação arterial do córtex cerebral. (*Continua*).

FACE MEDIANA

- Artéria calosomarginal
- Artéria polar frontal
- Artéria frontobasilar medial
- Artéria pericalosa
- Ramo frontal posteromedial

■ Artéria cerebral anterior □ Artéria cerebral média ▨ Artéria cerebral posterior

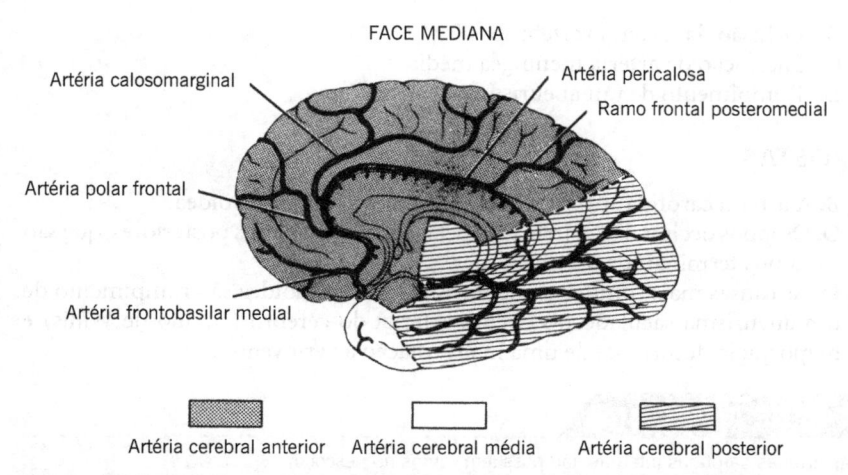

Figura 46.2 *(Continuação)* Irrigação arterial do córtex cerebral. *(Reproduzida, com permissão, de Lindner HH. Clinical Anatomy. East Norwalk, CT: Appleton & Lange, 1989:32.)*

QUESTÕES DE COMPREENSÃO

46.1 Um homem de 53 anos está sendo examinado por causa de um ruído carotídeo (sopro sistólico). O médico quer auscultar a artéria carótida interna. Em que nível a artéria carótida se bifurca em artérias carótidas externa e interna?

A. No nível da cartilagem cricóidea
B. No nível da cartilagem tireóidea
C. No nível da incisura jugular
D. No nível da vértebra C8

46.2 Um homem de 64 anos é diagnosticado com um acidente vascular cerebral agudo. O principal déficit é uma perda parcial do campo visual. O neurologista diagnostica uma lesão no lobo occipital. Qual das seguintes artérias está mais provavelmente implicada?

A. Carótida interna
B. Carótida externa
C. Cerebral média
D. Cerebral posterior

46.3 Um homem de 35 anos se queixa da pior cefaleia da sua vida, agarra no dorso do pescoço e, em seguida, cai no chão. No hospital, os achados de TC são consistentes com uma hemorragia subaracnóidea. Qual das seguintes é a etiologia mais provável?

A. Oclusão da artéria carótida

B. Oclusão da "artéria vertebrobasilar"
C. Laceração da artéria meníngea média
D. Rompimento de um aneurisma saculado

RESPOSTAS

46.1 **B.** A artéria carótida se bifurca no nível da cartilagem tireóidea.
46.2 **D.** Os lobos occipitais são irrigados pelas artérias cerebrais posteriores, que são os ramos terminais da artéria basilar.
46.3 **D.** As causas mais comuns de hemorragia subaracnóidea são rompimento de um aneurisma saculado no círculo arterial do cérebro (círculo de Willis) e hemorragia decorrente de uma malformação arteriovenosa.

DICAS DE ANATOMIA

▶ As artérias carótidas internas não possuem ramos no pescoço.
▶ Os ramos terminais das artérias carótidas internas são as artérias cerebrais anterior e média.
▶ O suprimento sanguíneo para o cerebelo é derivado do "sistema arterial vertebrobasilar".
▶ O círculo arterial do cérebro (círculo de Willis) permite anastomose da irrigação sanguínea arterial do encéfalo.
▶ A principal irrigação sanguínea arterial do encéfalo é proveniente das artérias carótida interna e vertebral.

REFERÊNCIAS

Gilroy AM, MacPherson BR, Ross LM. *Atlas of Anatomy*, 2nd ed. New York, NY: Thieme Medical Publishers; 2012:636–637.

Moore KL, Dalley AF, Agur AMR. *Clinically Oriented Anatomy*, 7th ed. Baltimore, MD: Lippincott Williams & Wilkins; 2014:882–885, 887–888.

Netter FH. *Atlas of Human Anatomy*, 6th ed. Philadelphia, PA: Saunders; 2014: plates 138–142.

CASO 47

Um menino de 12 anos se queixa de história de duas semanas de comprometimento da audição no ouvido esquerdo. Ele afirma que música e vozes parecem "muito longe". Os problemas médicos incluem asma e rinite alérgica. No exame, ele está afebril, mas a membrana timpânica apresenta uma descoloração amarelada. A membrana timpânica esquerda se move muito pouco com um sopro, já a direita parece normal.

▶ Qual é o diagnóstico mais provável?
▶ Qual é a anatomia clínica para essa condição?

RESPOSTAS PARA O CASO 47
Derrame na orelha média

Resumo: Um menino de 12 anos com asma e rinite alérgica apresenta história de duas semanas de dificuldade de audição no ouvido esquerdo. Ele está afebril, mas apresenta uma descoloração amarelada na membrana timpânica esquerda, que não se move bem com insuflação.

- **Qual o diagnóstico mais provável?** Derrame na orelha média.
- **Anatomia clínica da condição:** Líquido na orelha média impedindo a transmissão de som pelos ossículos da audição.

ABORDAGEM CLÍNICA

As ondas sonoras coletadas pela orelha e pelo meato acústico externo produzem vibração da membrana timpânica. Essas vibrações são transferidas, por sua vez, para os ossículos da audição, o martelo, a bigorna, e o estribo. As vibrações do estribo produzem movimentos da endolinfa no interior da cóclea, que são convertidos em impulsos nervosos responsáveis pela sensação da audição. Líquido no interior da cavidade timpânica da orelha média (derrame) diminui as vibrações da membrana timpânica e dos ossículos da audição. Derrames se desenvolvem na orelha média secundários à obstrução da tuba auditiva, assim como ocorre com as infecções respiratórias ou reações alérgicas. A insuflação de ar por meio de um otoscópio, nesse paciente, não induz ao tremor normal da membrana timpânica, indicando um derrame. Um processo infeccioso é improvável nesse caso, em função da ausência de febre ou membrana timpânica avermelhada. O tratamento de derrames inclui anti-histamínicos, descongestionantes e, em diversos casos, incisão cirúrgica da membrana timpânica para drenagem (miringotomia) e inserção de tubos de drenagem.

ABORDAGEM À
Orelha

OBJETIVOS

1. Ser capaz de descrever a anatomia do meato acústico externo.
2. Ser capaz de descrever a anatomia da membrana timpânica e dos três ossículos da audição.
3. Ser capaz de identificar as estruturas da cavidade timpânica da orelha média e aquelas que se comunicam com ela.

DEFINIÇÕES

INSUFLAÇÃO: Ato de insuflar pó ou gás no interior de uma cavidade do corpo, nesse caso, por meio de um otoscópio, para avaliar se existe líquido na orelha média.

CASOS CLÍNICOS EM ANATOMIA **307**

PERILINFA/ENDOLINFA: O labirinto ósseo da orelha interna contém o labirinto membranáceo. No interior do lúmen dos ductos membranáceos está a endolinfa, um líquido de composição semelhante ao líquido intracelular (baixo teor de sódio, alto teor de potássio). O espaço entre os ductos e as paredes ósseas é preenchido com perilinfa, um líquido com composição similar ao líquido extracelular normal (alto teor de sódio, baixo teor de potássio). Os compartimentos que são preenchidos com perilinfa e endolinfa não se comunicam.

EFUSÃO: Disseminação de um líquido no interior de um espaço. Nesse caso, o líquido é proveniente da resposta inflamatória à alergia.

MIRINGOTOMIA: Procedimento no qual a membrana timpânica é perfurada, e tubos são inseridos na abertura para drenar o exsudato.

DISCUSSÃO

A **orelha externa** é composta da **orelha,** uma estrutura de cartilagem elástica recoberta por pele e com diversas partes especificadas, uma das quais é a **cóclea**, que converge as ondas sonoras abaixo do **meato acústico externo** (Figura 47.1). O **meato** é revestido com pele, e o terço lateral é cartilagíneo, enquanto os dois terços mediais são ósseos. O meato possui um trajeto anteromedial em forma de S, que é endireitado por tração posterossuperior na orelha.

A extremidade medial do meato é fechada pela membrana timpânica, uma membrana coniforme, medindo 1 cm, composta de colágeno e fibras elásticas, que

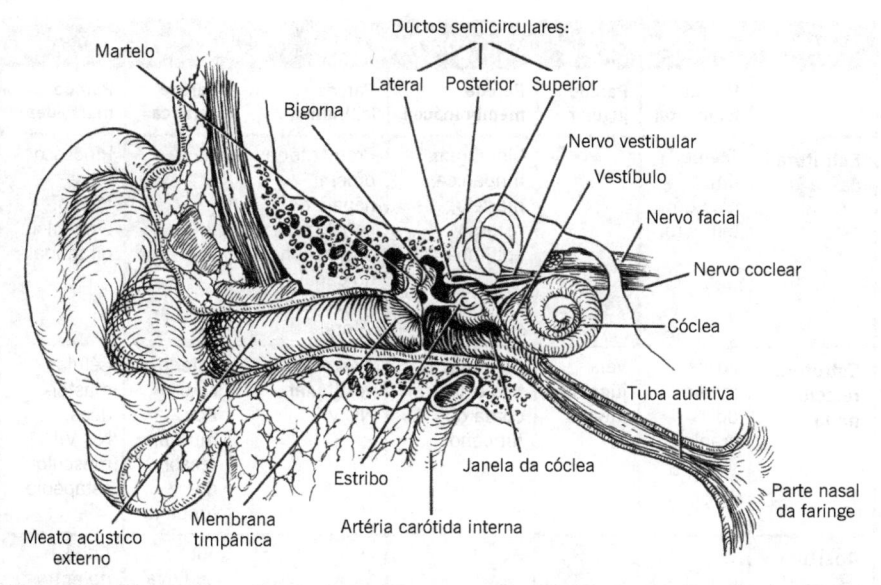

Figura 47.1 A orelha média. (*Reproduzida, com permissão, de Lindner HH. Clinical Anatomy. East Norwalk, CT: Appleton & Lange, 1989:76.*)

é recoberta externamente por pele fina e revestida internamente pela túnica mucosa da orelha média.

O ápice do cone da membrana timpânica é chamado de **umbigo**. A luz refletida de um otoscópio, o **cone de luz**, se origina no umbigo e é direcionado **anteroinferiormente**. Um processo do **martelo** (também chamado de "cabo") é aplicado à face medial da membrana timpânica e sua ponta também está presa no umbigo. O martelo possui um processo lateral que torna saliente a parte superior da membrana timpânica lateralmente. A parte superior ao processo lateral é a **parte flácida**, e o restante da membrana timpânica é chamado de **parte tensa**. Os três ossículos da audição são o **martelo, a bigorna e o estribo**, de lateral a medial, de lado a lado da membrana timpânica ou cavidade timpânica da orelha média. Cada osso possui características distintas. Com uma membrana timpânica normal, o cabo do martelo é claramente visível, e o longo processo da bigorna é com frequência visível posteriormente ao martelo. O **estribo** tem o formato muito semelhante a um **estribo** de sela, e a base do estribo se encaixa na janela do vestíbulo, na parede labiríntica da cavidade timpânica. Seu movimento de vai e vem transmite ondas pressóricas pela **endolinfa**, no interior da **cóclea**, onde os impulsos nervosos para a audição são gerados. Movimentos excessivos dos ossículos da audição com ruído alto são amortecidos pelo músculo tensor do tímpano, que está inserido no martelo, e pelo músculo estapédio, que está inserido no estribo. Esses **músculos são inervados pelos NC V e NC VII, respectivamente**.

A **cavidade timpânica** está contida no interior da **parte petrosa do temporal**. Suas características são normalmente descritas como estando contidas em uma caixa com teto, quatro paredes e um assoalho. A Tabela 47.1 lista as características

TABELA 47.1 • PAREDES DA CAVIDADE TIMPÂNICA

	Parede tegmental	Parede jugular	Parede membranácea	Parede labiríntica	Parede carótica	Parede mastóidea
Estrutura óssea	Tegme timpânico do temporal		Membrana timpânica, martelo, recesso epitimpânico	Promontório, proeminência do canal facial, proeminência do canal semicircular lateral		Processo mastóideo, eminência piramidal
Estrutura relacionada	Fossa média do crânio	Veia jugular interna	Meato acústico externo, corda do tímpano	Aparelho vestibular, NC VII	Artéria carótida, músculo tensor do tímpano	Células mastóideas, NC VII, músculo estapédio
Abertura					Tuba auditiva	Adito do antro mastóideo

ósseas, estruturas relacionadas e aberturas para uma das paredes. A cavidade timpânica é revestida com uma túnica mucosa e contém a **corda do tímpano do NC VII e o plexo timpânico (NC IX)**, além dos ossículos da audição e seus músculos associados. A pressão do ar no interior da cavidade é equalizada com a parte nasal da faringe por meio da tuba auditiva.

QUESTÕES DE COMPREENSÃO

47.1 Um menino de 4 anos tem infecções recorrentes no ouvido. Submeteu-se à colocação de tubos na membrana timpânica há três dias e, atualmente, se queixa de alguma dificuldade em perceber o gosto de doce. Qual das seguintes é a explicação mais provável?

    A. Rompimento do NC VIII
    B. Rompimento da corda do tímpano
    C. Efeitos da anestesia
    D. Efeitos do tubo endotraqueal

47.2 Uma menina de 5 anos se queixa de dor intensa na orelha direita, decorrente de uma otite média aguda. Qual dos seguintes nervos é mais provavelmente responsável por transportar a sensação de dor a partir da membrana timpânica?

    A. NC VII
    B. NC VIII
    C. NC IX
    D. NC X

47.3 Um menino de 3 anos de idade teve três episódios de otite media durante o ano passado. A mãe pergunta ao pediatra por que as crianças tendem a ter mais infecções de ouvido do que os adultos. Qual das seguintes é a explicação anatômica mais provável?

    A. Alterações na tuba auditiva (trompa de Eustáquio)
    B. Alterações na orelha externa
    C. Alterações no meato acústico externo
    D. Alterações no ossículo estapédio

RESPOSTAS

47.1 **B.** A corda do tímpano, que é um ramo do NC VII, segue atrás da membrana timpânica e, ocasionalmente, é lesionada durante cirurgia para colocação de tubos na orelha. A corda do tímpano inerva os dois terços anteriores da língua.

47.2 **C.** O nervo glossofaríngeo (NC IX) é o nervo aferente para o influxo sensorial proveniente da face interna da membrana e da cavidade timpânicas.

47.3 **A.** A tuba auditiva (trompa de Eustáquio) liga a orelha média à cavidade oral. A tuba auditiva é mais curta e mais horizontal em uma criança do que em um adulto.

> **DICAS DE ANATOMIA**
>
> ▶ Um terço externo do meato acústico externo é cartilagíneo, facilitando, dessa forma, o endireitamento de sua curvatura em forma de S.
> ▶ O cone de luz é visto no quadrante anteroinferior da membrana timpânica.
> ▶ Os músculos tensor do tímpano e estapédio, da orelha média, são inervados pelos NC V e NC VII, respectivamente.
> ▶ A cavidade timpânica se comunica com a parte nasal da faringe por meio da tuba auditiva.

REFERÊNCIAS

Gilroy AM, MacPherson BR, Ross LM. *Atlas of Anatomy*, 2nd ed. New York, NY: Thieme Medical Publishers; 2012:560–565.

Moore KL, Dalley AF, Agur AMR. *Clinically Oriented Anatomy*, 7th ed. Baltimore, MD: Lippincott Williams & Wilkins; 2014:967–973, 978–979.

Netter FH. *Atlas of Human Anatomy*, 6th ed. Philadelphia, PA: Saunders; 2014: plates 94–96, 98, 100.

CASO 48

Uma menina de 10 anos é levada ao consultório do pediatra se queixando de cefaleia durante as últimas duas semanas. A mãe levou a menina ao optometrista, e a visão estava normal. A paciente afirma que está em bom estado de saúde e que ganhou um gato como presente de aniversário há um mês. No exame, ela apresenta temperatura normal, as membranas timpânicas parecem normais, e a garganta está clara. Existe um pouco de hipersensibilidade ao toque na bochecha direita e acima da órbita.

▶ Qual é o diagnóstico mais provável?
▶ Qual é a explicação anatômica para essa condição?

RESPOSTAS PARA O CASO 48
Sinusite

Resumo: Uma menina de 10 anos que recentemente ganhou um gato teve uma cefaleia com duração de duas semanas. Está afebril, com as membranas timpânicas aparentemente normais, assim como a garganta. Apresenta hipersensibilidade nos seios maxilar e frontal.

- **Diagnóstico mais provável:** Sinusite dos seios maxilar e frontal.
- **Explicação anatômica para essa condição:** Bloqueio da drenagem dos seios secundário a uma reação alérgica da túnica mucosa da cavidade nasal.

ABORDAGEM CLÍNICA

Sinusite, uma condição comum nos norte-americanos, é uma inflamação de um ou mais dos seis conjuntos de seios paranasais, muitos dos quais estão relacionados com as órbitas. A inflamação pode ser provocada por vírus, alergias e patógenos bacterianos. Os seios são normalmente cavidades estéreis revestidas por túnica mucosa ciliada, rica em células mucosas, e o muco drena diretamente para as cavidades nasais por meio de pequenas aberturas ou óstios. Edema da túnica mucosa da cavidade nasal oclui facilmente essas aberturas e leva à infecção secundária. O seio maxilar é mais comumente comprometido, e a sensação de dor ou pressão sinusal é comum. Transiluminação dos seios que demonstra opacificação pode ser útil no exame físico. Radiografias também podem ser úteis; imagem de tomografia computadorizada (TC) é normalmente reservada para casos complicados. O fato de a paciente ter adquirido um gato recentemente sugere sinusite dos seios maxilar e frontal provocada por uma alergia em vez de um agente infeccioso. Descongestionantes tópicos (*spray*) ou orais, antiestamínicos e/ou esteroides nasais com frequência são úteis. Antibióticos não são indicados nesse momento, mas a paciente deve ser instruída a observar o desenvolvimento de febre ou um aumento na hipersensibilidade. Complicações incluem osteomielite, celulite celular e tromboflebite do seio cavernoso.

ABORDAGEM AOS
Seios paranasais

OBJETIVOS

1. Ser capaz de descrever a localização dos seios paranasais no esqueleto da face.
2. Ser capaz de listar as aberturas na cavidade nasal por meio das quais os seios paranasais drenam.

DEFINIÇÕES

OSTEOMIELITE: Condição na qual o osso e a medula óssea se tornam infeccionados.
TROMBOFLEBITE: Condição na qual a veia se torna inflamada em resposta a um coágulo sanguíneo.

DISCUSSÃO

Os **seios paranasais são extensões das cavidades nasais nos ossos do crânio** e são **denominados pelos ossos nos quais estão localizados** (Figura 48.1). Esses espaços são revestidos com túnica mucosa da parte respiratória da cavidade nasal, diminuem o peso do crânio e, provavelmente, auxiliam na umidificação do ar inspirado. Veja o Caso 51 para anatomia da cavidade nasal. Os **seios esfenoidais** estão localizados no interior do esfenoide, têm tamanhos e números variáveis e se abrem no recesso esfenoetmoidal. Os **seios etmoidais** consistem em uma série de seios posicionados entre a parede medial da órbita e a cavidade nasal (no nível do dorso do nariz). Para propósitos descritivos, são divididos em células etmoidais anteriores, médias e posteriores, e cada uma tem uma abertura separada. As **células etmoidais posteriores se abrem no interior do meato nasal superior.** As **células etmoidais médias** elevam o etmoide no meato nasal médio, criando, dessa forma, uma bolha em cuja superfície essas células se abrem. Inferior à bolha etmoidal, encontra-se um sulco, o hiato semilunar. As **células etmoidais anteriores** se abrem na parte anterior do hiato, chamada de **infundíbulo**.

Os **seios maiores são o maxilar e o frontal,** e suas aberturas relativamente maiores também drenam para o **meato nasal médio.** O **seio maxilar,** maior, aprofunda

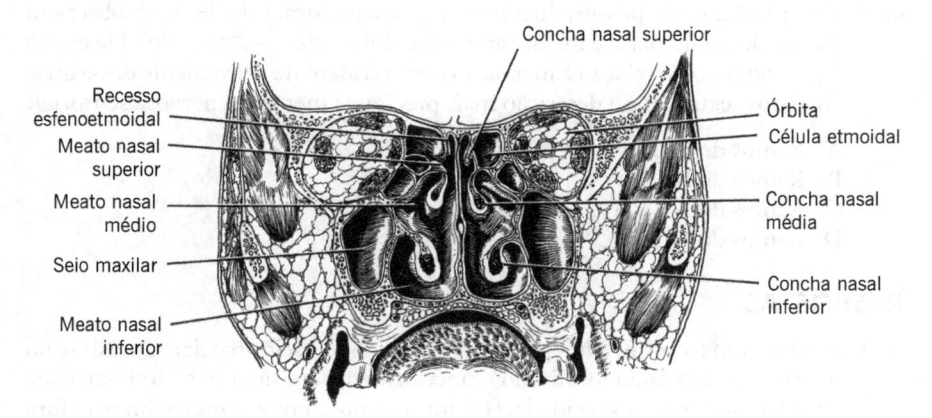

Figura 48.1 Seios no corte coronal. (*Reproduzida, com permissão, de Lindner HH. Clinical Anatomy. East Norwalk, CT: Appleton & Lange, 1989:68.*)

o maxilar. A parte superior do seio (teto), que também forma a parede inferior (assoalho) da órbita é muito fina e corre risco no trauma direto à órbita, o que provocaria aumento súbito de pressão. Esse trauma pode provocar fraturas por "explosão" da parede inferior da órbita. A abertura do seio maxilar é encontrada no hiato semilunar. Os **seios frontais** são encontrados no frontal, entre as lâminas interna e externa, e na parte que forma a parede superior da órbita. É drenada pelo **"ducto frontonasal"**, que se abre no infundíbulo, a parte anterior do hiato semilunar.

QUESTÕES DE COMPREENSÃO

48.1 Uma estudante de medicina de 24 anos foi diagnosticada com sinusite e pergunta ao médico por que a drenagem nasal ocorre durante a noite e não durante o dia. Qual das seguintes é a melhor explicação?

   A. Localização dos óstios no interior do seio
   B. Localização dos óstios no interior da passagem nasal
   C. Interrupção da drenagem devido à mastigação
   D. Aumento da produção de muco diurna à noite

48.2 Um estudante de faculdade de 22 anos passa por consulta médica em razão de uma possível sinusite. O médico observa drenagem purulenta se originando no meato nasal superior. Qual dos seguinte seios provavelmente está infectado?

   A. Frontal
   B. Maxilar
   C. Esfenoidal
   D. Etmoidal

48.3 Um estudante de pós-graduação em neuroanatomia de 28 anos observou dor no dorso do nariz e lhe disseram que tinha infecções no "seio". Ele estava especulando com relação à inervação nervosa aferente proveniente dessa area. Qual dos seguintes é a descrição mais precisa da inervação nervosa sensorial?

   A. Ramos do NC III
   B. Ramos do NC V
   C. Ramos do NC VII
   D. Ramos do NC IX

RESPOSTAS

48.1 **A.** O seio mais provavelmente comprometido é o seio maxilar. Os óstios no interior do seio estão localizados superiormente em uma posição ineficiente para a drenagem por gravidade. Durante o sono, à noite, o muco flui para fora por meio dos óstios.

48.2 **D.** O seio etmoidal posterior drena para o meato nasal superior.

48.3 **B.** Os seios paranasais são inervados pelos ramos do NC V.

> ### DICAS DE ANATOMIA
> ▶ Os seios paranasais são denominados em função dos ossos nos quais são encontrados (frontal, etmoide, esfenoide e maxilar).
> ▶ Os seios maxilar, frontal e etmoidais anterior e posterior se abrem no meato nasal médio.
> ▶ O seio maxilar é o maior dos seios paranasais e é o mais comumente infectado, porque seus óstios estão localizados superiormente.
> ▶ Trauma à órbita pode resultar em uma fratura por explosão e, por isso, as estruturas da órbita (como os músculos extrínsecos do bulbo do olho) podem ser empurradas para baixo, em direção ao interior do seio maxilar.

REFERÊNCIAS

Gilroy AM, MacPherson BR, Ross LM. *Atlas of Anatomy*, 2nd ed. New York, NY: Thieme Medical Publishers; 2012:537, 552–553.

Moore KL, Dalley AF, Agur AMR. *Clinically Oriented Anatomy*, 7th ed. Baltimore, MD: Lippincott Williams & Wilkins; 2014:960–964.

Netter FH. *Atlas of Human Anatomy*, 6th ed. Philadelphia, PA: Saunders; 2014: plates 42–45.

CASO 49

Um menino de 7 anos foi encaminhado a um otorrinolaringologista, após passar por episódios recorrentes de tonsilite com abscessos peritonsilares. A mãe percebeu aproximadamente sete infecções durante os últimos oito meses, todas tratadas com antibióticos. Após discutir opções de tratamento com a família, o otorrinolaringologista recomendou uma tonsilectomia. A tonsilectomia do paciente foi complicada por hemorragia decorrente do leito cirúrgico e ele perdeu temporariamente a sensação gustatória da parte posterior da língua. Atualmente, o paciente está bem e sem queixas.

- A hemorragia intraoperatória foi mais provavelmente decorrente de qual vaso sanguíneo?
- Por que ocorreu a perda temporária da sensação gustatória?

RESPOSTAS PARA O CASO 49
Tonsilite recorrente

Resumo: Um menino de 7 anos tem estabelecido condição de pós-tonsilectomia para tonsilite recorrente complicada por aumento de hemorragia intraoperatória e perda temporária da sensação gustatória proveniente do um terço posterior da língua.

- **Vaso comprometido com hemorragia intraoperatória:** Veia palatina externa.
- **Perda da sensação gustatória:** Compressão do nervo glossofaríngeo (NC IX).

ABORDAGEM CLÍNICA

Para pacientes com episódios recorrentes de tonsilite ou abscesso peritonsilar (mais de quatro episódios ao ano), a tonsilectomia pode ser indicada. Embora a tonsilectomia seja considerada como um procedimento de rotina, apresenta complicações e riscos. É necessária uma compreensão abrangente da anatomia da faringe para limitar as complicações. A fossa tonsilar é extremamente vascular, com a fonte mais comum de hemorragia intraoperatória sendo a veia palatina externa, que se origina da face lateral da fossa tonsilar. Mesmo que uma lesão direta não ocorra, a compressão decorrente do edema pode provocar lesão temporária, como nesse caso. A compressão do nervo glossofaríngeo provoca uma perda temporária na sensação gustatória, na face posterior da língua. Conforme a tumefação diminui, o mesmo ocorre com o comprometimento do nervo. Muitos outros vasos, nervos e estruturas vitais são adjacentes às tonsilas e é preciso cuidado para evitar lesão.

ABORDAGEM ÀS
Tonsilas

OBJETIVOS

1. Ser capaz de descrever as divisões da faringe.
2. Ser capaz de listar os músculos que formam a laringe.
3. Ser capaz de descrever os componentes do anel linfático da faringe.
4. Ser capaz de identificar os vasos que irrigam a faringe, especialmente os ramos que seguem pelas fossas tonsilares.
5. Ser capaz de identificar os nervos cranianos que fornecem inervação sensorial e motora para a faringe.

DISCUSSÃO

A **faringe** é um espaço no interior da cabeça que conecta as **cavidades nasal e oral** com a **traqueia** e o **esôfago**. Espaços cheios de ar no temporal (i.e., a cavidade timpânica e as células mastóideas) se conectam com a faringe por meio da **tuba auditiva (tuba de Eustáquio)**. As paredes da faringe são recobertas com túnica mucosa. Profundamente à túnica mucosa encontram-se diversas agregações de tecido linfático que formam um anel em torno da faringe, preparando o sistema imune para defesa contra patógenos (ver Figura 49.1).

O limite superior da faringe é a base do crânio. Os músculos das paredes da faringe formam um cone que se estreita até o esôfago. As lâminas mediais do processo pterigoide suportam as paredes laterais da parte superior da faringe. Os corpos das vértebras cervicais suportam a parede posterior. A parede anterior é interrompida por três aberturas. Uma se abre na cavidade nasal, a outra na cavidade oral e a terceira na laringe. Consequentemente, a faringe é dividida em três regiões correspondentes: **parte nasal da faringe, parte oral da faringe** e **parte laríngea da faringe**. As partes nasal e oral da faringe são contínuas, porém, separadas pela elevação do palato mole durante a deglutição, para evitar o refluxo de alimentos e outros líquidos para o interior da parte nasal da faringe. As partes oral e laríngea da faringe também são contínuas. A depressão da **epiglote** durante a deglutição separa a laringe da parte laríngea da faringe, evitando aspiração para a traqueia e os pulmões.

A parede da faringe é composta de três músculos: os **músculos constritores superior, médio e inferior da laringe**. A parte inferior do músculo constritor in-

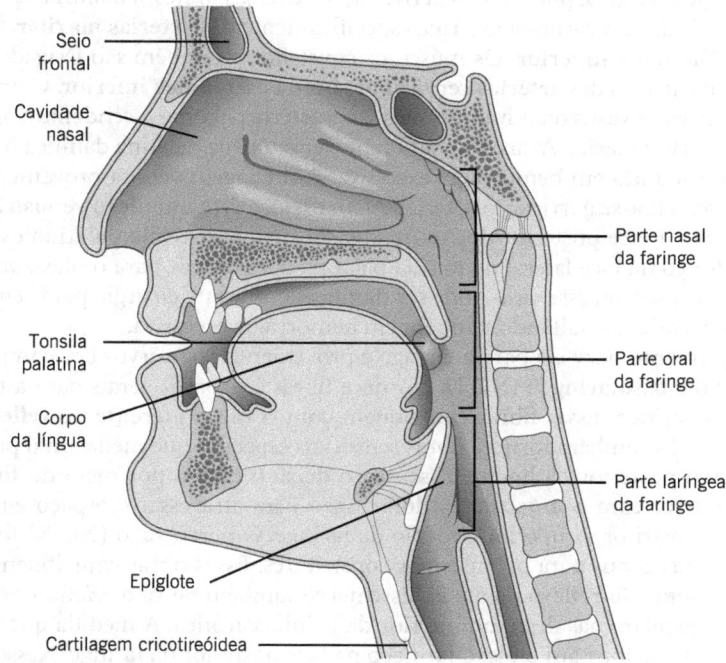

Figura 49.1 Corte mediano através da faringe.

ferior da laringe se espessa à medida que este se funde com o esôfago, formando um esfíncter chamado de **parte cricofaríngea do músculo constritor inferior da faringe**. Os três músculos constritores estão empilhados como cones de sorvete. Entre os pares de músculos encontram-se espaços que emitem estruturas importantes. O espaço entre o músculo constritor superior e o occipital emite a tuba auditiva, o **músculo levantador do véu palatino** e a **artéria palatina ascendente**. Entre os músculos constritores médio e inferior estão o nervo glossofaríngeo e o **músculo estilofaríngeo**. Entre os músculos constritores médio e inferior seguem o **nervo laríngeo interno** e a **artéria laríngea superior**. O **nervo laríngeo recorrente** e a **artéria laríngea inferior** sobem profundos ao músculo constritor inferior.

O tecido linfático circundando a faringe é comumente chamado **anel linfático da faringe (anel de Waldeyer)**, que é composto de três massas de tecido linfático: as **tonsilas faríngeas** (também chamadas de "adenoides" quando aumentadas), as **tonsilas palatinas** e as **tonsilas linguais**. As tonsilas faríngeas estão localizadas na parte superior (teto) e na parede posterior da parte nasal da faringe. A abertura da tuba auditiva na parte nasal da faringe é protegida por uma tonsila. As tonsilas palatinas estão localizadas na parede anterior da parte oral da faringe, entre os **arcos palatoglosso e palatofaríngeo**. A tonsila lingual está localizada sob a túnica mucosa do terço posterior da língua.

A faringe é irrigada por artérias derivadas de diversas fontes, a maioria das quais são ramos da artéria carótida externa, especificamente das **artérias maxilar, facial, lingual e tireóidea superior**. Os músculos constritores também são irrigados por ramos provenientes das **artérias cervical profunda e tireóidea inferior**. Com relação a esse caso, os vasos mais importantes são a artéria palatina ascendente e o ramo tonsilar da artéria facial. A cirurgia para remover a tonsila palatina danifica o ramo tonsilar, resultando em hemorragia excessiva. A drenagem venosa proveniente da faringe assemelha-se à irrigação arterial. Além disso, existe um **plexo venoso faríngeo** extenso na face posterior dos músculos constritores. A **veia palatina externa** desce ao longo da face lateral da tonsila palatina para drenar para o plexo venoso. Como consequência, esse vaso pode ser danificado durante cirurgia para remoção da tonsila palatina, resultando também em hemorragia excessiva.

O suprimento nervoso para a faringe é proveniente dos nervos cranianos IX e X. O **nervo glossofaríngeo (NC IX)** fornece fibras sensoriais gerais para a túnica mucosa da faringe. Essas fibras contribuem com o **ramo aferente do reflexo da ânsia**. O NC IX também fornece fibras sensoriais especiais que mediam o paladar para o terço posterior da língua. Esse nervo deixa o crânio por meio do **forame jugular** e desce com o **músculo estilofaríngeo** para atravessar o espaço entre os músculos constritores superior e médio da faringe. O nervo vago (NC X) fornece fibras motoras gerais para os músculos constritores. Essas fibras contribuem para o **ramo eferente do reflexo da ânsia**. Esse nervo também deixa o crânio por meio do forame jugular, mas desce no interior da bainha carótica. À medida que desce, emite ramos que formam o plexo faríngeo na face posterior da faringe. Nesse caso, o edema proveniente da tonsilectomia comprimiu os ramos do NC IX, bloqueando a sensação gustatória proveniente do terço posterior da língua.

QUESTÕES DE COMPREENSÃO

49.1 Durante um procedimento para remoção de uma tonsila palatina, o campo cirúrgico foi subitamente preenchido com sangue vermelho vivo. Que artéria foi inadvertidamente danificada?

A. Ramo tonsilar da artéria facial
B. Faríngea ascendente
C. Palatina ascendente
D. Palatina descendente
E. Lingual

49.2 Um paciente apresenta tosse crônica branda, mas pulmões limpos e nenhum indício de bronquite. O médico acredita que os sintomas sejam decorrentes de gotejamento pós-nasal resultante de alergia. Que nervo é responsável pelo ramo aferente do reflexo da tosse?

A. NC V2
B. NC V3
C. NC VII
D. NC IX
E. NC X

49.3 Que estrutura atravessa o espaço/hiato entre os músculos constritores superior e médio?

A. Artéria laríngea recorrente
B. Nervo laríngeo interno
C. Artéria laríngea superior
D. Nervo glossofaríngeo
E. Tuba auditiva

RESPOSTAS

49.1 **A.** O ramo tonsilar da artéria facial se situa no leito da tonsila palatina e é suscetível a lesão. Embora a artéria palatina ascendente envie ramos para a tonsila, provavelmente não é afetada em um procedimento de rotina.

49.2 **D.** O reflexo da tosse é estimulado pela irritação da parte laríngea da faringe, que é inervada pelo NC IX. O nervo trigêmeo (NC V1 e V2) inerva as cavidades nasal e oral.

49.3 **D.** O nervo glossofaríngeo (NC IX) atravessa o hiato entre os músculos constritores superior e médio, junto com o músculo estilofaríngeo e o ligamento estilo-hióideo.

> **DICAS DE ANATOMIA**
>
> ▶ Os três músculos constritores da faringe estão empilhados como cones de sorvete. Estruturas entram na faringe por meio de aberturas/espaços entre os músculos.
> ▶ O anel linfático da faringe (anel de Waldeyer) é uma massa descontínua de tecido linfático, localizada onde o corpo se abre para o ambiente, expondo o sistema imune a patógenos.
> ▶ Na base da tonsila palatina, o ramo tonsilar da artéria facial e o nervo glossofaríngeo (NC IX) são identificados.
> ▶ O reflexo da ânsia é provocado pelo estimulação mecânica da parte oral da faringe. O ramo aferente do reflexo é mediado pelo nervo glossofaríngeo (NC IX), e o ramo eferente é mediado pelo nervo vago (NC X).

REFERÊNCIAS

Gilroy AM, MacPherson BR, Ross LM. *Atlas of Anatomy*, 2nd ed. New York, NY: Thieme Medical Publishers; 2012:582–583, 586–587.

Moore KL, Dalley AF, Agur AMR. *Clinically Oriented Anatomy*, 7th ed. Baltimore, MD: Lippincott Williams & Wilkins; 2014:1032–1036, 1047–1048.

Netter FH. *Atlas of Human Anatomy*, 6th ed. Philadelphia, PA: Saunders; 2014: plates 64, 68.

CASO 50

Uma mulher de 47 anos submete-se a uma remoção cirúrgica da vesícula biliar (colecistectomia). Os problemas médicos incluem diabetes melito insulino-dependente e dispneia. Após o anestesista administrar o agente paralisante (sucinilcolina), a paciente sofre espasmos nas vias respiratórias e dificuldade de respirar com ambu. O anestesista tenta colocar um tubo endotraqueal por visualização direta (laringoscopia direta), sem sucesso em razão da tumefação (edema laríngeo). Enquanto isso, o conteúdo da saturação de oxigênio do sangue cai para uma faixa muito baixa de 80%. O anestesista adverte que uma via respiratória de emergência precisa ser aberta cirurgicamente.

- Qual é o próximo passo?
- Que pontos de referência anatômicos são mais úteis?

RESPOSTAS PARA O CASO 50

Traqueostomia de emergência

Resumo: Uma mulher de 47 anos com história de diabetes e apneia do sono se submete a uma colecistectomia eletiva. Após receber anestesia, a paciente desenvolve laringospasmo e dificuldade de ventilação. Tentativas de realizar uma laringoscopia direta e entubação não são bem sucedidas, e a saturação de oxigênio está baixa.

- **Próximo passo:** Traqueostomia ou cricotireoidectomia de emergência.
- **Pontos de referência anatômicos úteis:** Cartilagens laríngeas cricóidea e tireóidea.

ABORDAGEM CLÍNICA

Uma das causas principais de mortalidade em cirurgia eletiva está relacionada à anestesia, especificamente com a incapacidade de ventilar o paciente. Essa mulher é provavelmente obesa e difícil de entubar, por causa do pescoço curto, e a apneia do sono é uma preocupação. Quando a saturação de oxigênio cai a níveis perigosos (< 90%), pode ocorrer isquemia do encéfalo e/ou do coração. Correção imediata da oxigenação é fundamental, e, como nesse caso, traqueostomia de emergência é indicada. Um dos métodos mais práticos é entrar na membrana cricotireóidea, na linha mediana, entre as cartilagens laríngeas cricóidea e tireóidea. Esse intervalo é geralmente palpável e está a aproximadamente um terço de distância do topo do manúbrio até a ponta do mento. Uma incisão vertical é feita na membrana, e um tubo traqueal é inserido. Alternativamente, uma agulha é inserida na mesma membrana, e o oxigênio é administrado por meio de um ventilador de alta frequência. No entanto, esse procedimento precisa ser revisado rapidamente, porque há fluxo insuficiente para remover dióxido de carbono dos pulmões. Traqueostomias não emergenciais são realizadas inferiormente à cartilagem cricóidea e do istmo da glândula tireoide.

ABORDAGEM AO

Pescoço: via respiratória superior

OBJETIVOS

1. Ser capaz de listar os pontos de referência da parte anterior do pescoço e identificar os músculos da região infra-hióidea.
2. Ser capaz de descrever o esqueleto cartilagíneo da laringe e as posições das pregas vocais em relação aos pontos de referência palpáveis.
3. Ser capaz de descrever a relação da glândula tireoide com a laringe e seu suprimento sanguíneo.

DEFINIÇÕES

ABCs: Essa mnemônica lembra que as prioridades do gerenciamento de emergência são via respiratória, respiração e circulação (do inglês *Airway, Breathing* e *Circulation*).
ENTUBAÇÃO ENDOTRAQUEAL: Colocação de um tubo pela boca ou pelo nariz e através das pregas vocais para proteger a via respiratória e/ou fornecer ventilação mecânica.
TRAQUEOSTOMIA: Estabelecimento cirúrgico de uma via respiratória por meio de uma abertura a partir da pele para a traqueia. É urgente quando a entubação endotraqueal é impossível e eletiva quando o paciente apresenta necessidade prolongada de via respiratória.
CRICOTIREOIDECTOMIA: Método temporário para estabelecer uma via respiratória, penetrando através da membrana cricotireóidea. O procedimento é quase sempre realizado emergencialmente.
COLECISTECTOMIA: Procedimento cirúrgico para remoção da vesícula biliar.
APNEIA DO SONO: Condição na qual o paciente é incapaz de respirar em virtude de uma obstrução temporária da via respiratória, normalmente ocorrendo durante o sono. Ronco alto, laringospasmo ou períodos de parada da respiração são comuns.

DISCUSSÃO

Profundamente à pele fina da parte anterior do pescoço encontra-se o **músculo platisma**, que está dentro do **tecido subcutâneo**; profundamente ao platisma estão os **músculos infra-hióideos** ("fitáceos") do pescoço. Os **músculos esterno-hióideos** pares se estendem desde a face posterior do manúbrio até o hioide, e suas margens mediais estão precisamente laterais e paralelas à linha mediana. Os ventres superiores dos **músculos omo-hióideos** se situam exatamente laterais aos músculos esterno-hióideos. Profundamente a esses músculos encontram-se os **músculos esternotireóideos** e, continuando superiormente, estão os **músculos tireo-hióideos**.

O esqueleto da **laringe** consiste no **hioide em forma de U**, que se situa no nível da **vértebra C3**, e de nove cartilagens. A **epiglote, as cartilagens tireóidea e cricóidea** são ímpares, enquanto as **cartilagens aritenóidea, corniculada e cuneiforme são pares**. A cartilagem tireóidea, que se assemelha a um livro aberto, se situa oposta às vértebras C4 e C5. Suas duas lâminas são unidas anteriormente, e a **proeminência laríngea (pomo-de-adão)** é facilmente palpada e normalmente visível nos homens. A **cartilagem cricóidea tem o formato semelhante a um anel de sinete;** sua parte laminar mais larga é posterior. Ela se situa oposta à **vértebra C6**. A cartilagem tireóidea é unida ao hioide acima e à cartilagem cricóidea abaixo, por ligamentos e membranas. As **pregas vocais se estendem desde os processos vocais das cartilagens aritenóideas, sobre a lâmina da cartilagem cricóidea até a face posterior da cartilagem tireóidea, superiormente à margem inferior da cartilagem** (Figura 50.1). O intervalo entre as cartilagens tireóidea e cricóidea é fechado

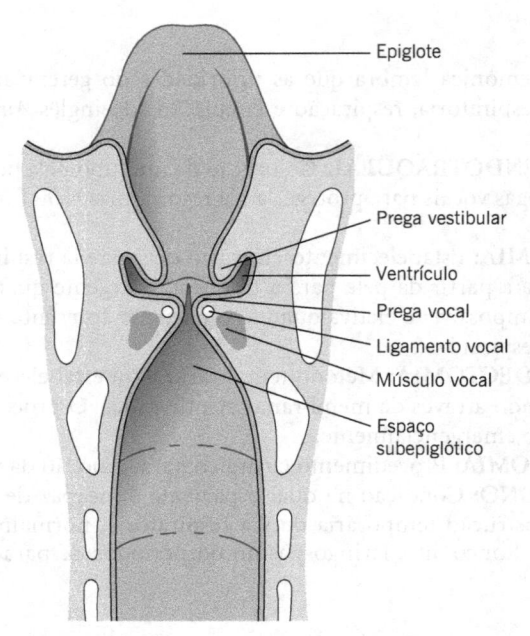

Figura 50.1 A laringe em corte coronal, incluindo as pregas vocais.

pela membrana cricotireóidea e é inferior às pregas vocais (Figura 49.1). O músculo cricotireóideo também é encontrado lateralmente nesse intervalo.

A **glândula tireoide, como a laringe, está inclusa na lâmina pré-traqueal da fáscia cervical.** Os grandes lobos da glândula, situados lateralmente, estão aplicados à face das lâminas da cartilagem tireóidea e à parte superior da traqueia, com as **glândulas paratireóideas** engastadas nas faces posteriores.

Os lobos direito e esquerdo são unidos de um lado a outro da linha mediana pelo **istmo,** que normalmente é inferior à cartilagem cricóidea, no nível do segundo e terceiro anéis da cartilagem traqueal. Em aproximadamente 50% dos indivíduos, um lobo piramidal pode estar presente, estendendo-se superiormente e sobrepondo-se à membrana cricotireóidea, mas normalmente em um lado da linha mediana. Esse **resquício do ducto tireoglosso** pode ser tecido glandular ou fibroso. As glândulas tireóidea e paratireóideas são irrigadas pelas **artérias tireóideas superiores** pares (ramos diretos das **artérias carótidas externas**) e pelas **artérias tireóideas inferiores,** que são ramos do tronco tireocervical. Em 12% dos indivíduos, uma **pequena artéria mediana, a artéria tireóidea ima,** se origina diretamente do arco da aorta ou do tronco braquiocefálico, subindo na face anterior da traqueia para chegar ao istmo.

QUESTÕES DE COMPREENSÃO

50.1 Um homem de 24 anos está sendo avaliado para anormalidades nas vias respiratórias. A palpação da cartilagem cricóidea é normalmente em que nível vertebral?

   A. C2
   B. C4
   C. C6
   D. T1

50.2 Uma mulher de 45 anos se submete a uma cirurgia da tireoide por causa de suspeita de câncer da tireoide. O cirurgião se aproximou da linha mediana e encontrou sangramento significativo abaixo do istmo da glândula tireoide. Qual das seguintes é provavelmente a causa do sangramento?

   A. Penetração na traqueia
   B. Artéria tireóidea superior
   C. Artéria tireóidea inferior
   D. Artéria tireóidea ima
   E. Artéria laríngea inferior

50.3 Uma mulher de 54 anos se submeteu a uma ressecção parcial da tireoide, em consequência de um nódulo frio indolor que provavelmente representa câncer. Uma semana após a cirurgia, ela se queixa de contração brusca do braço direito e "espasmos" de ambas as mãos. Qual das seguintes é a explicação mais provável?

   A. Ansiedade após a cirurgia
   B. Efeitos da anestesia
   C. Remoção das glândulas paratireoides
   D. Lesão ao nervo vago

50.4 Uma cricotireoidectomia de emergência é considerada justificada, em função do colapso da via respiratória e de laringoedema grave. Qual das seguintes é a descrição mais precisa da localização da membrana cricotireóidea?

   A. Imediatamente superior à cartilagem tireóidea
   B. Imediatamente inferior à cartilagem tireóidea
   C. Imediatamente inferior à cartilagem cricóidea
   D. Precisamente profunda ao istmo da glândula tireoide
   E. Imediatamente inferior ao hioide

RESPOSTAS

50.1 **C.** A cartilagem cricóidea normalmente está localizada no nível da vértebra C6.

50.2 **D.** Em até 12% dos indivíduos, uma pequena artéria mediana, chamada artéria tireóidea ima, se origina do arco da aorta ou do tronco braquiocefálico e chega ao istmo da glândula tireoide inferiormente.

50.3 **C.** As glândulas paratireoides estão variavelmente no interior da glândula tireoide. Com as ressecões da glândula tireoide, as pequenas glândulas paratireoides podem ser comprometidas, levando à diminuição dos níveis de calcitonina e, por essa razão, à hipocalcemia. Os níveis baixos de cálcio podem provocar sintomas clínicos de espasmos musculares, tetania ou até mesmo convulsões.

50.4 **B.** A membrana cricotireóidea está precisamente inferior à cartilagem tireóidea e superior à cartilagem cricóidea.

DICAS DE ANATOMIA

- ▶ A cartilagem tireóidea se situa no nível da vértebra C6.
- ▶ As pregas vocais se situam superiormente à membrana cricotireóidea.
- ▶ A membrana cricotireóidea está localizada inferiormente à cartilagem tireóidea e superiormente à cartilagem cricóidea.
- ▶ O lobo piramidal da glândula tireoide pode se estender sobre a membrana cricotireóidea, próximo da linha mediana.
- ▶ Em um pequeno percentual de pacientes, uma pequena artéria mediana, a artéria tireóidea ima, pode irrigar diretamente o istmo.

REFERÊNCIAS

Gilroy AM, MacPherson BR, Ross LM. *Atlas of Anatomy*, 2nd ed. New York, NY: Thieme Medical Publishers; 2012:598–599, 601, 603.

Moore KL, Dalley AF, Agur AMR. *Clinically Oriented Anatomy*, 7th ed. Baltimore, MD: Lippincott Williams & Wilkins; 2014:1018–1029, 1030–1032, 1045.

Netter FH. *Atlas of Human Anatomy*, 6th ed. Philadelphia, PA: Saunders; 2014: plates 70, 76, 79–80.

CASO 51

Um homem de 22 anos chega ao pronto-socorro se queixando de sangramento nasal ininterrupto grave durante os últimos 30 minutos. Ele nega qualquer traumatismo, distúrbios hemorrágicos ou uso de medicação, como ácido acetilsalicílico ou ibuprofeno. O paciente indica que esse sangramento nasal é singular, porque ele está sangrando de ambas as narinas, e o sangue está drenando para a garganta, asfixiando-o. Ele se sente como se o sangue estivesse se acumulando no fundo da garganta. Ele tentou apertar o nariz, mas o sangramento continua.

▶ Qual é a explicação anatômica mais provável para essa condição?

RESPOSTAS PARA O CASO 51

Epistaxe

Resumo: Um homem de 22 anos teve epistaxe bilateral por 30 minutos com drenagem do sangue para a parte nasal da faringe e asfixia. Ele nega traumatismo, distúrbios hemorrágicos ou uso de medicação anticoagulante. Apertar a parte anterior do nariz não ajudou.

- **Explicação anatômica mais provável:** Epistaxe posterior.

ABORDAGEM CLÍNICA

Epistaxe ou hemorragia nasal é uma condição comum. A maioria dos casos se origina a partir da região anterior do septo nasal, e o local da hemorragia é muito fácil de visualizar. A maioria das hemorragias nasais anteriores responde à pressão direta, embora outras medidas possam ser necessárias, incluindo vasoconstritores tópicos, como cocaína, cautério ou tamponamento nasal. A epistaxe desse paciente é atípica porque é bilateral, com drenagem posterior que produz uma sensação de asfixia. Esses sintomas indicam uma fonte posterior, que é mais difícil de controlar. O tratamento desse tipo é por tamponamento nasal posterior ou dispositivo de tamponamento por balão. Antibióticos são geralmente necessários para evitar sinusite ou síndrome do choque tóxico. Epistaxe persistente ou atípica deve alertar o médico para anormalidades hemorrágicas. Pacientes que têm condições congênitas, como hemofilia ou doença de von Willebrand, podem desenvolver epistaxe. Processos adquiridos, como o uso de ácido acetilsalicílico ou medicação anti-inflamatória não esteroide, ou anticoagulação clinicamente evidente com heparina ou varfarina sódica podem ser os causadores. Processos enfermos como insuficiência hepática podem levar à diminuição dos níveis dos fatores de coagulação dependentes de vitamina K.

ABORDAGEM AO

Nariz

OBJETIVOS

1. Ser capaz de listar as características do nariz e da cavidade nasal.
2. Ser capaz de descrever a irrigação arterial para as cavidades nasais.

DEFINIÇÕES

EPISTAXE: Hemorragia nasal, em geral dividida clinicamente em fontes anterior e posterior.
PLEXO DE KIESSELBACH: Uma área na parte anterior do septo nasal que é muito vascular em razão da anastomose dos vasos sanguíneos; esse é o local mais comum para epistaxe.
COAGULOPATIA: Anormalidades das vias normais de hemostasia que levam à hemorragia. As causas geralmente são congênitas ou adquiridas.
ANTICOAGULANTE: Substância química que interfere no processo normal de coagulação.

DISCUSSÃO

O **nariz** é composto dos ossos nasais pares, que formam o dorso do nariz e partes adjacentes do frontal e maxila. A maior parte do nariz é **cartilagínea** e formada pela **cartilagem alar e o processo lateral da cartilagem do septo nasal** e as **cartilagens** ímpares do **septo nasal**. A abertura anterior da cavidade nasal são as **narinas**. A cavidade nasal é um espaço um tanto piramidal dentro do crânio, localizado entre as duas órbitas. É subdividida em cavidades nasais direita e esquerda pelo **septo nasal**, que é formado por **vômer, lâmina perpendicular** do **etmoide**, cristas nasais da maxila e palatino e **cartilagem do septo nasal**. A parte superior (teto) de cada cavidade é formada pelo **frontal, etmoide e esfenoide,** e a parte inferior (assoalho) é formada pela parte palatina da maxila e a **lâmina horizontal do palatino.** As aberturas posteriores de cada cavidade nasal na parte nasal da faringe são os **cóanos.**

As paredes laterais complexas são formadas por partes do osso nasal, maxila, etmoide e palatino. A área superficial das paredes laterais é aumentada por três **conchas nasais.** As **conchas nasais superior e média** são formações do **etmoide**, enquanto a **concha nasal inferior é um osso individual.** A parte posterossuperior da cavidade nasal, superior à concha nasal superior, é o **recesso esfenoetmoidal.** Inferiormente a cada uma das conchas encontra-se um espaço denominado pela concha imediatamente superior a ele. Assim, os meatos nasais superior, médio e inferior se situam inferiormente às conchas nasais superior, média e inferior, respectivamente. Cada cavidade nasal é revestida com uma túnica mucosa muito vascular, cuja função é aquecer e umidificar o ar inspirado (Figura 51.1).

Cada cavidade nasal é irrigada por ramos nasais da **artéria esfenopalatina, artérias etmoidais anterior e posterior, artéria palatina maior e ramos nasal lateral e labial superior da artéria facial** (Figura 51.2). Essas artérias se anastomosam na **área de Kiesselbach**, na parte anterior do septo nasal (oposta à extremidade anterior da concha nasal inferior). Esse é o **local mais comum para epistaxe.**

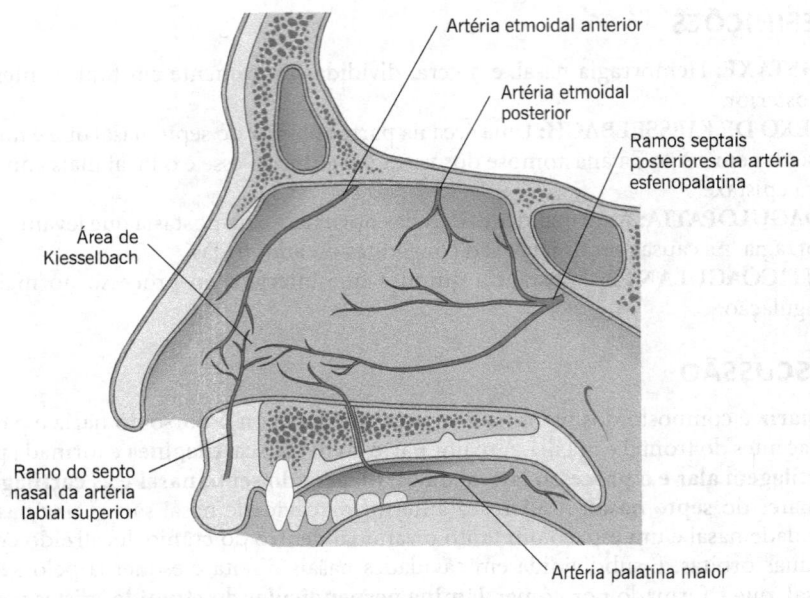

Figura 51.1 Irrigação arterial para o nariz (septo).

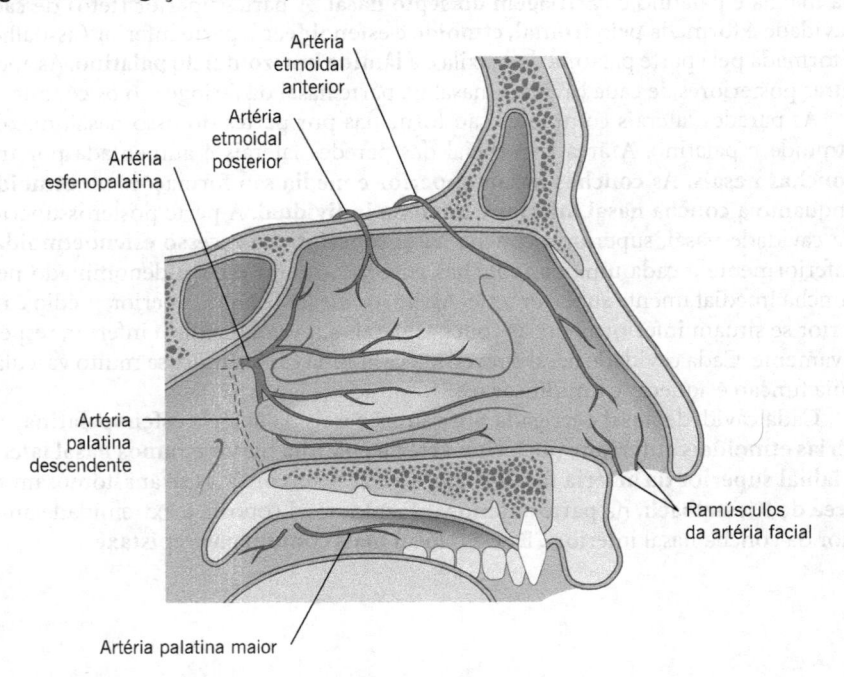

Figura 51.2 Irrigação arterial para o nariz (parede lateral).

QUESTÕES DE COMPREENSÃO

51.1 Um homem de 55 anos tornou-se anêmico e hipotenso em decorrência de epistaxe anterior grave. Um cirurgião otorrinolaringologista foi chamado para lidar com a hemorragia. Ele afirma que pode ser necessário ocluir o principal suprimento arterial. Qual das seguintes artérias é mais provavelmente responsável?

   A. Etmoidal
   B. Esfenopalatina
   C. Labial superior
   D. Palatina maior

51.2 Uma jovem de 18 anos chega ao pronto-socorro se queixando de epistaxe persistente. No exame, há hemorragia proveniente da narina direita. Qual dos seguintes locais é a fonte mais provável da hemorragia?

   A. Parte anterior do septo nasal
   B. Parte posterior do septo nasal
   C. Parte anterior da concha nasal
   D. Parte posterior da concha nasal
   E. Parte inferior (assoalho) do nariz

51.3 Uma mulher de 24 anos é atirada para fora do carro durante um acidente e bate a cabeça contra a calçada. Ela perdeu a consciência, mas, atualmente, está alerta e as pupilas estão igualmente reativas. Está assintomática, exceto pela secreção nasal clara proveniente da narina direita, que não diminuiu durante 24 horas. Qual das seguintes é a etiologia mais provável?

   A. Drenagem sinusal simpática
   B. Rinite alérgica proveniente do *airbag* do carro
   C. Dano à lâmina cribriforme
   D. Fístula lacrimonasal

RESPOSTAS

51.1 **B.** O principal suprimento sanguíneo para a parte anterior do septo nasal é a artéria esfenopalatina, um ramo da artéria que irriga o septo nasal. A artéria esfenopalatina se origina da artéria maxilar, que é um ramo terminal da artéria carótida externa.

51.2 **A.** O local mais comum de epistaxe é a região da parte anterior do septo nasal, conhecida como **plexo de Kiesselbach**, que possui uma anastomose abundante de artérias.

51.3 **C.** Essa paciente provavelmente tem rinorreia de líquido cerebrospinal (LCS), que não é incomum após traumatismo cranioencefálico. A lâmina cribriforme e as meninges são rompidas, permitindo, dessa forma, que o líquido cerebrospinal vaze pelo nariz. Isso predispõe o indivíduo à meningite.

> ### DICAS DE ANATOMIA
> - A parte anterior do septo nasal é cartilagínea.
> - As conchas nasais superior e média são formações do etmoide.
> - O local mais comum para epistaxe é onde as diversas artérias que irrigam a cavidade nasal se anastomosam, na parte anterior do septo nasal (área de Kiesselbach).

REFERÊNCIAS

Gilroy AM, MacPherson BR, Ross LM. *Atlas of Anatomy*, 2nd ed. New York: Thieme Medical Publishers; 2012:554–555.

Moore KL, Dalley AF, Agur AMR. *Clinically Oriented Anatomy*, 7th ed. Baltimore, MD: Lippincott Williams & Wilkins; 2014:959–960, 964.

Netter FH. *Atlas of Human Anatomy*, 6th ed. Philadelphia, PA: Saunders; 2014: plates 36–40.

CASO 52

Uma mulher de 45 anos se queixa de dor de dente na parte posterior esquerda durante as duas últimas semanas, que ela tratou com gargarejos de água salgada. No entanto, durante as últimas 24 horas, ela teve febre e dificuldade de abrir a boca enquanto conversava ou deglutia. No exame, a paciente tinha febre de 38°C, com vermelhidão na região submandibular esquerda estendendo-se até o lado esquerdo da garganta. Ela está sentada, mas ansiosa e salivando e apresenta estridor inspiratório. O médico afirma que a infecção na boca se disseminou para o pescoço e pode penetrar no tórax.

▶ Qual é o diagnóstico mais provável?
▶ Qual é o mecanismo anatômico para essa condição?

RESPOSTAS PARA O CASO 52

Abscesso dentário/celulite submandibular (angina de Ludwig)

Resumo: Uma mulher com 45 anos teve uma dor no dente molar esquerdo durante duas semanas e agora tem febre, trismo e disfagia. Existe inflamação submandibular esquerda estendendo-se até o lado esquerdo da garganta. Ela está sentada, mas ansiosa e salivando, e apresenta estridor inspiratório. A infecção pode seguir da boca para o pescoço e o tórax.

- **Diagnóstico mais provável:** Celulite submandibular (angina de Ludwig).
- **Mecanismo anatômico para essa condição:** Um abscesso dentário (molar) que seguiu inferiormente desde o espaço submandibular até comprometer a traqueia.

ABORDAGEM CLÍNICA

Abscessos dentários são ocorrências relativamente comuns e normalmente autolimitadas ou facilmente tratadas com antibióticos como a ampicilina. Ocasionalmente, uma infecção comprometendo os dentes molares pode se estender até o espaço submandibular (angina de Ludwig) e comprometer a traqueia ou os conteúdos da bainha carótica. Febre, edema doloroso, mobilidade limitada do pescoço, salivação e dificuldade de abrir a boca são achados clínicos. A infecção também se estende inferiormente até o mediastino (mediastinite). O estridor inspiratório, nesse caso, pode indicar compressão da traqueia. Em tais casos, laringoscopia pode levar ao laringospasmo e obstrução completa da via respiratória. Radiografias laterais do pescoço ou imagem de tomografia computadorizada (TC) são úteis no diagnóstico. O melhor tratamento é com antibióticos intravenosos, proteção da via respiratória (entubação se necessário) e drenagem cirúrgica do abscesso.

ABORDAGEM À
Cavidade oral

OBJETIVOS

1. Ser capaz de listar as lâminas da fáscia cervical.
2. Ser capaz de descrever as estruturas na parte inferior (assoalho) da boca e espaço submandibular e suas comunicações com os espaços do pescoço.
3. Ser capaz de descrever o trajeto da disseminação da infecção desde a cavidade oral até o tórax.

DEFINIÇÕES

ESTRIDOR: Som murmurante agudo com a respiração, que indica obstrução de via respiratória.
TRISMO: Contração persistente do músculo masseter, levando à "rigidez dos músculos da mandíbula".
DISFAGIA: Dificuldade ou dor com a deglutição.
LIGAMENTO NUCAL: Uma extensão espessada do ligamento supraespinal no pescoço.

DISCUSSÃO

A **fáscia cervical** consiste em camadas de tecido conectivo que envolvem e suportam diversas estruturas no pescoço. Profundamente à lâmina superficial da fáscia cervical e ao **platisma,** a lâmina superficial **envolve o pescoço** e se divide para envolver os **músculos esternocleidomastóideo e trapézio,** posteriormente inserindo-se no **ligamento nucal.** Superiormente, ela se insere no **hioide, na mandíbula e na base do crânio;** inferiormente, se insere no **acrômio, na clavícula e no manúbrio do esterno.** A **lâmina pré-vertebral da fáscia cervical** envolve a parte cervical da coluna vertebral, a medula espinal e as musculaturas pré- e paravertebrais. Ela se insere na base do crânio superiormente e no ligamento nucal posteriormente e se funde com o ligamento longitudinal anterior da coluna vertebral no tórax. A **lâmina pré-traqueal da fáscia cervical** envolve laringe, traqueia, esôfago, glândula tireóidea e glândulas paratireoides e se divide para envolver os **músculos infra-hióideos** (fitáceos) do pescoço. Ela está inserida superiormente no hioide e inferiormente se funde com o pericárdio fibroso no tórax. Posterior e superiormente, ela é contínua com a **fáscia bucofaríngea.** A **bainha** carótica é normalmente descrita como tendo origem nas lâminas pré-traqueal, pré-vertebral e superficial da fáscia cervical.

Entre a lâmina pré-vertebral da fáscia cervical e a fáscia bucofaríngea se situa o **espaço retrofaríngeo** ("espaço de risco"). Esse espaço é uma via para disseminação de infecção para o tórax, possivelmente resultando em tamponamento cardíaco. No interior da lâmina pré-traqueal da fáscia cervical, encontra-se um espaço potencial preenchido com tecido conectivo areolar frouxo, chamado **espaço visceral** (Figura 52.1).

O **espaço submandibular** se situa entre a túnica mucosa da parte inferior (assoalho) da boca e os músculos milo-hióideo e hioglosso. A raiz da língua se situa medialmente, e a face interna da mandíbula, lateralmente. O espaço contém os **ductos e as glândulas sublinguais,** uma parte da glândula submandibular e seu ducto e os nervos lingual e hipoglosso. Existe uma fenda entre os músculos milo-hióideo e hioglosso, por meio da qual a glândula submandibular se enrola em torno da margem posterior do músculo milo-hióideo. As raízes dos **dentes molares posteriores** estão próximas da face interna da mandíbula, aumentando, dessa forma, o risco de abscessos dentários **se disseminarem no espaço submandibular. Material infeccioso, portanto, se dissemina inferiormente no espaço visceral por meio da fenda entre os músculos milo-hióideo e hioglosso.**

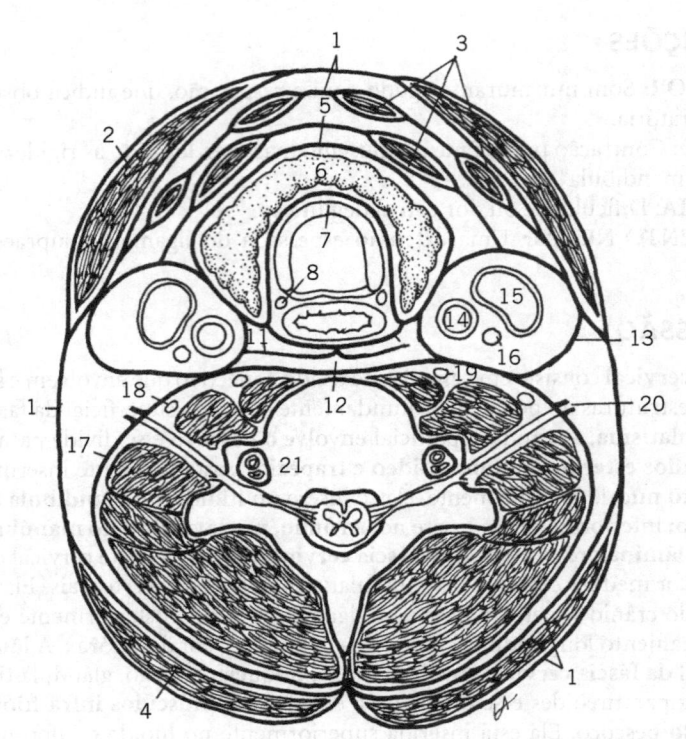

Figura 52.1 Compartimentos do pescoço: 1 = lâmina superficial da fáscia cervical, 2 = músculo esternocleidomastóideo, 3 = músculo infra-hióideo, 4 = músculo trapézio, 5 = fáscia visceral (pré-traqueal), 6 = glândula tireoide, 7 = traqueia, 8 = nervo laríngeo recorrente, 9 = esôfago, 10 = fáscia bucofaríngea, 11 = "fáscia alar" (presente apenas na parte superior da laringe), 12 = espaço retrofaríngeo, 13 = bainha carótica (neurovascular), 14 = artéria carótida comum, 15 = veia jugular interna, 16 = nervo vago, 17 = lâmina pré-vertebral da fáscia cervical, 18 = nervo frênico, 19 = tronco simpático, 20 = raízes do plexo braquial, 21 = artéria vertebral. (*Reproduzida, com permissão, da University of Texas Health Science Center, Houston Medical School.*)

QUESTÕES DE COMPREENSÃO

52.1 Um homem de 67 anos desenvolveu um abscesso dentário que ele ignorou durante duas semanas. Naquela época, desenvolveu dor torácica grave decorrente de infecção do mediastino. Por meio de qual via a infecção mais provavelmente se disseminou para o mediastino?

A. Espaço mastigador
B. Espaço pré-traqueal
C. Espaço retrofaríngeo
D. Espaço supraesternal

52.2 Um dentista usa anestesia local em preparação para um procedimento no dente molar inferior. Qual dos seguintes nervos o dentista está bloqueando?

A. Submentual
B. Maxilar
C. Mandibular
D. Vago

52.3 Um homem de 24 anos envolveu-se em uma briga de faca em um bar. Ele apareceu no pronto-socorro com uma laceração de 2 cm na parte anterolateral do pescoço. O ferimento foi superficial, mas o médico observou fibras musculares precisamente profundas à lâmina superficial da fáscia cervical. Qual dos seguintes músculos foi observado?

A. Platisma
B. Esternocleidomastóideo
C. Omo-hióideo
D. Trapézio
E. Tireo-hióideo

RESPOSTAS

52.1 **C.** A principal via entre as infecções do pescoço e o tórax é por meio do espaço retrofaríngeo, que é um espaço potencial entre a lâmina pré-vertebral da fáscia cervical e a fáscia bucofaríngea que envolve a faringe.

52.2 **C.** Anestesia dentária abrangendo os dentes molares inferiores é chamada de **bloqueio mandibular inferior.** O nervo comprometido é o nervo alveolar inferior, ramo do nervo mandibular, que é um ramo de V3.

52.3 **A.** O músculo platisma é um músculo plano largo que recobre a região anterolateral do pescoço.

DICAS DE ANATOMIA

▶ O espaço submandibular é contínuo com o espaço visceral no pescoço.
▶ As lâminas superficial, pré-traqueal e pré-vertebral da fáscia cervical contribuem para a bainha carótica.
▶ A via principal para infecção entre o pescoço e o tórax é o espaço retrofaríngeo.

REFERÊNCIAS

Gilroy AM, MacPherson BR, Ross LM. *Atlas of Anatomy*, 2nd ed. New York, NY: Thieme Medical Publishers; 2012:530–531, 576, 606–609.

Moore KL, Dalley AF, Agur AMR. *Clinically Oriented Anatomy*, 7th ed. Baltimore, MD: Lippincott Williams & Wilkins; 2014:985–989.

Netter FH. *Atlas of Human Anatomy*, 6th ed. Philadelphia, PA: Saunders; 2014: plates 26, 67, 75.

CASO 53

Uma recém-nascida de 3 dias apresenta lacrimação excessiva no olho esquerdo e uma pequena massa firme, do tamanho de uma ervilha, na região inferior da junção entre o olho e o nariz (junção oculonasal). A massa não está inflamada, e a recém-nascida está com boa saúde e sendo bem alimentada.

▶ Qual é o diagnóstico mais provável?
▶ Qual é a explicação anatômica para esse transtorno?

RESPOSTAS PARA O CASO 53
Aumento do saco lacrimal

Resumo: Uma recém-nascida saudável de 3 dias apresenta lacrimação excessiva no olho esquerdo e uma pequena massa firme, do tamanho de uma ervilha, inferior ao ângulo medial do olho.

- **Diagnóstico mais provável:** Aumento do saco lacrimal (dacriocistocele).
- **Explicação anatômica do transtorno:** Atresia congênita dos ductos que drenam para dentro ou para fora do saco lacrimal.

ABORDAGEM CLÍNICA

O sistema de drenagem de lágrima começa nos pontos lacrimais, na parte medial entre as pálpebras superior e inferior. Os pontos se abrem nos canalículos lacrimais que terminam no saco lacrimal e, por sua vez, são drenados pelo ducto lacrimonasal. O ducto lacrimonasal se desenvolve a partir de um cordão de células sólido que se recanaliza para estabelecer o lúmen do ducto e termina no meato nasal inferior. Atresia do ducto (decorrente de falha na recanalização) ocorre em 1 a 3% dos recém-nascidos. Atresia dos canalículos lacrimais se apresenta com lacrimação excessiva e sem massa. Atresia do ducto lacrimonasal se apresenta como uma massa em razão do aumento do saco lacrimal, e a massa acompanhada por lacrimação excessiva indica atresia dos canalículos e do ducto lacrimonasal. Massagem na região do ducto lacrimonasal com acompanhamento atento é o tratamento comum, e a maioria dos casos se resolve por volta dos 6 meses de idade. Obstrução persistente após os 9 meses de idade justifica intervenção, como a sondagem do ducto lacrimonasal. Deve-se tomar muito cuidado para evitar a criação de um trato falso. Como os canalículos e o ducto estão obstruídos nesse caso, a sondagem do ducto é indicada.

ABORDAGEM À
Glândula lacrimal

OBJETIVOS

1. Ser capaz de descrever a anatomia da glândula lacrimal.
2. Ser capaz de descrever a via para drenagem das lágrimas desde o bulbo do olho até a cavidade nasal.

DEFINIÇÕES

SONDAGEM DO DUCTO LACRIMONASAL: Procedimento cirúrgico ambulatorial por meio do qual uma fina sonda metálica é usada para canular o ducto lacrimal que, presumivelmente, está ocluído.

DACRIOCISTOCELE: Aumento do saco lacrimal.
ÂNGULO DO OLHO: Ângulo formado pelas pálpebras superior e inferior.
ATRESIA: Ausência de uma abertura normal em razão de um defeito evolutivo (de desenvolvimento).

DISCUSSÃO

A **glândula lacrimal** está localizada em uma fossa rasa, na face superolateral da órbita (Figura 53.1). Aproximadamente 12 pequenos ductos lacrimais drenam cada glândula, cujas secreções ou lágrimas penetram no **saco da conjuntiva superolateralmente**, no fórnice superior da conjuntiva, e lavam a superfície do olho em uma direção inferomedial, com auxílio da ação de piscamento das pálpebras. A glândula lacrimal é inervada pelos **nervos autônomos**, com as fibras secretomotoras sendo parte do **NC VII**, enquanto as fibras simpáticas são vasoconstritoras. Ambos os tipos de fibras chegam à glândula por meio do ramo lacrimal da divisão oftálmica (NC V1) do NC V.

As lágrimas se acumulam no ângulo medial do olho, no lago lacrimal. Nas extremidades mediais das pálpebras superior e inferior, uma pequena elevação, a **papila**

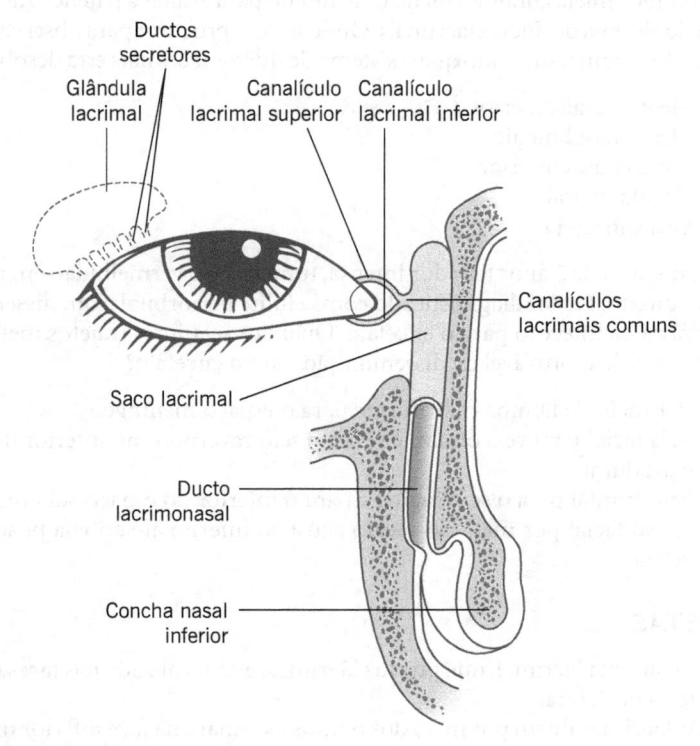

Figura 53.1 Sistema de drenagem lacrimal.

lacrimal, possui uma abertura ou **ponto** que leva ao **canalículo lacrimal.** Os dois canalículos terminam no **saco lacrimal,** uma estrutura membranácea de extremidade cega, contínua inferiormente com o **ducto lacrimonasal.** O ducto atravessa o canal lacrimonasal de cada maxila e termina no **meato nasal inferior,** o espaço limitado pela concha nasal inferior. As lágrimas, em seguida, passam para a parte nasal da faringe e são deglutidas.

QUESTÕES DE COMPREENSÃO

53.1 Uma mulher de 30 anos sofreu um traumatismo contuso no olho esquerdo e descobriu que era incapaz de secretar lágrimas a partir daquele olho. Qual das seguintes é mais provavelmente a localização da lesão?

   A. Parte superior medial da órbita
   B. Parte inferior medial da órbita
   C. Parte superior lateral da órbita
   D. Parte inferior lateral da órbita
   E. Adjacente ao dorso do nariz

53.2 Um clínico injeta corante azul no olho direito para avaliar a patência/desobstrução do sistema de ductos lacrimais. Onde se deve procurar para observar o fluxo final do corante, supondo que o sistema de ductos lacrimais está desobstruído?

   A. Meato nasal superior
   B. Meato nasal médio
   C. Meato nasal inferior
   D. Cavidade oral
   E. Veia subclávia

53.3 Um menino de 5 anos tem dor intensa, tumefação e vermelhidão em torno do olho direito. Ele foi diagnosticado com celulite periorbital, com disseminação provável da infecção para o encéfalo. Qual dos seguintes trajetos melhor descreve o trajeto provável de disseminação para o encéfalo?

   A. Por meio da lâmina cribriforme para o espaço meníngeo
   B. Veia facial para veia oftálmica para o seio cavernoso no interior do espaço extradural
   C. Seio frontal para o seio sagital e para o interior do espaço subaracnóideo
   D. Canal facial por meio do meato acústico interno até a fossa posterior do crânio

RESPOSTAS

53.1 **C.** A glândula lacrimal, que produz lágrimas, está localizada nas faces superior e lateral da órbita.
53.2 **C.** As lágrimas fluem por meio dos pontos lacrimais, na face inferior medial da pálpebra, e seguem por meio do ducto lacrimal para o meato nasal inferior.

53.3 **B.** Infecções comprometendo o espaço periorbital penetram, por meio da veia oftálmica, no seio cavernoso e no espaço extradural, levando à meningite. Portanto, terapia antibiótica imediata é essencial para essa infecção.

> **DICAS DE ANATOMIA**
>
> ▶ A glândula lacrimal está localizada na parte superolateral da órbita.
> ▶ As fibras secretomotoras parassimpáticas se originam no NC VII.
> ▶ As lágrimas são produzidas pela glândula lacrimal e drenam por meio dos pontos lacrimais para o saco lacrimal e por meio do ducto lacrimonasal.
> ▶ O ducto lacrimonasal termina no meato nasal inferior.
> ▶ A causa mais comum de lacrimação excessiva em um recém-nascido é o subdesenvolvimento do ducto lacrimal, que normalmente é tratado com tratamento diligente.

REFERÊNCIAS

Gilroy AM, MacPherson BR, Ross LM. *Atlas of Anatomy*, 2nd ed. New York: Thieme Medical Publishers; 2012:545.

Moore KL, Dalley AF, Agur AMR. *Clinically Oriented Anatomy*, 7th ed. Baltimore, MD: Lippincott Williams & Wilkins; 2014:892–893.

Netter FH. *Atlas of Human Anatomy*, 6th ed. Philadelphia, PA: Saunders; 2014: plates 83–84.

CASO 54

Um menino de 9 anos é levado ao pediatra por causa de cefaleias intensas durante a última semana. As cefaleias estavam inicialmente presentes apenas de manhã, mas durante as últimas 48 horas, tornam-se constantes, durante o dia todo. A criança também está vomitando e se queixa de problemas de "visão". No exame, a temperatura era 36,6°C e a frequência cardíaca de 80 batimentos/min. A criança parece estar letárgica e sensível às luzes no quarto. Apresenta um pouco de rigidez no pescoço e a marcha parece instável. Fora isso, o exame é normal. Um exame de tomografia computadorizada (TC) da cabeça é realizado com urgência e revela aumento bilateral do seio frontal dos ventrículos laterais e do terceiro ventrículo.

▶ Qual é o diagnóstico mais provável?
▶ Qual é a localização mais provável da obstrução?

RESPOSTAS PARA O CASO 54

Hidrocefalia

Resumo: Um menino de 9 anos tem cefaleia progressiva há uma semana, vômito e distúrbios visuais. No exame, a criança apresentava letargia, fotossensibilidade, torcicolo (rigidez no pescoço) e marcha instável. Imagem de TC mostra aumento do ventrículo lateral e do terceiro ventrículo.

- **Diagnóstico mais provável:** Hidrocefalia.
- **Obstrução:** Mais provavelmente do aqueduto do mesencéfalo (aqueduto de Sílvio), levando ao aumento bilateral do ventrículo lateral e do terceiro ventrículo.

ABORDAGEM CLÍNICA

Hidrocefalia é o acúmulo de líquido cerebrospinal (LCS) no encéfalo. Esse aumento de LCS é decorrente de aumento na produção, distúrbio no fluxo ou alteração na absorção. Os sintomas dependem da idade do paciente e da rapidez do desenvolvimento. Nesse caso, a criança apresenta um início agudo (menos de uma semana), levando a sintomas mais drásticos. Se a hidrocefalia se desenvolvesse lentamente durante meses, os únicos sintomas poderiam ser uma cefaleia vaga e problemas de memória. Crianças com frequência são letárgicas ou têm insônia; se esses sintomas forem significativos, levam ao vômito. Essa criança também apresenta sensibilidade à luz (fotofobia) e rigidez do pescoço, que são indicações de irritação meníngea. Meningite aguda ou sangue no LCS também provocam esses sintomas. Um tumor no encéfalo é outra possibilidade; imagem do encéfalo é importante para descartar a condição. Nesse caso, hidrocefalia significativa é identificada no exame de TC. Como o ventrículo lateral e o terceiro ventrículo estão dilatados, a localização mais provável da obstrução é no aqueduto do mesencéfalo (aqueduto de Sílvio). O tratamento é para aliviar o acúmulo de LCS, que normalmente inclui um procedimento de colocação de desvio; um trajeto ventriculoperitoneal é mais comumente usado. Alívio cirúrgico da obstrução também pode ser tentado.

ABORDAGEM AO
Sistema ventricular do encéfalo

OBJETIVOS

1. Ser capaz de descrever a localização dos ventrículos e a circulação do LCS.
2. Ser capaz de identificar o plexo corióideo no ventrículo lateral, terceiro e quarto ventrículos e as granulações aracnóideas no seio sagital superior.

DEFINIÇÕES

PLEXO CORIÓIDEO: Uma estrutura nos ventrículos do encéfalo, na qual o líquido cerebrospinal (LCS) é produzido. O plexo corióideo consiste em células ependimárias modificadas.

GRANULAÇÕES ARACNÓIDEAS: Protrusões da aracnoide-máter através da dura-máter nos seios venosos do encéfalo, permitindo que o LCS deixe o espaço subaracnóideo e retorne ao sistema venoso. A maioria das granulações aracnóideas é encontrada nos seios sagitais superiores.

DISCUSSÃO

Existem quatro ventrículos no encéfalo. Os **ventrículos laterais** estão localizados no interior dos hemisférios cerebrais. O **terceiro ventrículo** está localizado entre os diencéfalos, e o **quarto ventrículo** está localizado entre o tronco encefálico e o cerebelo (ver Figura 54.1).

Os ventrículos laterais pares são os maiores no sistema ventricular do encéfalo e cada um é composto de uma parte central e três cornos: o corno frontal se estende para dentro do lobo frontal, o corno occipital se estende para dentro do lobo occipital e o corno temporal se estende para o interior do lobo temporal. A parte central do ventrículo lateral é encontrada no lobo parietal, imediatamente posterior ao corno frontal. A parte interna dos ventrículos laterais é recoberta por uma membrana epitelial fina, chamada **epêndima**. Na parte central e nos cornos temporais do ventrículo, o epêndima é pregueado no interior da cavidade com capilares para formar o **plexo corióideo**, que produz LCS. O LCS produzido nos ventrículos laterais flui para o terceiro ventrículo por meio do forame interventricular (forame de Monro).

O terceiro ventrículo é um espaço estreito, em forma de fenda. O plexo corióideo é encontrado na parte superior desse ventrículo, próximo do forame interventricular. O aqueduto do mesencéfalo (aqueduto de Sílvio) conduz o LCS do terceiro ventrículo para o quarto ventrículo.

O quarto ventrículo possui uma configuração semelhante a uma tenda. A fossa romboide, do tronco encefálico, forma a parte inferior (assoalho), e os véus medulares superior e inferior do cerebelo formam a parte superior (teto) desse ventrículo. O plexo corióideo é encontrado na parte inferior desse ventrículo. A partir do quarto ventrículo, o LCS flui para o espaço subaracnóideo por meio das aberturas mediana e lateral (forames de Magendie e Luschka).

Após o LCS circular no espaço subaracnóideo e envolver o encéfalo e a medula espinal, é drenado para os seios venosos via granulações aracnóideas, localizadas, na sua maior parte, no seio sagital superior (ver Figura 54.2).

O aumento na produção de LCS, a diminuição da absorção de LCS ou o bloqueio do fluxo de LCS produzem acúmulo de LCS nos ventrículos, levando à hidrocefalia.

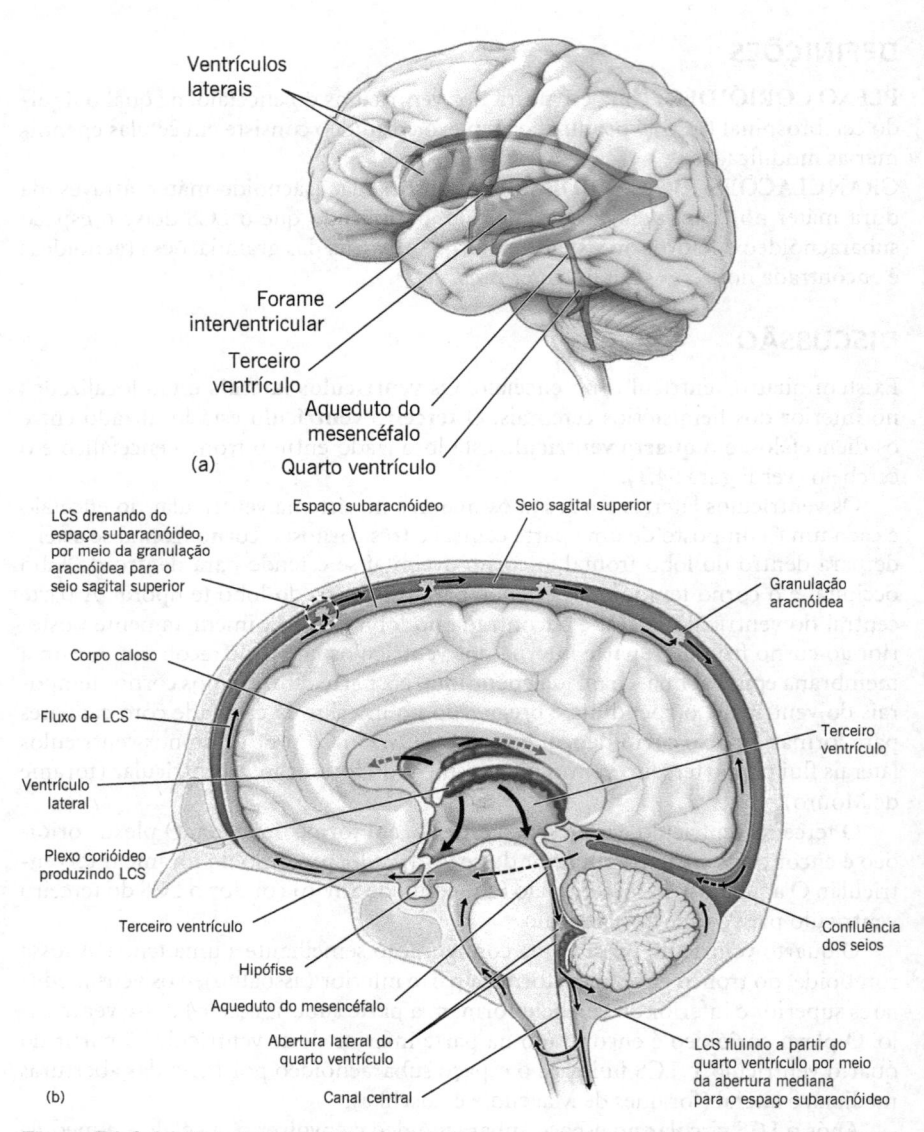

Figura 54.1 (a) Vista lateral tridimensional dos ventrículos do encéfalo; (b) localização e circulação do líquido cerebrospinal (LCS). (*Reproduzida, com permissão, de Morton DA, Foreman KB, Albertine KH. The Big Picture: Gross Anatomy. New York: McGraw-Hill Medical, 2011. Figure 16.2.*)

CASOS CLÍNICOS EM ANATOMIA   **351**

```
                                    LCS do                              LCS do
                               terceiro ventrículo                  quarto ventrículo
                                       ↓                                    ↓
   LCS dos        →    Forame         →  Terceiro    →   Aqueduto do    →   Quarto
   ventrículos        interventricular    ventrículo      mesencéfalo        ventrículo
   laterais
        ↓
   Aberturas mediana       →    Espaço        →    Seios      →    Veia
   (forame de Magendie) e       subaracnóideo      venosos         jugular interna
   lateral (forame de Luschka)
```

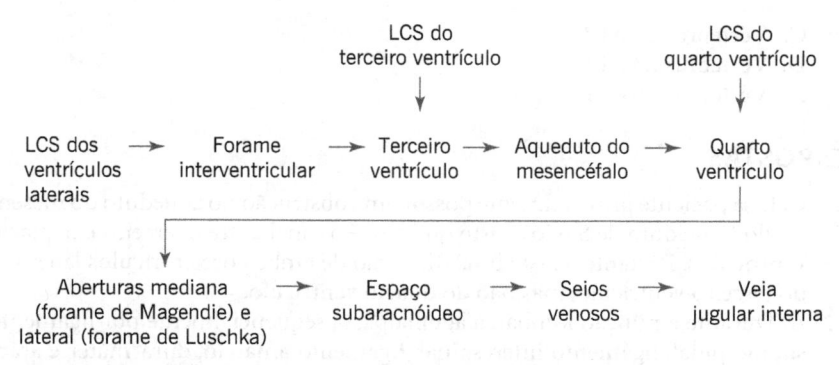

Figura 54.2 Fluxograma mostrando a circulação do LCS no espaço subaracnóideo.

QUESTÕES DE COMPREENSÃO

54.1 Uma mulher de 32 anos chega ao pronto-socorro se queixando de cefaleias intensas e dificuldade de caminhar. Ela está letárgica. Na imagem de TC da cabeça, aparece um aumento bilateral dos ventrículos laterais e do terceiro ventrículo. O quarto ventrículo está normal. A obstrução mais provável nessa paciente é na(o)

   A. Abertura lateral
   B. Abertura mediana
   C. Aqueduto do mesencéfalo
   D. Forame interventricular
   E. Cisterna magna

54.2 Punção lombar pode ser realizada para coleta de LCS para exame laboratorial. Durante esse procedimento, por qual das seguintes estruturas a agulha passa antes de penetrar no espaço subaracnóideo?

   A. Ligamento supraespinal
   B. Ligamento longitudinal anterior
   C. Ligamento longitudinal posterior
   D. Ligamento intertransversário
   E. Pia-máter

54.3 Durante punção da parte lombar da medula espinal, a agulha deve ser inserida na linha mediana entre os processos espinais de quais das seguintes vértebras?

   A. Vértebras T12 e L1
   B. Vértebras L1 e L2

C. Vértebras L2 e L3
D. Vértebras L3 e L4
E. Vértebras L5 e S1

RESPOSTAS

54.1 **C.** Essa paciente provavelmente possui uma obstrução no aqueduto do mesencéfalo (aqueduto de Sílvio), visto que esse é o canal entre o terceiro e o quarto ventrículos. Portanto, existe uma dilatação de ambos os ventrículos laterais e do terceiro ventrículo, mas não do quarto ventrículo.

54.2 **A.** Durante a punção lombar, a agulha passa sequencialmente por ligamento supraespinal, ligamento interespinal, ligamento amarelo, dura-máter e aracnoide-máter para entrar no espaço subaracnóideo. Os ligamentos longitudinais anterior e posterior estão localizados nas faces anterior e posterior do corpo vertebral e profundos ao canal vertebral e não devem ser atingidos; a pia-máter é uma camada fina das meninges, na superfície da medula espinal. Durante a punção lombar, a agulha é inserida abaixo da extremidade inferior da medula espinal e, consequentemente, não deve atingir a pia-máter.

54.3 **D.** Em um adulto, a extremidade inferior da medula espinal é no nível da margem inferior da vértebra L1. Portanto, para proteger a medula espinal, é mais seguro inserir a agulha entre as vértebras L3 e L4 ou L4 e L5.

DICAS DE ANATOMIA

▶ Existem três camadas de meninges que envolvem a medula espinal e o encéfalo, e o LCS preenche o espaço subaracnóideo, que está localizado entre a aracnoide-máter e a pia-máter.
▶ O LCS é produzido pelo plexo corióideo, encontrado nos quatro ventrículos do encéfalo e flui de volta para o sistema venoso por meio das granulações aracnóideas. O LCS envolve a parte central do sistema nervoso para proteger o encéfalo e a medula espinal.
▶ Exame laboratorial de uma amostra de LCS ajuda a diagnosticar infecções bacterianas, infecções virais e tumores na parte central do sistema nervoso.
▶ Não há vasos linfáticos na parte central do sistema nervoso e o LCS atua como a linfa do encéfalo e medula espinal.

REFERÊNCIAS

Gilroy AM, MacPherson BR, Ross LM. *Atlas of Anatomy*, 2nd ed. New York, NY: Thieme Medical Publishers; 2012:628–630, 632–633.

Moore KL, Dalley AF, Agur AMR. *Clinically Oriented Anatomy*, 7th ed. Baltimore, MD: Lippincott Williams & Wilkins; 2014:878–881, 886–887.

Netter FH. *Atlas of Human Anatomy*, 6th ed. Philadelphia, PA: Saunders; 2014: plates 109–110.

CASO 55

Uma estrela do futebol americano de uma faculdade, de 19 anos, foi agarrado e derrubado pelo lado direito durante um jogo, quando teve suas pernas atingidas pelo ombro do jogador adversário. O paciente disse que imediatamente ouviu um "estalido" e começou a se queixar de rigidez e tumefação no joelho, que percebeu estar "acabado". Foi retirado do campo pelos serviço de emergência médica e, no exame, apresentava marcha instável e tinha perdido a amplitude total do movimento no joelho direito. O joelho estava hipersensível ao toque. Ele não tinha história médica pregressa e estava saudável.

▶ Qual é o diagnóstico mais provável?
▶ Que estruturas do joelho foram mais provavelmente comprometidas?
▶ Que componentes esqueléticos e musculares estão incluídos na lesão?

RESPOSTAS PARA O CASO 55
Lesão no joelho

Resumo: Um jovem de 19 anos sem história médica pregressa é derrubado durante um jogo de futebol americano e está se queixando de dor no joelho direito após ouvir um "estalido". A marcha está instável e apresenta instabilidade no joelho com movimento de torção. Além disso, ele perdeu a amplitude total de movimento.

- **Diagnóstico mais provável:** Tríade infeliz do joelho ("tríade de O'Donoghue", "tríade terrível").
- **Estruturas do joelho mais provavelmente comprometidas:** Ligamento cruzado anterior, ligamento colateral tibial e menisco medial.
- **Componentes esqueléticos implicados:** Patel, fêmur e tíbia. Não há músculos diretamente implicados com esse tipo de lesão.

CORRELAÇÃO CLÍNICA

A tríade infeliz consiste em lesão aos ligamento cruzado anterior (LCA), ligamento colateral tibial (MCL) e menisco medial, e é comum entre lesões esportivas quando um jogador é agarrado e derrubado com grande força, como no futebol americano, rúgbi ou futebol.

Esse atleta estava jogando futebol e era saudável. Ele foi agarrado pelas pernas perpendicularmente à face lateral do joelho, de forma que a força foi direcionada de lateral para medial, distendendo, dessa maneira, o ligamento colateral tibial e o menisco medial. Simultaneamente, a súbita torção para dentro do joelho com o pé plantado provoca uma laceração do ligamento cruzado anterior. Ouvir um estalido é um sintoma muito comum com lesão no ligamento cruzado anterior. A marcha instável do paciente e a instabilidade no movimento de torção de lado a lado confirmam ainda mais a suspeita de que ele lesionou os ligamentos na tríade infeliz. Outros sintomas comuns são dor e tumefação no joelho imediatamente após a lesão.

ABORDAGEM À
Articulação do joelho

OBJETIVOS

1. Ser capaz de descrever a anatomia da articulação do joelho, incluindo a face articular, a cápsula articular, os ligamentos e os meniscos.
2. Ser capaz de descrever os vários mecanismos de lesão à articulação do joelho.

DEFINIÇÕES

MENISCO: Uma estrutura fibrocartilagínea semilunar localizada na articulação do joelho, entre os côndilos da tíbia e o fêmur. O menisco medial (em forma de C) e o menisco lateral (em forma de O) atuam como coxins cartilagíneos para absorver choque, ajustar melhor as faces articulares e aumentar a flexibilidade da articulação do joelho.
MENISCO LATERAL: Uma estrutura menor, separada do ligamento colateral fibular pelo tendão do músculo poplíteo. É mais livremente móvel do que o menisco medial.

DISCUSSÃO

A articulação do joelho é a maior e a mais complexa articulação sinovial no corpo. É formada pelo fêmur, pela tíbia e pela patela. A fíbula não é parte da articulação do joelho (Figura 55.1).

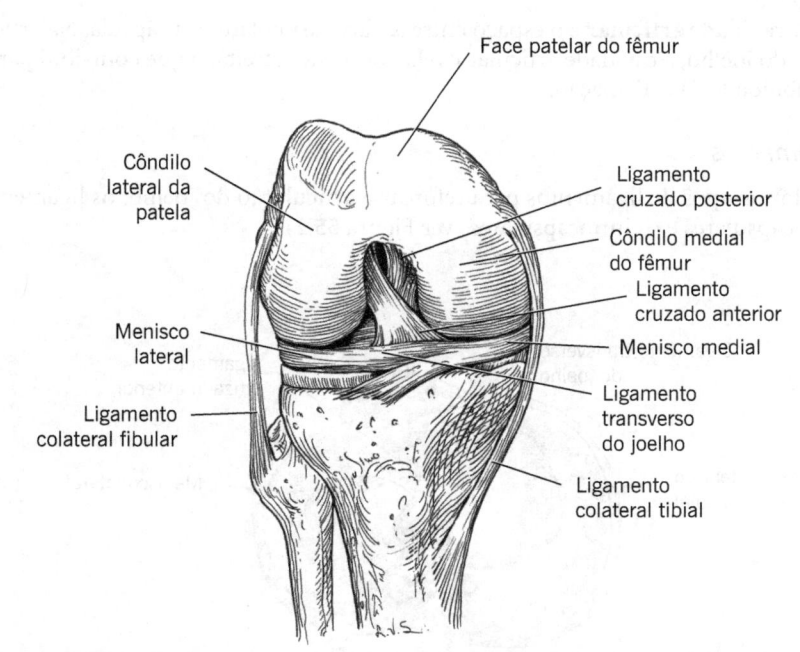

Figura 55.1 Vista anterior do joelho direito. (*Reproduzida, com permissão, de Lindner HH. Clinical Anatomy. East Norwalk, CT: Appleton & Lange, 1989:615.*)

Faces articulares

Os côndilos lateral e medial do fêmur se unem aos côndilos lateral e medial da tíbia para formar as articulações femorotibiais. A face patelar do fêmur se une ao maior osso sesamoide da patela para formar a articulação femoropatelar. As faces articulares não se encaixam perfeitamente umas às outras.

Cápsula e cavidade articulares

A **cápsula fibrosa** é uma membrana fina, porém resistente, que se insere nas margens articulares dos côndilos do fêmur e da tíbia e que é fundida com o ligamento da patela anteriormente. A **cápsula sinovial** reveste a face interna da cápsula fibrosa e se reflete no interior, entre a tíbia e o fêmur, para formar as pregas sinoviais, como a prega infrapatelar, a prega alar e as estruturas semelhantes. Entre os músculos e os tendões que circundam o joelho, a cápsula sinovial se projeta exteriormente por meio de um rompimento na cápsula fibrosa para formar as bolsas sinoviais, como as bolsas suprapatelar e subcutânea infrapatelar. As bolsas são uma extensão da cavidade articular e reduzem o atrito quando o músculo ou tendão se move na face do joelho.

A **cavidade articular** é o espaço entre as faces articulares e a cápsula. Na articulação do joelho, a cavidade articular é relativamente estreita, o que contribui para a instabilidade da articulação.

Ligamentos

Há dois grupos de ligamentos para reforçar a articulação do joelho: os ligamentos extracapsulares e os intracapsulares (ver Figura 55.2):

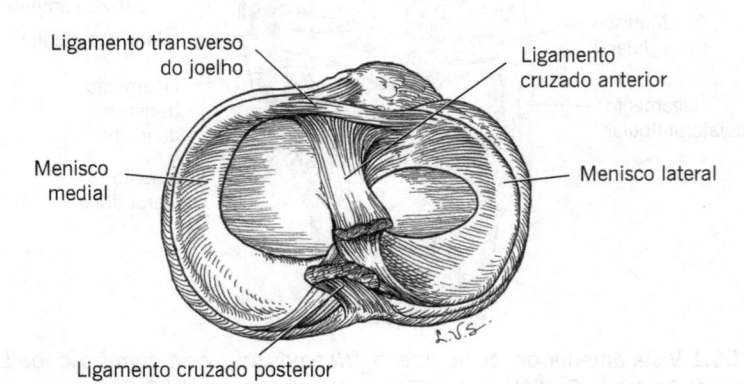

Figura 55.2 A articulação do joelho direito completamente flectida, mostrando os ligamentos da articulação. (*Reproduzida, com permissão, de Lindner HH. Clinical Anatomy. East Norwalk, CT: Appleton & Lange, 1989:615.*)

1. Os ligamentos extracapsulares (ligamentos externos) estão localizados na face externa da cápsula articular:
   A. **Ligamento da patela:** a parte inferior (abaixo da patela) do tendão do músculo quadríceps. É o ligamento mais forte da articulação do joelho e protege a articulação da face anterior.
   B. **Ligamento colateral fibular:** um ligamento forte e fibroso, que se estende desde o epicôndilo lateral do fêmur até a face lateral da fíbula e é separado do menisco lateral pelo tendão do músculo poplíteo. O ligamento colateral fibular evita a adução da articulação do joelho.
   C. **Ligamento colateral tibial:** um ligamento semelhante a uma faixa, achatado, que se estende desde o epicôndilo medial do fêmur até a face medial da tíbia. Fibras profundas desse ligamento se inserem firmemente ao menisco medial; portanto, o ligamento é com frequência danificado junto com o menisco medial.
   Ambos os ligamentos colaterais reforçam a articulação do joelho lateralmente. O ligamento colateral tibial evita a abdução da articulação do joelho.
   D. **Ligamento poplíteo oblíquo:** o ligamento posterior do joelho que se estende superior e lateralmente desde o epicôndilo medial da tíbia até a face posterior da cápsula articular. O ligamento reforça a cápsula da articulação do joelho posteriormente.
   E. **Ligamento poplíteo arqueado:** um pequeno ligamento que se estende desde a face posterior da cabeça da fíbula e cruza o tendão do músculo poplíteo até a face posterior da cápsula. Assim como o ligamento poplíteo oblíquo, reforça a cápsula da articulação do joelho posteriormente.
2. Ligamentos Intra-articulares (ligamentos internos):
   A. **Ligamentos cruzados:** dois ligamentos localizados no meio da articulação, que se cruzam formando o que parece a letra "X". O ligamento cruzado anterior une a tíbia (anterior à eminência intercondilar) à face medial do côndilo lateral do fêmur. O ligamento cruzado posterior une a tíbia (posterior à eminência intercondilar) à face lateral do côndilo medial do fêmur. Os ligamentos cruzados impedem que a tíbia deslize anterior e posteriormente sobre o fêmur, fornecendo estabilidade para a articulação do joelho. Além dos ligamentos cruzados, existem outros pequenos ligamentos na articulação do joelho, como o ligamento transverso, que são funcionalmente menos importantes para a articulação.

Movimentos da articulação do joelho

Os dois **meniscos estão localizados** entre o fêmur e a tíbia e contribuem para a flexibilidade da articulação do joelho (ver Figura 55.3).

A articulação do joelho é uma articulação em dobradiça que permite flexão e extensão. Quando a articulação está flectida, a face posterior arredondada dos côndilos medial e lateral do fêmur faz contato com os côndilos da tíbia e permite ligeira rotação medial e lateral.

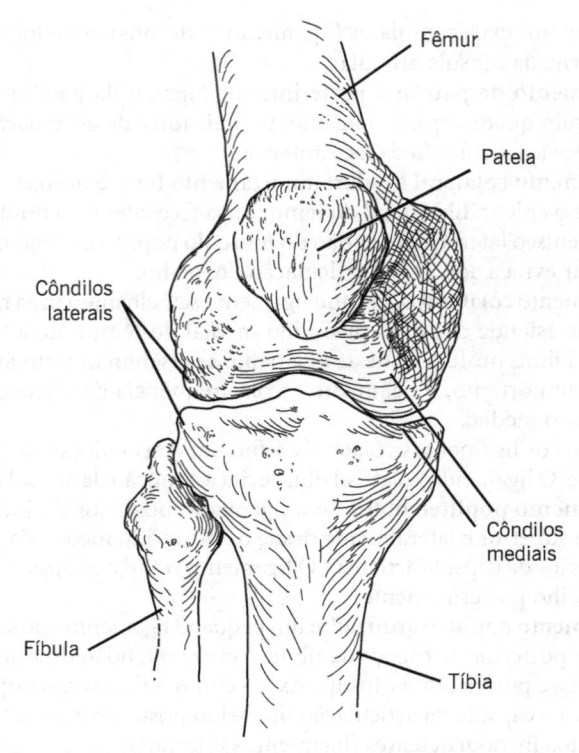

Figura 55.3 Face superior da tíbia direita mostrando os meniscos da articulação do joelho. (*Reproduzida, com permissão, de Lindner HH. Clinical Anatomy. East Norwalk, CT: Appleton & Lange, 1989:613 [Figure 49.1]*.)

A articulação do joelho é principalmente irrigada por cinco artérias do joelho, que se originam da artéria poplítea. As artérias superior medial do joelho, superior lateral do joelho, inferior medial do joelho e inferior lateral do joelho formam a anastomose em torno do joelho (entre os músculos e os ossos), e a artéria média do joelho cruza a cápsula posterior para irrigar as estruturas interiores do joelho.

Durante esportes e outras atividades de contato, a articulação do joelho com frequência está sujeita a forças anormais provenientes das direções anterior e lateral, provocando lacerações do ligamento cruzado anterior. A abdução forçada da articulação do joelho lacera o ligamento colateral tibial e, como esse ligamento está firmemente inserido no menisco medial (especialmente com o movimento limitado entre o fêmur e a tíbia), este é comumente lesionado com o ligamento colateral tibial. Os ligamentos cruzado anterior e colateral tibial e o menisco medial são muitas vezes lesionados simultaneamente; esse evento é comumente conhecido como a "tríade infeliz do joelho".

QUESTÕES DE COMPREENSÃO

55.1 Qual das seguintes estruturas da articulação do joelho contribui para sua mobilidade?

A. Ligamento colateral fibular
B. Ligamento colateral tibial
C. Ligamento da patela
D. Ligamento cruzado anterior
E. Menisco

55.2 O menisco medial está firmemente inserido a qual ligamento?

A. Colateral fibular
B. Colateral tibial
C. Cruzado anterior
D. Meniscofemoral posterior
E. Ligamento da patela

55.3 A articulação do joelho

A. É "destravada" pelo músculo plantar
B. Contém um ligamento cruzado anterior para impedir a hiperextensão
C. Possui um menisco lateral inserido no ligamento colateral fibular
D. É flectida pelo músculo quadríceps femoral
E. É estendida pelos músculos do jarrete

RESPOSTAS

55.1 **E.** Os meniscos estão localizados entre o fêmur e a tíbia e permitem que as faces articulares se ajustem melhor umas às outras. Separam também as articulações em duas partes: articulações meniscofemoral e meniscotibial, mas o menisco não contribui para a mobilidade da articulação.

54.2 **B.** O ligamento colateral tibial é um ligamento forte e largo, que se estende entre o epicôndilo medial do fêmur e a face medial da parte superior da tíbia. O menisco medial está inserido nesse ligamento.

55.3 **B.** A função do ligamento cruzado anterior é impedir a hiperextensão na articulação do joelho. O músculo de "desbloqueio" para a articulação do joelho é o músculo poplíteo, que separa o menisco lateral do ligamento colateral fibular. O músculo quadríceps femoral é o extensor da articulação do joelho, e os músculos do jarrete são os flexores da articulação do joelho.

> **DICAS DE ANATOMIA**
>
> ▶ A articulação do joelho é a maior e mais complexa articulação no corpo humano.
> ▶ A articulação do joelho inclui três articulações entre o fêmur, a tíbia e a patela.
> ▶ Os ligamentos extracapsulares e intracapsulares estabilizam a articulação do joelho, e os meniscos contribuem para a flexibilidade da articulação do joelho.
> ▶ O ligamento cruzado anterior (LCA), o menisco medial e o ligamento colateral tibial são comumente lesionados durante atividades esportivas.

REFERÊNCIAS

Gilroy AM, MacPherson BR, Ross LM. *Atlas of Anatomy*, 2nd ed. New York, NY: Thieme Medical Publishers; 2012:408–414.

Moore KL, Dalley AF, Agur AMR. *Clinically Oriented Anatomy*, 7th ed. Baltimore, MD: Lippincott Williams & Wilkins; 2014:634–643, 662–665.

Netter FH. *Atlas of Human Anatomy*, 6th ed. Philadelphia, PA: Saunders; 2014: plates 494–498.

CASO 56

Um jovem de 18 anos apresenta-se no pronto-socorro se queixando de "dor por todo o estômago" e febre. Ele relata que dois dias atrás teve sensibilidade dolorosa em torno do umbigo e, em seguida, ontem, a dor parecia ir para a parte direita inferior do abdome. Hoje, se queixa de dor por todo o abdome, com febre e calafrios. Ele não está com fome. No exame, a temperatura era de 39°C, frequência cardíaca de 110 batimentos/min e pressão arterial 130/90 mmHg. Um exame abdominal revela um abdome distendido. Há ruídos intestinais hipoativos na ausculta. O paciente apresenta hipersensibilidade generalizada por todo o abdome, com defesa muscular e descompressão dolorosa.

▶ Qual é o diagnóstico mais provável?
▶ Qual é a explicação para a mudança na localização da dor?
▶ Qual é o mecanismo para a descompressão dolorosa?

RESPOSTAS PARA O CASO 56
Irritação peritoneal

Resumo: Um jovem de 18 anos passa por consulta médica devido a progressão de dor abdominal que começou na região periumbilical e, em seguida, se disseminou para o quadrante inferior direito, seguida por dor abdominal generalizada. Ele tem febre, ruídos intestinais hipoativos e defesa muscular involuntária com descompressão dolorosa.

- **Diagnóstico mais provável:** Apendicite aguda, provavelmente rompida com peritonite generalizada.
- **Explicação para a mudança de localização da dor:** Originalmente, a dor proveniente de apendicite é referida ao umbigo (sensação visceral) e, em seguida, à medida que a apendicite se torna mais aguda e inflamada, o peritônio parietal é comprometido e a dor se localiza no quadrante inferior direito. Finalmente, a perfuração leva ao material purulento por toda a cavidade abdominal, com irritação peritoneal provocando descompressão dolorosa.
- **Mecanismo para a descompressão dolorosa:** A liberação rápida da pressão por parte da mão do médico leva à "descompressão"/"rebote" do peritônio e provoca dor se o peritônio estiver inflamado.

ABORDAGEM CLÍNICA

Este jovem possui uma apresentação típica de apendicite aguda que progrediu, inicialmente, a partir do ingurgitamento (dor visceral) para inflamação, comprometendo o peritônio parietal (dor somática) e, finalmente, para a ruptura evidente do apêndice. Pus é liberado no interior de toda a cavidade peritoneal, levando à dor generalizada e à descompressão dolorosa. A dor visceral é normalmente no interior das paredes dos órgãos ocos e estimulada por distensão ou contrações. É pouco localizada e normalmente sentida na linha mediana. Nesse caso, a distensão do apêndice leva à dor periumbilical pouco definida. Um questionamento ulterior pode levar à descrição de cãibra ou dor vaga acentuada. Quando o apêndice se torna inflamado e a inflamação na superfície chega ao peritônio parietal, a dor é mais localizada. Essa dor é descrita como mais intensa, agravada pelo estimulo do peritônio parietal, como movimento, tosse ou caminhada. Ao provocar a descompressão dolorosa, o médico pressiona profundamente o abdome e, em seguida, remove a mão (ou a pressão) rapidamente, e o paciente experimenta um início súbito de dor na liberação da pressão e não da pressão propriamente dita. Isso é decorrente da irritação peritoneal e a dor ocorre porque o peritônio ricocheteia de volta, ativando as fibras sensoriais quando a pressão é subitamente liberada. Outras indicações de irritação peritoneal incluem dor à percussão do abdome.

ABORDAGEM AO
Peritônio

OBJETIVOS

1. Ser capaz de definir as diferenças entre peritônio visceral, peritônio parietal e mesentério (ligamentos peritoneais ou omento).
2. Ser capaz de definir a cavidade peritoneal, o "saco maior", a bolsa omental e seus conteúdos (se houver).
3. Ser capaz de descrever as diferenças na inervação sensorial dos peritônios visceral *versus* parietal.

DEFINIÇÃO

DOR REFERIDA: Percepção da dor superficialmente que está se originando a partir de uma fonte distante, com frequência, mais profunda.

DISCUSSÃO

O **peritônio** consiste em uma membrana serosa fina, composta de um epitélio escamoso simples, chamado **mesotélio**, e de uma camada fina de tecido conectivo frouxo, rico em fibras elásticas. O peritônio é dividido em uma parte que reveste a face inferior do diafragma e as paredes abdominal e pélvica, o **peritônio parietal,** e a parte que recobre todas as vísceras abdominopélvicas ou parte delas, o **peritônio visceral** (ver Figura 56.1).

Outra estrutura peritoneal é uma lâmina peritoneal dupla com núcleo de tecido conectivo, chamado **mesentério.** O núcleo de tecido conectivo pode conter uma grande quantidade de gordura, com o corpo servindo como um grande local de armazenamento de gordura. Os vasos sanguíneos e nervos que entram e saem das vísceras e da região posterior do corpo também estão localizados dentro do núcleo de tecido conectivo. Essas lâminas peritoneais duplas são algumas vezes denominadas **ligamento** ou **omento.**

O espaço entre os peritônios parietal e visceral é chamado de **cavidade peritoneal.** O peritônio produz uma pequena quantidade de líquido seroso chamado **líquido peritoneal,** que lubrifica o movimento das vísceras suspensas na cavidade peritoneal. A cavidade peritoneal é subdividida no **saco maior**, que se estende do diafragma superiormente até a cavidade pélvica inferiormente. A **bolsa omental** é encontrada posterior ao fígado e estômago. Ela se comunica com o saco maior por meio do **forame omental** (forame epiploico de Winslow). A cavidade peritoneal do homem é fechada, mas a da mulher é aberta para fora via tubas uterinas, útero e vagina.

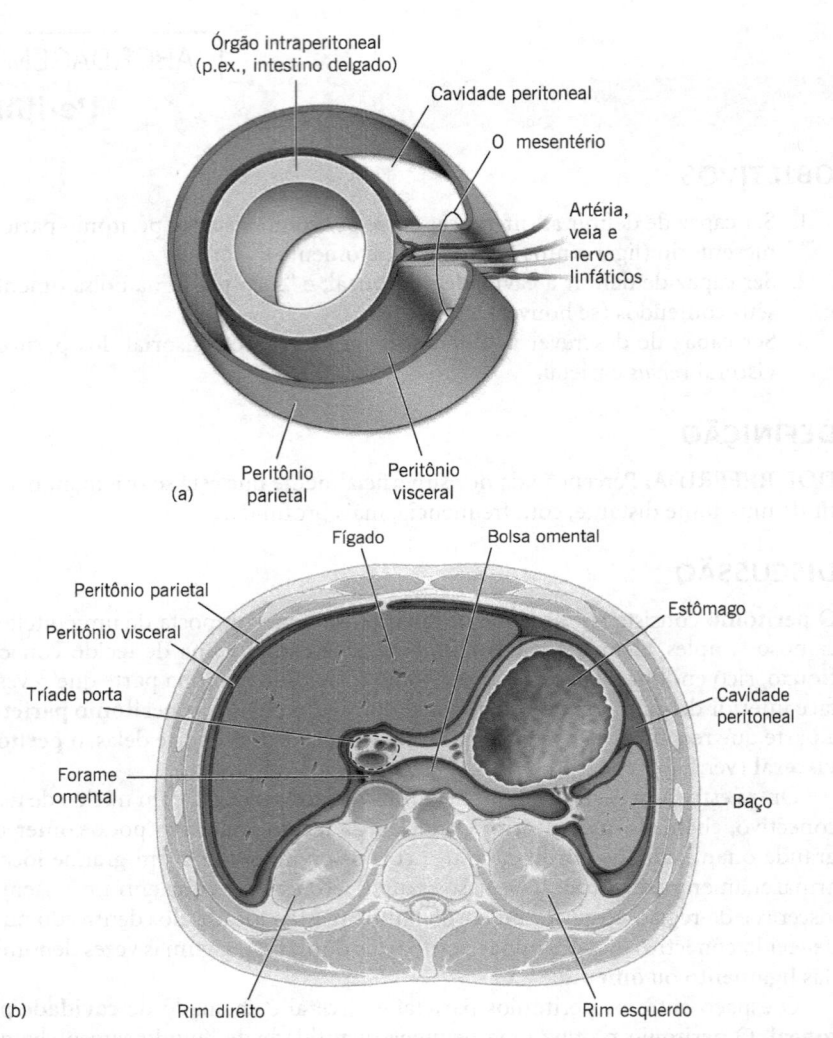

Figura 56.1 (a) Relação entre o mesentério e os órgãos peritoneais; (b) corte transversal axial do peritônio e mesentério. (*Reproduzida, com permissão, de Morton DA, Foreman KB, Albertine KH. The Big Picture: Gross Anatomy. New York: McGraw-Hill, 2011:99 [Figure 8.1B and C]*.)

A inervação sensorial do peritônio é clinicamente importante. O peritônio parietal do lado inferior da região central do diafragma (derivado do septo transverso) recebe sua inervação sensorial do **nervo frênico (C3–C5)**. A inervação do peritônio no lado inferior da periferia do diafragma é fornecida pelos **nervos espinais T6 até T12**. A inervação do peritônio que reveste a parede abdominal é fornecida pelos **nervos espinais T6 até T12 e L1**, enquanto o peritônio que reveste a parede pélvica é inervado pelo **nervo obturatório** (L2–L4).

Esses nervos somáticos que fornecem inervação sensorial para o peritônio parietal são essencialmente sensíveis à dor, toque, temperatura e pressão. Essa última sensação é a base da **descompressão dolorosa** proveniente de um peritônio já irritado. Os nervos somáticos provenientes do peritônio parietal fornecem uma sensação intensa bem-localizada. Inervação sensorial proveniente do peritônio visceral, que recobre a maioria dos órgãos abdominopélvicos, assim como seus mesentérios, não é sensível ao toque, temperatura ou pressão, mas é sensível à isquemia, distensão ou laceração, por exemplo, proveniente de um órgão distendido ou tumefato. Esses nervos aferentes viscerais são descritos como parte da divisão autônoma do sistema nervoso (DASN) e regressam à medula espinal via divisão simpática da DASN. Eles transmitem uma sensação imprecisa pouco localizada.

Dor referida significa a sensação de dor em um local diferente do local de sua fonte original. A sensação de dor que se origina de um órgão gastrintestinal é com frequência percebida na linha mediana ou próxima dela. Isso é atribuído ao fato de que esses órgãos têm a linha mediana como origem. A dor referida clinicamente importante compreende ambos os nervos sensoriais viscerais e somáticos. Por exemplo, as fibras aferentes viscerais provenientes do estômago seguem até a medula espinal via nervos esplâncnicos maiores para chegar aos níveis dos segmentos T5 até T9 da medula espinal. A dor proveniente do estômago é muitas vezes percebida inicialmente e um tanto vagamente na linha mediana do epigástrio, que, por sua vez, é inervado pelos nervos espinais dos segmentos T5 até T9. Fibras aferentes viscerais provenientes do apêndice entram na medula espinal, aproximadamente no nível do segmento T10, e a dor proveniente de um apêndice distendido é, inicialmente, percebida na região periumbilical, que é normalmente inervada pelo nervo espinal do segmento T10. Se o órgão está inflamado e se torna distendido, como é frequentemente o caso, o peritônio parietal adjacente também pode se tornar irritado. Em tais situações, o desconforto periumbilical inicialmente vago muda para dor intensa, bem-localizada, no quadrante inferior direito do próprio apêndice. Essa dor bem-localizada pode ser acompanhada de **rigidez muscular** ou "defesa muscular", que é um reflexo corpóreo na tentativa de reduzir o movimento peritoneal que, por sua vez, pode produzir dor.

O mecanismo para dor referida não é completamente compreendido. Pode ser mais complexo do que a entrada de fibras nervosas sensoriais na parte central do sistema nervoso (PCSN), em um nível comum da medula espinal (p.ex., T10 para a região periumbilical e para o próprio apêndice). Por exemplo, uma via comum que segue superiormente até o encéfalo desde a medula espinal também pode estar implicada na percepção consciente da dor.

QUESTÕES DE COMPREENSÃO

56.1 Durante uma dissecação, você informa seu colega que a superfície de revestimento peritoneal do estômago é composta de

   A. Epitélio escamoso simples
   B. Epitélio cuboide simples
   C. Epitélio colunar simples
   D. Epitélio escamoso estratificado
   E. Epitélio de transição

56.2 Você aponta para o colo com sua sonda e pergunta a um colega "Que tecido estou tocando?"

   A. Pleura visceral
   B. Pleura parietal
   C. Mesentério
   D. Peritônio parietal
   E. Peritônio visceral

56.3 Você pergunta a seu colega de dissecação "Que nervos espinais inervam o peritônio no lado inferior da região central do diafragma?"

   A. C3 até C5
   B. T5 até C9
   C. T6 até T12
   D. T10
   E. L2 até L4

56.4 Continuando sua conversa com seu colega de dissecação, você pergunta "Que nervo espinal inerva a região umbilical"?

   A. T4 até T6
   B. T8
   C. T10
   D. T12
   E. L1

RESPOSTAS

56.1 **A.** O epitélio peritoneal é do tipo escamoso simples.
56.2 **E.** Os órgãos abdominais são recobertos, totalmente ou em parte, pelo peritônio visceral.
56.3 **A.** Os impulsos sensoriais do lado inferior da região central do diafragma são enviados aos segmentos C3 até C5 da medula espinal, a partir dos quais o nervo frênico se origina.
56.4 **C.** O dermátomo no nível do umbigo é T10, e suas fibras sensoriais são uma parte do nervo espinal do segmento T10.

> **DICAS DE ANATOMIA**
>
> ▶ O epitélio do peritônio é escamoso simples, chamado **mesotélio**.
> ▶ O peritônio parietal reveste o lado inferior do diafragma e as paredes abdominopélvicas e, se irritado, é caracterizado por dor intensa bem-localizada.
> ▶ O peritônio visceral recobre uma parte da superfície dos órgãos abdominopélvicos, se não sua totalidade, e, se irritado, é caracterizado por dor crônica vaga.
> ▶ As fibras sensoriais do apêndice e umbigo chegam ao nível T10 da medula espinal.
> ▶ A rigidez muscular, ou defesa muscular, ajuda a reduzir a dor proveniente do peritônio parietal, reduzindo o movimento.

REFERÊNCIAS

Gilroy AM, MacPherson BR, Ross LM. *Atlas of Anatomy*, 2nd ed. New York, NY: Thieme Medical Publishers; 2012:150–155.

Moore KL, Dalley AF, Agu AMR. *Clinically Oriented Anatomy*, 7th ed. Baltimore, MD: Lippincott Williams & Wilkins; 2014:159, 217–218.

Netter FH. *Atlas of Human Anatomy*, 6th ed. Philadelphia, PA: Saunders; 2014: plates 263–267.

CASO 57

Um homem de 64 anos se queixa de dor e fraqueza no ombro direito, durante os dois últimos meses. Ele afirma que a dor é pior quando tenta elevar o braço e tem dificuldade de manter o braço elevado por mais do que alguns segundos. Nega quedas ou traumatismos ao braço ou ombro. Ele é destro (a mão direita é dominante). No exame, apresenta dor branda à palpação do ombro direito. A dor aumenta com abdução do braço acima de 90°. Além disso, é incapaz de manter o braço na posição de abdução e apresenta fraqueza com rotação externa. Após injeção de lidocaína na articulação, a dor desaparece, mas a fraqueza continua.

▶ Qual é o diagnóstico mais provável?
▶ Que estrutura anatômica está implicada?

RESPOSTAS PARA O CASO 57
Laceração do manguito rotador

Resumo: Um homem de 64 anos sem trauma anterior está se queixando de dor crônica e fraqueza no braço dominante. No exame, apresenta dor com abdução, além de fraqueza com rotação externa. Injeção de um anestésico local alivia a dor, mas não ajuda na fraqueza que ele está experimentando.

- **Diagnóstico mais provável:** Laceração do manguito rotador.
- **Estrutura anatômica mais provavelmente implicada:** O manguito rotador, que consiste nos músculos supraespinal, infraespinal, redondo menor e subescapular.

ABORDAGEM CLÍNICA

Este homem idoso apresenta achados típicos de uma laceração no manguito rotador. Embora alguns pacientes possam ser assintomáticos, queixas comuns incluem dor e fraqueza com abdução. Lesões no manguito rotador são muito comuns, especialmente em pacientes acima dos 40 anos. O manguito rotador pode ser lacerado agudamente, por exemplo, com traumatismo, ou pode ser uma problema crônico, tanto com degeneração secundária à idade quanto com contribuição do estresse repetitivo. O manguito rotador estabiliza a articulação do ombro e facilita diversos movimentos do braço. O músculo supraespinal contribui para a abdução do braço, especialmente na abdução inicial. Os músculos infraespinal e redondo menor são os rotadores externos. O músculo subescapular gira o braço internamente. A injeção de lidocaína alivia a dor em ambas as lesões, mas melhora a força apenas na tendinopatia.

ABORDAGEM AOS
Músculos escapuloumerais (músculos intrínsecos do ombro)

OBJETIVOS
1. Ser capaz de descrever o arranjo dos músculos intrínsecos do ombro.
2. Ser capaz de descrever as ações dos músculos do manguito rotador.
3. Ser capaz de compreender as características da articulação do ombro.

DISCUSSÃO

Existem dois grupos de músculos em torno da articulação do ombro: **músculos axioapendiculares** (músculos extrínsecos do ombro) e **músculos escapuloume-**

rais (músculos intrínsecos do ombro). Os músculos **extrínsecos** (nove músculos) conectam o membro superior com o tronco; os seis músculos **intrínsecos** do ombro (deltoide, redondo maior, supraespinal, infraespinal, redondo menor e subescapular) se originam a partir do cíngulo do membro superior (escápula e clavícula), se inserem no úmero e atuam na articulação do ombro.

Quatro dos músculos intrínsecos do ombro (supraespinal, infraespinal, redondo menor e subescapular) são referidos como **músculos do manguito rotador** (ver Tabela 57.1), porque suas fibras musculares e tendões envolvem a cápsula da articulação do ombro para formar o manguito rotador musculotendíneo (ver Figura 57.1).

A articulação do ombro é uma articulação sinovial esferóidea que consiste na grande cabeça do úmero e na pequena cavidade glenoidal, que contribuem para a mobilidade da articulação, mas também a tornam relativamente instável.

O tendão do músculo supraespinal cruza a escápula superiormente, os tendões dos músculos infraespinal e redondo menor cruzam a escápula posteriormente, e o tendão do músculo subescapular cruza a escápula anteriormente; esses tendões reforçam a cápsula articular a partir de três direções para proteger a articulação e dar estabilidade.

Entre os tendões dos músculos do manguito rotador e a cápsula articular, encontram-se as **bolsas,** que contêm líquido sinovial para reduzir o atrito durante as contrações musculares. A maioria das bolsas se comunica diretamente com a cavidade da articulação do ombro.

Lesões ou degeneração do manguito rotador e bolsas relacionadas são causas comuns de dor na área do ombro.

TABELA 57.1 • MÚSCULOS DO MANGUITO ROTADOR

Músculo	Origem	Inserção	Inervação	Ação principal
Supraespinal	Fossa supraespinal da escápula	Face superior do tubérculo maior do úmero	Supraescapular	Inicia a abdução do braço
Infraespinal	Fossa infraespinal da escápula	Face média do tubérculo maior do úmero	Supraescapular	Gira lateralmente o braço
Redondo menor	Margem lateral da escápula	Face inferior do tubérculo maior do úmero	Axilar	Gira lateralmente o braço
Subescapular	Fossa subescapular da escápula	Tubérculo menor do úmero	Subescapulares "superiores" e "inferiores"	Gira medialmente o braço

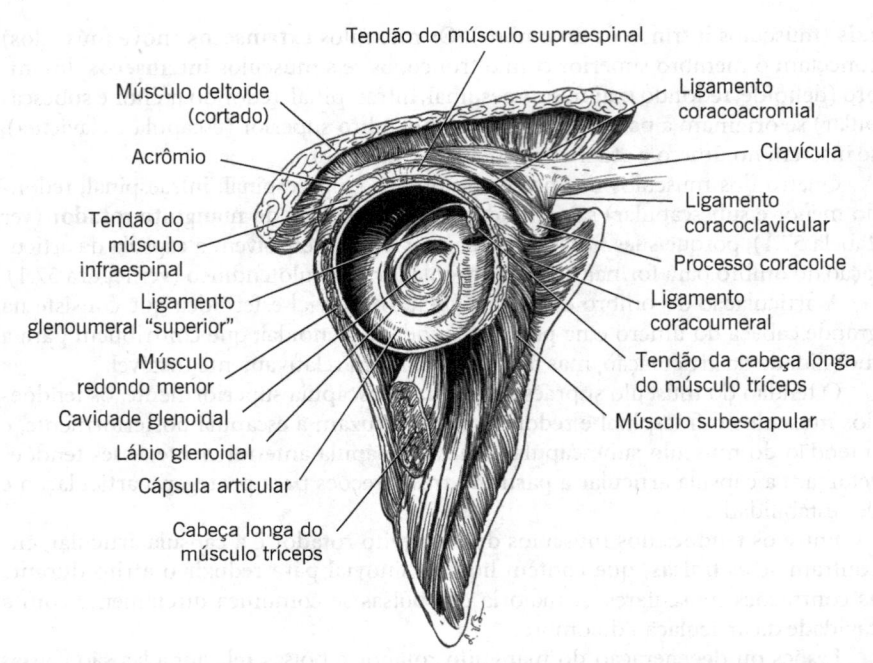

Figura 57.1 Músculos, tendões e ligamentos da articulação do ombro (vista lateral). *(Reproduzida, com permissão, de Lindner HH. Clinical Anatomy. East Norwalk, CT: Appleton & Lange, 1989:528 [Figure 41.3].)*

QUESTÕES DE COMPREENSÃO

57.1 Um nadador de 44 anos é visto no consultório médico por causa de dor no ombro direito durante um ano. Uma radiografia do ombro indica que o tendão do músculo supraespinal está calcificado. Que movimento provavelmente provoca desconforto nesse paciente?

   A. Rotação medial do úmero
   B. Rotação lateral do úmero
   C. Adução do úmero
   D. Abdução do úmero

57.2 Um jovem de 19 anos sofreu um acidente de carro, que resultou em uma fratura na parte proximal do úmero direito. O paciente apresenta dormência da parte superior lateral do braço e também incapacidade de abduzir o braço. Qual dos seguintes músculos provavelmente foi afetado por essa lesão nervosa?

   A. Redondo menor
   B. Supraespinal
   C. Subescapular

D. Redondo maior
E. Infraespinal

57.3 Uma função importante do manguito rotador é

A. Depressão da clavícula
B. Elevação da clavícula
C. Suporte costoclavicular
D. Estabilização da cabeça do úmero
E. Protração do ângulo do acrômio

RESPOSTAS

57.1 **D.** Esse paciente provavelmente possui a síndrome do manguito rotador, decorrente de desgaste repetitivo dos músculos do manguito rotador. O manguito rotador consiste nos músculos supraespinal, infraespinal, redondo menor e subescapular. Os músculos do manguito rotador atuam na abdução do úmero. Os outros movimentos não compreendem os músculos do manguito rotador.

57.2 **A.** Esse paciente provavelmente possui uma lesão no nervo axilar, decorrente de trauma contuso ao espaço quadrangular. O **espaço quadrangular** é onde o nervo axilar segue de anterior para posterior. É limitado pelos músculos subescapular e redondo menor, redondo maior e colo cirúrgico do úmero, e pela cabeça longa do músculo tríceps. O nervo subescapular inerva os músculos supraespinal e infraespinal, e o nervo subescapular inerva os músculos redondo maior e infraespinal.

57.3 **D.** Além dos movimentos rotatórios do úmero em direções específicas, o manguito rotador é um importante estabilizador do ombro.

> ### DICAS DE ANATOMIA
> ▶ O manguito rotador é a estrutura musculotendínea que envolve a articulação do ombro. É composto de quatro músculos e seus tendões que cruzam a articulação do ombro a partir de três direções e contribui para a estabilização da articulação.
> ▶ Lesão ao manguito rotador e degeneração em pessoas idosas são causas comuns de dor no ombro.

REFERÊNCIAS

Gilroy AM, MacPherson BR, Ross LM. *Atlas of Anatomy*, 2nd ed. New York, NY: Thieme Medical Publishers; 2012:286–287, 290–297.

Moore KL, Dalley AF, Agur AMR. *Clinically Oriented Anatomy*, 7th ed. Baltimore, MD: Lippincott Williams & Wilkins; 2014:706–707, 712.

Netter FH. *Atlas of Human Anatomy*, 6th ed. Philadelphia, PA: Saunders; 2014: plates 405–408, 411, 413, 418.

CASO 58

Um ajudante-geral com 48 anos de idade se queixa de dificuldade no trabalho, decorrente de dormência, fraqueza e dor crescentes em seu braço e mão direitos. A parestesia e a fraqueza pioram quando ergue o braço acima da cabeça para realizar tarefas como pintar ou martelar. A dormência, às vezes, também o acorda à noite e é mais intensa no lado volar de seus dedos anular e mínimo. Ele percebe também que a mão e os dedos direitos algumas vezes parecem mais pálidos e frios do que a mão e os dedos esquerdos. Nega qualquer história de traumatismo no ombro ou braço ou quaisquer problemas médicos. No exame, fica evidente alguma perda muscular na mão direita. Sinais de Phalen e Tinel são negativos. Ele é incapaz de completar o **teste de esforço do braço erguido** (EAST, do inglês *elevated arm stresss test*) ou teste de Roos (flexibilidade musculoesquelética do ombro ou teste das mãos para cima) por causa de lentidão e fadiga no braço direito. (Nesse teste, o paciente abre e fecha as mãos por três minutos, enquanto seus braços são girados externamente e abduzidos em 90° com cotovelos flexionados em 90°.)

▶ Qual é o diagnóstico mais provável?
▶ Quais estruturas anatômicas são mais provavelmente comprometidas?
▶ Quais são as causas comuns?

RESPOSTAS PARA O CASO 58
Síndrome do corredor torácico

Resumo: Um homem de 48 anos de idade apresenta dor, parestesias e fraqueza no braço e mão direitos, que pioram com abdução do braço à noite. Ele também apresenta sinais de circulação deficiente na mão direita (palidez e frieza). No exame, o teste de esforço do braço erguido é positivo e apresenta perda muscular na mão direita.

- **Diagnóstico mais provável:** Síndrome do corredor torácico.
- **Estruturas anatômicas provavelmente afetadas:** Estruturas neurais (ramos do plexo braquial), arteriais (artéria subclávia) e venosas (veia subclávia).
- Causas comuns: Frequentemente associadas com a costela cervical, mas também é provocada por ligamentos anômalos, hipertrofia do músculo escaleno anterior ou traumatismo cervical.

ABORDAGEM CLÍNICA

Esse homem se queixa de sintomas neurológicos (dormência e formigamento), bem como de sinais de insuficiência arterial (palidez, frieza) no braço e mão direitos, indicando um ajuste ou, nesse caso, compressão de estruturas neurais e arteriais – ramos do plexo braquial e a artéria subclávia. (A veia subclávia também está incluída, produzindo sinais venosos como tumefação e edema.) Os sinais e sintomas são agravados com o uso, quando mais demanda é exigida dessas estruturas, ou com o posicionamento, quando as estruturas são mais comprimidas. Essas estruturas se estendem pela abertura inferior do tórax, entre a clavícula e a primeira costela. O plexo braquial e a artéria subclávia também correm entre os músculos escalenos anterior e médio. (A veia subclávia é anterior ao músculo escaleno anterior, sendo por isso menos comprometida). O teste de esforço do braço erguido, bem como o teste de Adson e a manobra costoclavicular são úteis na detecção da síndrome do corredor torácico, mas não garantem um diagnóstico preciso. Radiografias, imagem por ressonância magnética (RM) e eletromiografia (EMG) também são úteis para demonstrar a compressão. Dependendo da gravidade, o tratamento varia de alongamento e fisioterapia até cirurgia.

ABORDAGEM À
Abertura inferior do tórax

OBJETIVOS

1. Ser capaz de descrever a anatomia da abertura inferior do tórax e as estruturas que saem por essa abertura.
2. Ser capaz de descrever estrutura(s) adjacente(s) em risco decorrente de processo ou estruturas patológicas localizadas na abertura inferior do tórax ou próximas a ela.

DEFINIÇÃO

COSTELA CERVICAL: Uma costela extra, anormal (com frequência bilateral), que se articula com a vértebra C7 e que distende as estruturas que deixam a abertura inferior do tórax ou que estão próximas a ela.

DISCUSSÃO

Enquanto a abertura superior da caixa torácica é normalmente chamada de **abertura inferior do tórax** pelos clínicos, os anatomistas referem-se a ela como a **abertura superior do tórax**. Está limitada anteriormente pela **margem superior do manúbrio** do esterno, lateralmente pela **primeira costela** e suas cartilagens e posteriormente pelo **corpo vertebral da vértebra T1**.

A abertura superior do tórax serve como uma rota para as estruturas entrarem e saírem do tórax. As estruturas que descem do pescoço para entrar no tórax são o **esôfago**, a **traqueia**, a **artéria torácica interna**, as **veias jugular interna e subclávia**, os **nervos vago, frênico e cardíaco** e o **tronco simpático**. As estruturas que deixam o tórax por meio da abertura superior são os ápices dos **dois pulmões e a cúpula da pleura**, a **artéria subclávia** e os **nervos laríngeos recorrentes** (ver Figura 58.1).

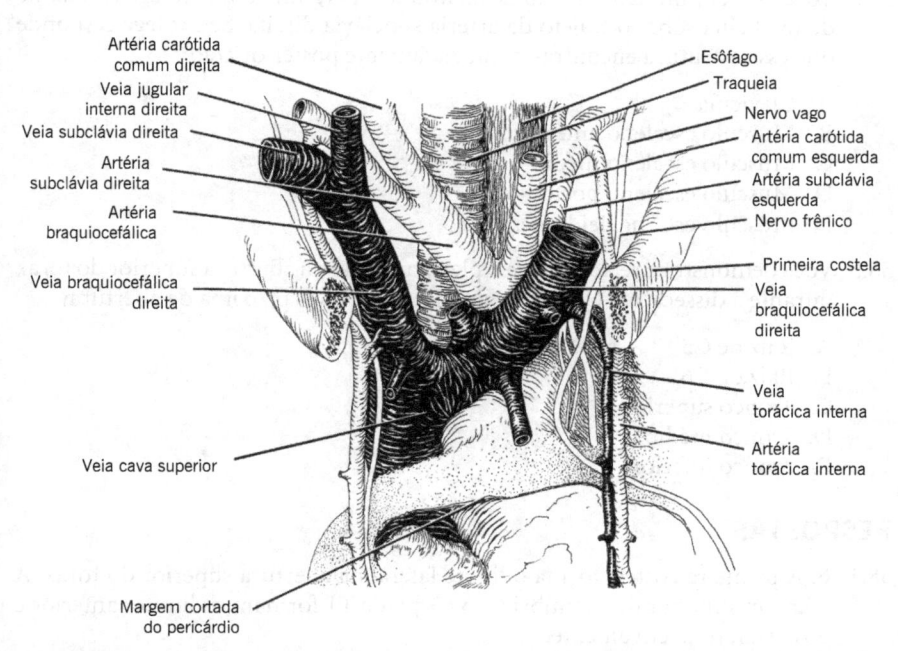

Figura 58.1 Mediastino superior e raiz do pescoço. (*Reproduzida, com permissão, de Lindner HH. Anatomia Clínica. Clinical Anatomy. East Norwalk, CT: Appleton & Lange, 1989:226 [Figure 17-6]*).

Estruturas anatômicas e clínicas importantes próximas à abertura superior do tórax são os músculos escalenos anteriores, que se inserem na primeira costela, e a veia e artéria subclávias, que estão relacionadas anterior e posteriormente à inserção do **músculo escaleno anterior**. Imediatamente superior à artéria subclávia está a parte inferior do **plexo braquial**. O plexo é o principal suprimento nervoso para o membro superior e emerge entre os músculos escalenos anterior e médio. Assim, ambos os suprimentos – nervoso e sanguíneo – para o membro superior encontram-se anatomicamente muito próximos à abertura superior do tórax.

QUESTÕES DE COMPREENSÃO

58.1 Qual das seguintes estruturas define o limite lateral da abertura superior do tórax?

  A. Clavícula
  B. 1ª Costela
  C. 2ª Costela
  D. Manúbrio
  E. Disco entre T3 e T4

58.2 Você está em um laboratório de anatomia e pergunta a um colega estudante de medicina sobre o trajeto da artéria subclávia direita. Seu colega responde que essa estrutura encontra-se imediatamente posterior à/ao

  A. Clavícula
  B. Músculo escaleno anterior
  C. Músculo escaleno médio
  D. Músculo escaleno posterior
  E. Músculo esternocleidomastóideo

58.3 Você demonstra a relação entre o plexo braquial e a abertura superior do tórax durante a dissecação. Que parte do plexo está mais próxima da abertura?

  A. Raiz de C5
  B. Raiz de C6
  C. Tronco superior
  D. Tronco médio
  E. Tronco inferior

RESPOSTAS

58.1 **B.** A primeira costela forma o limite lateral da abertura superior do tórax. A margem superior do manúbrio e o corpo de T1 formam os limites anterior e posterior, respectivamente.

58.2 **B.** A artéria subclávia, em ambos os lados, encontra-se imediatamente posterior ao músculo escaleno anterior. A veia subclávia encontra-se imediatamente anterior a esse músculo.

58.3 **E.** A parte mais inferior do plexo braquial listada é o tronco inferior. As outras partes do plexo encontram-se mais superiores.

> **DICAS DE ANATOMIA**
>
> ▶ Os limites da abertura superior do tórax se estendem de anterior para posterior: margem superior do manúbrio, primeiras costelas e cartilagens e o corpo de T1.
> ▶ A veia e artéria subclávias são anterior e posterior, respectivamente, à inserção do músculo escaleno anterior, à medida que atravessam a primeira costela, sulcando-a levemente.
> ▶ A abertura superior do tórax está inclinada inferiormente para frente, permitindo que a cúpula da pleura e o ápice do pulmão se projetem superiormente no pescoço.
> ▶ A causa mais comum da síndrome do corredor torácico é a pressão proveniente da costela cervical.

REFERÊNCIAS

Gilroy AM, MacPherson BR, Ross LM. *Atlas of Anatomy,* 2nd ed. New York, NY: Thieme Medical Publishers; 2012:55, 59, 65–66, 74, 89, 99, 593–595, 607–608.

Moore KL, Dalley AF, Agur AMR. *Clinically Oriented Anatomy*, 7th ed. Baltimore, MD: Lippincott Williams & Wilkins; 2014:72–79, 85, 160–168, 721–725, 1012–1017.

Netter FH. *Atlas of Human Anatomy*, 6th ed. Philadelphia, PA: Saunders; 2014: plates 186, 195, 203.

SEÇÃO III

Lista de casos

- Lista por número do caso
- Lista por assunto (em ordem alfabética)

LISTA POR NÚMERO DO CASO

N° DO CASO	ASSUNTO	PÁGINA
1	Lesão do plexo braquial	10
2	Lesão ao nervo radial	18
3	Fratura do pulso (carpo)	24
4	Síndrome do túnel do carpo	30
5	Luxação do ombro	38
6	Luxação posterior do quadril	44
7	Rompimento do ligamento cruzado anterior	50
8	Lesão ao nervo fibular comum	56
9	Trombose venosa profunda	64
10	Rompimento (ruptura) do tendão do calcâneo	70
11	Síndrome da veia cava superior	76
12	Carcinoma de mama	84
13	Fibrilação atrial/estenose da valva atrioventricular esquerda	92
14	Embolia pulmonar	98
15	Pneumotórax	104
16	Coronariopatia	110
17	Artéria epigástrica inferior	116
18	Hérnia inguinal	122
19	Cálculos biliares	130
20	Angina mesentérica do intestino delgado	136
21	Apendicite aguda	142
22	Pancreatite	148
23	Cirrose	156
24	Úlcera péptica	164
25	Abscesso perinéfrico	170
26	Tumor da glândula suprarrenal	176
27	Abscesso da glândula vestibular maior (de Bartholin)	182
28	Câncer de testículo	188
29	Câncer metastático do colo do útero com obstrução do ureter	196
30	Gravidez ectópica	202
31	Hiperplasia prostática benigna	208
32	Lesão uretérica na cirurgia	214
33	Prolapso do núcleo pulposo das vértebras lombares	220
34	Herpes-zóster	226
35	Meningite	232
36	Lesão ao nervo laríngeo recorrente	238
37	Insuficiência carotídea	246
38	Torcicolo	252
39	Linfonodos supraclaviculares metastáticos	258
40	Paralisia de Bell/paralisia facial periférica	264

41	Neuralgia do trigêmeo	270
42	Paralisia do nervo oculomotor	276
43	Cefalematoma	282
44	Hematoma peridural	288
45	Cálculo salivar	294
46	Aneurisma saculado	300
47	Derrame na orelha média	306
48	Sinusite	312
49	Tonsilite recorrente	318
50	Traqueostomia de emergência	324
51	Epistaxe	330
52	Abscesso dentário/celulite submandibular (angina de Ludwig)	336
53	Aumento do saco lacrimal	342
54	Hidrocefalia	348
55	Lesão no joelho	354
56	Irritação peritoneal	362
57	Laceração do manguito rotador	370
58	Síndrome do corredor torácico	376

LISTA POR ASSUNTO (EM ORDEM ALFABÉTICA)

Nº DO CASO	ASSUNTO	PÁGINA
27	Abscesso da glândula vestibular maior (de Bartholin)	182
52	Abscesso dentário/celulite submandibular (angina de Ludwig)	336
25	Abscesso perinéfrico	170
46	Aneurisma saculado	300
20	Angina mesentérica do intestino delgado	136
21	Apendicite aguda	142
17	Artéria epigástrica inferior	116
53	Aumento do saco lacrimal	342
45	Cálculo salivar	294
19	Cálculos biliares	130
28	Câncer de testículo	188
29	Câncer metastático do colo do útero com obstrução do ureter	196
12	Carcinoma de mama	84
43	Cefalematoma	282
23	Cirrose	156
16	Coronariopatia	110
47	Derrame na orelha média	306
14	Embolia pulmonar	98
51	Epistaxe	330
13	Fibrilação atrial/estenose da valva atrioventricular esquerda	92
3	Fratura do pulso (carpo)	24

30	Gravidez ectópica	202
44	Hematoma peridural	288
18	Hérnia inguinal	122
34	Herpes-zóster	226
54	Hidrocefalia	348
31	Hiperplasia prostática benigna	208
37	Insuficiência carotídea	246
56	Irritação peritoneal	362
57	Laceração do manguito rotador	370
8	Lesão ao nervo fibular comum	56
36	Lesão ao nervo laríngeo recorrente	238
2	Lesão ao nervo radial	18
1	Lesão do plexo braquial	10
55	Lesão no joelho	354
32	Lesão uretérica na cirurgia	214
39	Linfonodos supraclaviculares metastáticos	258
5	Luxação do ombro	38
6	Luxação posterior do quadril	44
35	Meningite	232
41	Neuralgia do trigêmeo	270
22	Pancreatite	148
40	Paralisia de Bell/paralisia facial periférica	264
42	Paralisia do nervo oculomotor	276
15	Pneumotórax	104
33	Prolapso do núcleo pulposo das vértebras lombares	220
10	Rompimento (ruptura) do tendão do calcâneo	70
7	Rompimento do ligamento cruzado anterior	50
11	Síndrome da veia cava superior	76
58	Síndrome do corredor torácico	376
4	Síndrome do túnel do carpo	30
48	Sinusite	312
49	Tonsilite recorrente	318
38	Torcicolo	252
50	Traqueostomia de emergência	324
9	Trombose venosa profunda	64
26	Tumor da glândula suprarrenal	176
24	Úlcera péptica	164

ÍNDICE

Nota: Números de página seguidos de *t* ou *f* indicam
que a entrada está incluída em uma tabela ou figura.

A

ABCs. *Ver* vias respiratórias, respiração e circulação
Abdome
    drenagem linfática do, 177, 178*f*
    nervos cutâneos no, 228*f*
    pontos de referência dos dermátomos do, 227, 229
Abertura superior do tórax, 377-379
Aberturas mediana e lateral (forames de Magendie e Luschka), 233, 235-236
Abscesso dental, 336
Abscesso perinéfrico, 170
ACD. *Ver* artéria coronária direita
ACE. *Ver* artéria coronária esquerda
Acetábulo, 45, 48
Acidente vascular cerebral, 246
Ácido clorídrico (HCl), 165
Acólico, 130-131
Acrômio, 40, 337
Adução, 2
Afebril, 64-65
Alça cervical, 247, 249
Alvéolos, 100-101
Ampola do duodeno, 150
Ampola hepatopancreática, 131, 149-150
AMS. *Ver* artéria mesentérica superior
Anastomose arterial, 19
Anastomose portocava, 156
Anastomose venosa portocava, 158, 160*t*
Anastomoses, 113-114, 166
    arteriais, 19
    com artérias uterinas, 205
    entre artérias tireóideas, 239
    portocava venosas, 158, 160*t*
    portocavas, 156
Anel fibroso, 221-223
Anel inguinal profundo, 127, 209
Anel inguinal superficial, 125-126, 191
Anel linfático da faringe (de Waldeyer), 320, 322
Aneurisma, 276, 301-302
    aneurisma saculado, 300-301
    cerebral roto, 290
    do círculo arterial do cérebro (de Willis), 275

Angina de Ludwig/Abscesso dentário/Celulite submandibular, 336
Angina mesentérica do intestino delgado, 136
Angina, 110, 137
Angiografia, 299-302
Ângulo do esterno, 81
Ângulo do olho, 342
Anidrose facial, 76
Antebraço, compartimento anterior do, 35
Anteflexão, 197
Anteversão, 197
Antro pilórico, 165
Aorta
    parte abdominal, 191
    parte ascendente, 111-112
    parte torácica, 100-102
    ramos uretéricos, 216-217
Apêndice vermiforme, 143, 145
Apêndices omentais do colo, 143
Apendicite, 142, 144-145, 362
Apneia do sono, 325
Aponeurose do músculo oblíquo externo do abdome, 123
Aponeurose epicrânica, 283
Aponeurose, 123, 283
Aqueduto de Sílvio, 348-349
Aqueduto do mesencéfalo (de Sílvio), 233, 235-236
Aracnoide-máter, 233, 289
Arcadas, 138-139
Arco palmar superficial, 19
Arco venoso dorsal, do pé, 66
Arcos palatofaríngeos, 320
Arcos palatoglossos, 320
Arcos palmares, 22
Área de Broca, 247
Artéria apendicular, 143
Artéria basilar, 247, 301-303
Artéria braquial, 19, 22
Artéria carótida externa, 239, 248*f*, 284
    faringe e, 320
Artéria carótida interna, 247, 284, 301-302, 304
Artéria cerebelar inferior posterior, 302-303
Artéria cerebral anterior, 301-303

ÍNDICE

Artéria cerebral média, 248, 301-304
Artéria cervical profunda, 320
Artéria circunflexa femoral medial, 48
Artéria circunflexa ilíaca superficial, 65
Artéria circunflexa posterior do úmero, 11
Artéria cística, 133
Artéria cólica direita, 138
Artéria cólica esquerda, 144-145
Artéria cólica média, 137, 144-145
Artéria coronária direita (ACD), 111-112
Artéria coronária esquerda, 111-112
Artéria cremastérica, 189-191
Artéria do ducto deferente, 189-191
Artéria dorsal, do pé, 65
Artéria epigástrica inferior, 116, 118-120
Artéria epigástrica superficial, 65
Artéria epigástrica superior, 117-118
Artéria esfenopalatina, 332-333
Artéria esplênica, 150 ,153, 166
Artéria facial, 332-333
Artéria femoral profunda, 65, 68
Artéria femoral, 51, 65, 117
Artéria gástrica curta, 167
Artéria gástrica direita, 166
Artéria gástrica esquerda, 166
Artéria gastroduodenal, 166
Artéria gastromental esquerda, 166-167
Artéria glútea, 65
Artéria hepática própria, 158
Artéria hepática, 157-158
    comum, 166
Artéria ilíaca
    comum, 216-217
    externas, 65, 117-120
    interna, 216-217
    ramo ureteral da, 216-217
Artéria laríngea inferior, 320
Artéria laríngea superior, 320
Artéria mediana pequena, 326-328
Artéria meníngea média, 234-235, 289-291
Artéria mesentérica inferior (AMI), 137, 144-145, 158, 161
Artéria mesentérica superior, 136-137, 139, 144-145, 150, 158, 161, 177
Artéria musculofrênica, 117
Artéria obturatória, 65
Artéria palatina maior, 332-333
Artéria pancreaticoduodenal inferior, 137
Artéria pericardicofrênica, 113
Artéria poplítea, 51, 65
Artéria radial, 19, 22, 25
Artéria renal, 172
    ramo uretérico da, 216-217
Artéria subclávia, 377-379
Artéria supraorbital, 284
Artéria supratroclear, 284

Artéria tibial, 65
    anterior, 51, 65
    posterior, 65, 68
Artéria tireóidea ima, 239, 326-327, 328
Artéria tireóidea inferior, 239, 230, 326-327
Artéria tireóidea superior, 239, 326-327
Artéria torácica lateral, 85-86
Artéria ulnar, 19, 22, 32
Artéria vesical, ramo uretérico da, 216-217
Artérias carótidas, 250
    comuns, 247
    externas, 239, 248f, 284, 320
    internas, 247, 284, 301-302, 304
Artérias cerebelares inferiores anteriores, 302-303
Artérias cerebelares superiores, 302-303
Artérias cerebelares, 302-303
Artérias cerebrais, 290
    anterior, 301-303
    posterior, 302-303
Artérias circunflexas ilíacas, 117
Artérias circunflexas, 65
Artérias etmoidais, 332-333
Artérias gástricas, 166-167
Artérias intercostais, 85-86
Artérias marginais, 144-145
Artérias ováricas, 198, 204-205
    ureter abdominal e, 215
Artérias pancreaticoduodenais, 137, 150
Artérias pudendas externas superficiais, 65
Artérias pudendas, 65
Artérias pulmonares, 99, 101-102
Artérias temporais superficiais, 284
Artérias testiculares, 189-191, 193
    ureter abdominal e, 215
Artérias tireóideas
    anastomoses entre, 239
    superiores, 239, 326-327
Artérias torácicas
    internas, 85-86, 117-118, 377-378
    laterais, 85-86
Artérias uterinas, 198, 204
    anastomoses com, 205
    ramos uretéricos das, 216-217
Artérias vertebrais, 247, 301-303
    comuns, 247
Articulação acromioclavicular, 39
Articulação do ombro, 39-40, 42, 370
Articulação do quadril, 44-45
    artérias circunflexas femorais e, 48
    músculos que atuam na, 46t
Articulação esternoclavicular, 42
Articulação radiulnar distal, 25, 27
Articulação talocalcânea, 71-72
Articulação talocrural, 70-72
    ligamentos colaterais laterais, 71-73, 72f
    ligamentos colaterais mediais, 71f-72f, 72-73

ÍNDICE

Articulação talocrural, 70-72
Articulações metacarpofalângicas, 32
Articulações, 2. *Ver também* articulações específicas
Ataque isquêmico transitório, 246
Aterosclerose, 246, 248
Atresia, 342
Aumento/Intumescência do saco lacrimal, 342
Ausculta, 247
Avulsão, 70-71

B

Baclofeno, 270
Baço, 156, 171
Bainha carótica, 249, 337, 339
Bainha do músculo reto do abdome, 277-278
Bainha femoral, 65
Barreira hametogasosa, 100-102
Bigorna, 308
Bilirrubina, 130-131, 282
Biópsia
    do pudendo feminino, 182
    linfonodo sentinela, 84-85
    tecido, 76
Biópsia tecidual, 76
Bloqueadores do canal de cálcio, 300-301
Bolsa
    do ombro, 371-373
    omental, 148, 153, 363
    subacromial, 41-42
    subtendínea do músculo subescapular, 39
    uterovesicular, 198
Bradicardia, 110
Brônquio principal direito, 76
Bronquíolo terminal, 100-101
Bronquíolos, 100-101
Bucinador, 272
Bulbos vestibulares, 183-184, 186
Bulimia, 297
Bursa subacromial, 41-42

C

Cabeça do rádio, 25
Cálculo salivar, 294-295
Cálculos biliares, 130-131, 215
Cálculos renais, 215
Calvária, 283, 290
Camada membranácea (fáscia de Colles), 183
Canal anal, 177
Canal do colo do útero, 197
Canal dos adutores, 65
Canal facial, do temporal, 265
Canal inguinal, 124t, 209
Canal semicircular lateral, 266
Canal ulnar (de Guyon), 14, 32, 35
Canalículos biliares, 131

Canalículos lacrimais, 342-343
Câncer
    linfático, 259-260
    mama, 84-85
    metastático de colo do útero, 196
    pulmão, 258
    testicular, 188
Cápsula fibrosa, 356
Cápsula sinovial, 356
Carbamazepina, 270
Carcinoma broncogênico, 76-78
Carcinoma/Câncer de testículo, 188
Carcinoma/Câncer metastático de colo do útero, 196
Cárdia, 165
Carpo
    articulação adequada, 25
    articulações dos ossos no, 26f
    fratura, 24-25
    queda, 22
    região, 25
Cartilagem alar, 31-332
Cartilagem corniculada, 325
Cartilagem cricóidea, 239-240, 324-325
Cartilagem do septo nasal, 331-332
Cartilagem. *Ver* tipos de cartilagens específicos
Cartilagens aritenóideas, 239-240, 325
Cartilagens laríngeas, 324
Cartilagens tireóideas, 239-240, 301-302, 324-325
    margem superior das, 253-254, 301-302
Carúncula, 294-295
Casca de laranja, 84-86
Catecolaminas, 177
Cauda equina, 4, 222-223
Cavidade articular, 356
Cavidade glenoidal, 39
Cavidade nasal, 319
Cavidade oral, 319, 336-337
Cavidade peritoneal, 363
Cavidade timpânica, 266, 308, 308t, 310
Cavidades pleurais, 104-108
    extensão inferior das, 108
Ceco, 143
Cefaleias, 234-235
Cefalematoma abaixo da aponeurose epicrânica, 282
Cefalematoma, 282
Células do músculo cardíaco, 96
Células etmoidais anteriores, 313
Células etmoidais médias, 313
Células etmoidais posteriores, 313
Células etmoidais, 313
Células intersticiais (de Leydig), 189-191
Celulite submandibular, 336
Cerebelo, 247
    irrigação sanguínea para, 304
Cérebro, 247
    meninges adjacentes, 352

sistema ventricular do, 348-349, 350f
suprimento arterial para, 288-290, 301-302
suprimento sanguíneo para, 247, 250
Cérebro, 247
Ciática, 220-221
Circulação da artéria coronária, 110-114
Círculo arterial do cérebro (de Willis), 247, 250, 265, 302f, 302-304
    aneurisma do, 275
    aneurisma saculado, 300-301
Circuncisão, 188-191
Cirrose, 156
Cisterna do quilo, 77-78, 177, 259
Citologia do colo do útero, 197
Clavícula, 39, 337
Clitóris, 175-176, 183, 186
    pênis e, 189-190
Clitoromegalia, 177
CN III. *Ver* nervo oculomotor
CN IV. *Ver* nervo troclear
CN IX. *Ver* nervo glossofaríngeo, plexo timpânico
CN V. *Ver* nervo trigêmeo
CN V2. *Ver* nervo maxilar
CN VI. *Ver* nervo abducente
CN VII. *Ver* nervo facial
CN VIII. *Ver* nervo vestibulococlear
CN X. *Ver* nervo acessório espinal, nervo vago
CN XII. *Ver* nervo hipoglosso
Coagulopatia, 330-331
Cóanos, 31-332
Cóccix, 183
Cóclea, 308
Colecistectomia, 323, 325
Colecistite, 130-131
Colículo seminal, 210
Colo ascendente, 143
Colo da bexiga, 209
    compressão do, 208
Colo descendente, 144-145
Colo do útero, 197
    drenagem linfática do, 198-199
Colo sigmoide, 144-145
Colo transverso, 143
Colo, 171
Coluna vertebral, 221, 224
Compartimento anterior, 65
    músculos do, 31
Complexo estimulante do coração, 93-94, 94f
Concha nasal inferior, 31-332
Conchas, 307, 331-334
Côndilo lateral, 51
Côndilo medial, 51
Cone arterial, 99
Cone de luz, 308, 310
Cone elástico, 240
Constritores da faringe, 320 ,322
Contagem sérica de leucócitos, 142

Controle motor, 247
Coração, 111-112
    bloqueio, 110
    cruz do, 111-112
    marca-passo do, 93-94
    vista anterior do, 112f
    vista posterior do, 112f
Corda do tímpano, 264, 266, 268, 309
Corpo esponjoso, 189-191, 211
Corpo, 165
Corpos cavernosos, 184, 189-191
Córtex cerebral, suprimento arterial para, 302-303
Costela cervical, 377-378
Costelas, 105
Coxa, inervação da, 58f
Crânio, 282-284
    base do, 337
    suturas do, 282
Cricotireoidotomia, 324-325
Culdocentese, 200
Cuneiforme, 325
Cúpula da pleura, 377-378

D

Dacriocistocele, 342
Dano à parede do vaso, 64-65
DASN. *Ver* divisão autônoma do sistema nervoso
Defesa muscular, 365-367
Dentes molares, 337
Dentes, 337
Dermátomos, da extremidade inferior, 222-224
Descompressão cerebral, 288
Descompressão dolorosa, 362, 364-366
Desidroepiandrosterona (DHEA), 175, 177
Deslocamento posterior do quadril, 44
DHEA. *Ver* desidroepiandrosterona
Diafragma da sela, 289
Diafragma, linfáticos abaixo do, 259
Direcionalidade, 2
Disco intervertebral, 221
Disco lombar, herniado, 220
Displasia do colo do útero, 197
Distal, 2
Distensão, 70-71
Divisão autônoma do sistema nervoso (DASN), 365-366
    e nó SA, 93-94
Doença arterial coronariana, 110
Doença pulmonar obstrutiva crônica, 105
Doença vascular aterosclerótica, 137
Dor
    com apendicite, 144-145
    referida, 142, 144-145, 363, 365-366
    somática, 362
    visceral, 362

ÍNDICE 391

Dorsiflexão, 56-57, 70-72, 73
Drenagem linfática, 77-78
 através do ducto torácico, 258
 da mama, 85-86
 do abdome, 177, 178f
 do colo do útero, 198-199
 do períneo, 184, 186
 do pudendo feminino, 182
 do tórax, 79f
 do útero, 198
 dos linfonodos lombares superiores, 180
Ducto cístico, 131-132
Ducto de sondagem lacrimal, 342
Ducto deferente, 124, 189-191, 209
Ducto frontonasal, 313
Ducto hepático, 133
 comum, 131-132
Ducto lacrimonasal, 342-343, 345
Ducto pancreático principal, 131, 149
Ducto parotídeo, 295-296
Ducto submandibular, 295-297, 337
Ducto tireoglosso, 239, 326-327
Ducto torácico, 77-78, 81, 177, 259
 drenagem linfática pelo, 258
Ductos colédocos, 133, 157
 comuns, 131, 149
 obstrução, 130-131
Ductos ejaculatórios, 209
Ductos lactíferos, 85-86
Ductos paramesonéfricos, 217
Ductos urinários, 217
Duodeno, 148-150, 153, 171
 relações anatômicas do, 151t
Dura-máter, 233-235, 289, 291

E

EAST. *Ver* Teste de esforço do braço erguido
ECG. *Ver* eletrocardiograma
Edema laríngeo, 323
Efeitos do cortisol, 176
Efusão/derrame, 306-307
Eletrocardiograma (ECG), 110
Embolia pulmonar, 98-99
Êmbolo, 64-65, 246
 em sela, 98
Endolinfa, 307-308
Endometriose, 116-117
Endoscopia, 165
Endotélio capilar, 100-102
Endurecido, 70-71
Enfisema, 105
Entubação endotraqueal, 325
Enzimas digestivas, 165
Epêndima, 349
Epidídimo, 189-191
Epigástrio, 144-145

Epiglote, 239-242, 319
 cartilagem, 325
Epinefrina, 177
Epistaxe, 330-334
Escafoide, 25, 27
 fratura do, 24
Escalpo, 282-284
 artérias do, 284
 estratos do, 283f
 nervos do, 284-285
 parte anterior, 273
 parte posterior, 273
 vasos sanguíneos para, 285
Escápula, 39
Escavação retouterina (fundo de saco de Douglas), 198, 200
Escherichia coli, 169-170
Esclerose múltipla, 270
Escroto, 188-191
 camadas do, 191f
Esfenoide, 313
Esôfago, 319, 377-378
Espaço extradural, 233, 235-236
Espaço periorbital, 284
Espaço potencial extradural, 290
Espaço profundo do períneo, 183
Espaço quadrangular, 373
Espaço retrofaríngeo, 337, 339
Espaço subaracnóideo, 233, 289-291
Espaço submandibular, 337, 339
Espaço superficial do períneo, 186
Espaço visceral, 337
Espaços perineais, 188
Espinha ilíaca anterossuperior, 123
Esplenectomia, 167
Esqueleto do coração, 94-95
Estadiamento nodal, 84-85
Estase venosa, 64-65
Estenose da valva atrioventricular esquerda, 92-93
Esterno, 105
 manúbrio do, 337, 377-378
Estertores, 99
Estômago, 164-166, 171
 irrigação arterial do, 165f
Estrato membranáceo (fáscia de Scarpa), 183
Estribo, 308
Estruturas anatômicas, 3
 sintomas e, 4
Etmoide, 31-332
Eversão, 71-73
Exame colposcópico, 197
Exame da pelve, 175, 195
Exame de toque retal, 208-209
Exame do escroto, 188
Exantema vesicular eritematoso, 226
Expressão facial, 267-268
Extensão, 2

Extradural, 56-57
Extremidade inferior
  dermátomos da, 222-224
  organização somatotrópica da, 247
  suprimento vascular da, 64-68
Extremidade superior, organização somatotrópica da, 247

F

Faringe, 319-320
  corte mediano através da, 319f
Fáscia bucofaríngea, 337
Fáscia cervical, 337
Fáscia do pênis (de Buck), 189-191
Fáscia intermédia de revestimento (de Camper), 183
Fáscia lata, 123
Fáscia peitoral, 85-86
Fáscia renal (de Gerota), 171
Fáscia renal, 171
Fáscia superficial do períneo, 188
Fáscia transversal, 123
Fascículo atrioventricular (de His), 93-94
Fascículo lateral, 11
Fascículo posterior, 11, 16
Fêmur
  articulação do joelho e, 51
  cabeça do, 45
Fibras motoras viscerais, 266
Fibras nervosas autônomas, 189-191, 343
Fibras nervosas periféricas, 222-224, 229
  da medula espinal, 227
Fibras secretomotoras parassimpáticas, 345
Fibrilação atrial, 92-94
Fibrocartilagem triangular, 27
Fibrose, 252-253
Fígado, 156-158, 171
  face visceral do, 157f
  hemorragia do, 161
  ligamento redondo do, 157
Fímbrias da tuba uterina, 197, 203
Flexão lateral, 253-254
Flexão plantar, 70-73
FLP. Ver músculo flexor longo do polegar
Fluido peritoneal, 363
Fluxo sanguíneo venoso, 68, 113
Foice do cerebelo, 289
Foice do cérebro, 289
Foice inguinal, 123
Forame cego, 239
Forame estilomastóideo, 266
Forame intervertebral, 222-223
Forame isquiático maior, 45
Forame jugular, 320
Forame magno, 301-302
Forame omental (de Winslow), 132, 165, 363
Forames intraventriculares (de Monro), 233, 235-236

Forames transversários
  das vértebras cervicais, 247
  das vértebras, 301-302
Fossa anterior do crânio, 233
Fossa cubital, 31
Fossa hipofisial, 289
Fossa média do crânio, 247
Fossas, vesícula biliar, 133, 157
FPD. Ver músculo flexor profundo dos dedos
Fração β da gonadotrofina coriônica humana, 201-202
Fraqueza, 5
Fratura de Colles, 24
Fratura de Smith, 24
Frênulo dos lábios do pudendo, 184
Frênulo, 294-295
Frontal, 289, 31-332
FSD. Ver músculo flexor superficial dos dedos
Fundo, 165, 197
Funículo espermático, 124, 189-191, 191t

G

Gânglio geniculado, 266
Gânglio pterigopalatino, 266
Gânglio simpático cervicotorácico, 76
Gânglio submandibular, 267-268
Gânglio trigeminal, 271
Gânglios da raiz posterior, 226, 227
Giro pós-central, 247
Giro pré-central, 247
Giros, 247
Glândula lacrimal, 264, 266-268, 342-343, 345
Glândula parótida, 266, 295-297
Glândula seminal, 209
Glândula sublingual, 267-268, 295-296, 337
Glândula submandibular, 295-296
Glândula suprarrenal direita, 180
Glândula tireoide, 238-242, 325-327
  nervos, 240f
Glândulas bulbouretrais, 209, 212
Glândulas endócrinas retroperitoneais, 177
Glândulas paratireoides, 235-236, 325-327
Glândulas retroperitoneais, 148-149
Glândulas salivares submandibulares, 267-268
Glândulas salivares, 267-268, 294-297, 295f
Glândulas suprarrenais, 171
  artérias das, 180
  rins e, 177
  tumor, 176
Glândulas vestibulares maiores (de Bartholin), 182-183
  abscesso das, 182
Glândulas. Ver também glândulas específicas
  encapsuladas, 208
Gonadotrofina coriônica humana, 203
Gordura perirrenal, 171

ÍNDICE

Granulações aracnóideas, 349
Gravidez
    ectópica, 202-203
    tubária, 202
Grupo muscular quadríceps femoral, 51

H

Haemophilus influenzae, 232
Hamato, hâmalo do osso, 31
HCI. *Ver* ácido clorídrico
Helicobacter pylori, 164
Hematoma, 282, 284
    extradural, 288
Hemoperitônio, 203
Hemoptise, 258
Hemorragia, do fígado, 161
Hérnia inguinal, 122-126
    direta, 127
    indireta, 127
Hérnia. *Ver também* hérnias inguinais
Herniado, disco lombar, 220
Herpes-zóster, 226
Hesitação urinária, 209
Hidrocefalia, 348
Hidrocele, 188
Hidronefrose, 214
Hidroureter, 214
Hioide, 249, 325, 337
Hiperabdução, 15
Hiperandrogenismo, 176
Hipercoagulabilidade, 64-65
Hiperplasia prostática benigna, 208
Hiperplasia prostática, 209. *Ver também* hiperplasia
    prostática benigna
Hipertensão porta, 156
Hirsutismo, 176
Histerectomia total, 99
Histerectomia, 99, 213-214, 216-217
Histerossalpingograma, 116
Homólogo masculino-feminino, 5
Hormônios corticoides, 177
Hormônios esteroides androgênicos, 177
HPB. *Ver* hiperplasia prostática benigna

I

Icterícia, 130-131, 282-283
Ictérico, 283
Ileocólico(a), 138
Ílio, 45, 48
Inervação sensorial, da laringe, 241-242
Infarto do miocárdio, 110
Infarto, 99
Infundíbulo, 313
Inibidor da 5α redutase, 208
Insuficiência arterial, 376

Insuficiência carotídea, 246
Insuflação, 307
Intestino grosso, 142-144-145
Intestinos, suprimento vascular para os, 136-138
Inversão, 71-73
Irrigação arterial
    córtex cerebral, 302-303
    para a perna, 66f
    para o cérebro, 288-290, 301-302
    para o estômago, 165f
    para o nariz, 332f, 332f
Irrigação sanguínea
    dos ureteres, 216-217
    dupla, 158
    para o cerebelo, 304
    para o cérebro, 247, 250
    para o útero, 198
Irritação peritoneal, 362
Isótopo de iodo, 238
Isquemia mesentérica, 136
Isquemia, 110, 232-233
Ísquio, 45, 48
Istmo, do útero, 197

J

Joelho
    articulação, 50-54, 52f, 354-358
    cavidade articular do, 356
    completamente flexionado, 356f
    faces articulares do, 355
    hiperextensão do, 53-54
    lesão, 354
    ligamentos, 356-358
    menisco do, 358f
    movimento do, 357-358
    músculos que atuam no, 53t
    vista anterior do, 355
Joelho do canal facial, 265
Junção arterial intracraniana, 300-301
Junção ileocecal, 143
Junção pontocerebelar, 265
Junção uteropélvica, 215
Junção vesicouterina, 215

L

Lábio do acetábulo, 45
Lábio glenoidal, 39
Lábios maiores, 183
Lábios menores, 183-184
LAM. *Ver* linha axilar média
Lâmina basilar, 100-102
Lâmina cribriforme, 233
Lâmina perpendicular, 31-332
Lâmina pré-traqueal da fáscia cervical,
    325, 337

Lâmina pré-vertebral da fáscia cervical, 337
Laparoscopia, 116
Laringe, 239, 241f
   corte coronal da, 326f
   esqueleto da, 325
   inervação sensorial da, 241-242
Laringoscopia, 232
Lateral, 2
LCA. *Ver* ligamento cruzado anterior
LCM. *Ver* ligamento colateral medial
LCP. *Ver* ligamento cruzado posterior
LCS. *Ver* líquido cerebrospinal
Leitos unguenais posteriores dorsais, 31
Leitura, 3-5
Leptomeninges, 288-289
Lesão da parte superior do plexo braquial, 10-11
Lesão do plexo braquial inferior, 10-11, 14
Lesão do ureter, 214
Leucócitos, 232
Ligamento acromioclavicular, 39
Ligamento colateral fibular, 51, 356
Ligamento colateral medial (LCM), 354, 356-358
Ligamento colateral radial, 25
Ligamento colateral tibial, 51-52, 54
Ligamento colateral ulnar, 25
Ligamento coracoclavicular, 39
Ligamento coracoumeral, 39-40
Ligamento cricoaritenóideo lateral, 240
Ligamento cruzado anterior (LCA), 51, 53-54, 354, 357-358
   ruptura, 50
Ligamento cruzado posterior (LCP), 51, 357-358
Ligamento da patela, 356
Ligamento esplenorrenal, 150
Ligamento falciforme, 157
Ligamento gastroesplênico, 150, 167
Ligamento hepatoduodenal, 132-133, 157
Ligamento hepatogástrico, 157
Ligamento iliofemoral, 45, 48
Ligamento inguinal (de Poupart), 123
Ligamento inguinal, 65, 123-124
Ligamento isquiofemoral, 45
Ligamento lacunar (de Gimbernat), 123
Ligamento largo do útero, 197
Ligamento longitudinal anterior, 222-223
Ligamento longitudinal posterior, 222-223
Ligamento pectíneo (de Cooper), 123
Ligamento poplíteo arqueado, 357-358
Ligamento poplíteo oblíquo, 357-358
Ligamento pubofemoral, 45
Ligamento redondo
   do fígado, 157
   do útero, 124, 198
Ligamento sacrotuberal, 183
Ligamento suspensor do ovário, 197
Ligamento transverso do acetábulo, 45

Ligamento transverso do colo do útero, 196, 198, 216-217
Ligamento transverso do úmero, 39-40
Ligamento vocal, 240
Ligamentos coronários, 157
Ligamentos cruzados, 357-358
Ligamentos glenoumerais, 39-40
Ligamentos laterais, da articulação talocrural, 71-73, 71f-72f
Ligamentos mediais, da articulação talocrural, 71f-72f, 72-73
Ligamentos poplíteos, 51
Ligamentos retouterinos, 198
Ligamentos suspensores da mama (de Cooper), 85-86, 89
Ligamentos triangulares, 25, 27
Ligamentos vertebrais, 221f
Ligamentos, 157, 363. *Ver também* ligamentos específicos
   joelho, 356-358
   nucal, 337
   ombro, 372f
Linfáticos
   abaixo do diafragma, 259
   câncer e, 259-260
   da mama, 87f
   do pescoço, 258-260, 259f
Linfonodo sentinela, 260
   biópsia, 84-85
Linfonodos abdominais lombares, 198
Linfonodos axilares, 84-86, 89
   dissecação, 85-86
Linfonodos cervicais, 85-86
Linfonodos frênicos inferiores, 85-86, 89
Linfonodos frênicos paraesternais, 89
Linfonodos ilíacos, 177, 180, 196
   externos, 184, 198-200
   internos, 199
   inflamação dos, 182
   profundos, 184
   superficiais, 184
Linfonodos lombares, 177, 180, 191
   superiores, 180
Linfonodos mesentéricos superiores, 177
Linfonodos paraesternais, 85-86
Linfonodos pré-aórticos, 191
Linfonodos sacrais internos, 199
Linfonodos supraclaviculares metastáticos, 258
Linfonodos traqueais, 77-78
Linfonodos traqueobronquiais direitos, 81
Linfonodos traqueobrônquicos, 77-78
Linfonodos, 4, 259. *Ver também* linfonodos específicos
Língua, 267-268
   glândulas salivares e, 295-296

tonsilite e, 318
Linha alba, 117
Linha arqueada, 118
Linha axilar média (LAM), 106
Linha de reflexão do esterno, 105
Linha medioclavicular (LMC), 105-106
Linha pectínea, 177
Líquido cerebrospinal (LCS), 222-224
  circulação do, 351f
  hidrocefalia e, 348
  meninges e, 232-235, 352
  plexo corióideo e, 349
Lobo frontal, 247
Lobo occipital, 247
Lobo parietal, 247
Lobo piramidal da glândula tireoide, 328
Lobo porta do fígado esquerdo, 161
Lobo temporal, 247, 288
Lobos caudados, 158, 161
Lobos quadrados, 158, 161
Lóbulo anatômico esquerdo, 161
Locais de fertilização, 203, 205

M

Maléolo medial, 65-66
Mama, 89
  câncer, 84-85
  corte sagital da, 86f
  drenagem linfática da, 85-86
  linfáticos da, 87f
Mandíbula, 337
Manobras de Valsalva, 122-123, 220
Manúbrio, do esterno, 337, 377-378
Mão de bênção, 35
Marsupialização, 182
Martelo, 308
Maxila, 331-332
Meato acústico externo, 307, 310
Meato nasal inferior, 343
Meato nasal médio, 313, 315
Meato nasal superior, 313
Medial, 2
Mediastino, 77-78, 105
  anterior, 77-78
  inferior, 77-78
  posterior, 77-78, 81, 261
  superior, 77-78, 78f, 81, 99f, 377f
Medula espinal, 222-223
  fibras nervosas periféricas da, 227
  meninges em torno da, 352
Melena, 164
Membrana cricotireóidea, 328
Membrana interóssea, 25, 27, 65
Membrana timpânica, 305
Membranas meníngeas, 235-236

Membro inferior, 56-57
  inervação, 59f
Meninges, 232-235, 234f, 266f, 352
  irrigação arterial para o encéfalo e, 288-290
Meningite, 232-233, 235-236
Menisco, 50-51, 357-358, 358f
  lateral, 355
Mesentério, 363, 364f
  raiz do, 137
Mesocolo transverso, 137
Mesométrio, 198
Mesossalpinge, 198, 203
Mesotélio, 363, 367
Mesovário, 198
Metástase, 258
Método Hipócrates, 38
Miose unilateral, 76
Miringotomia, 307
Monte do púbis, 183
Movimento, 2-3
  voluntário, 247
MSC. *Ver* músculo esternocleidomastóideo
Musculatura da pelve feminina, 184f
Músculo abdutor curto do polegar, 31
Músculo adutor longo, 65
Músculo branquiomérico, 265
Músculo braquiorradial, 19
Músculo bulboesponjoso, 183, 186, 189-191
Músculo cremastérico, 193
Músculo cricoaritenóideo
  lateral, 240
  posterior, 240, 243
Músculo cricofaríngeo, 320
Músculo dartos, 189-190
Músculo deltoide, 14, 41
Músculo digástrico, 249, 267-268
Músculo escaleno anterior, 377-378
Músculo estapédio, 266-268, 310
Músculo esternocleidomastóideo (MSC), 249, 252-255, 253f, 337
Músculo esterno-hióideo, 325
Músculo estilofaríngeo, 320
Músculo estilo-hióideo, 267-268
Músculo flexor curto do polegar, 31
Músculo flexor longo do polegar (FLP), 31
Músculo flexor profundo dos dedos (FPD), 35, 35
Músculo flexor superficial dos dedos (FSD), 31
Músculo flexor ulnar do carpo, 35
Músculo hioglosso, 337
Músculo infraespinal, 370
Músculo isquiocavernoso, 183, 186, 189-191
Músculo levantador da pálpebra superior, 277-278
Músculo levantador do véu palatino, 320
Músculo masseter, 295-296
Músculo milo-hióideo, 295-296, 337

Músculo oblíquo externo do abdome, 117
Músculo oblíquo inferior, 278
Músculo oblíquo interno do abdome, 117, 123
Músculo oblíquo superior, 278, 280
Músculo occipitofrontal, 283
Músculo omo-hióideo, 249, 325
Músculo oponente do polegar, 31
Músculo piriforme, 45
Músculo platisma, 325, 337
Músculo psoas, 171, 215
Músculo pupilar anterior, 95-96
Músculo reto do abdome, 118, 120
   margem lateral do, 124
Músculo reto lateral, 280
Músculo sartório, 65
Músculo subclávio, 11
Músculo subescapular, 370
Músculo supraespinal, 14, 370
   tendões, 41-42, 371-373
Músculo tarsal superior, 278
Músculo transverso do abdome, 117, 123
Músculo transverso profundo do períneo, 183, 186
Músculo trapézio, 253-254, 255, 337
Músculo tríceps, 19
Músculo. *Ver também músculos específicos*
   atrofia, 31
   rigidez, 365-366, 367
Músculos axioapendiculares (músculos extrínsecos do ombro), 370
Músculos da mastigação, 271
Músculos do manguito rotador, 41, 371*t*, 373
   laceração, 370
   tendões dos, 41-42
Músculos dorsiflexores, 61
Músculos escapuloumerais, 370-373
Músculos esfincteres da uretra, 183 ,186, 212
Músculos esternotireóideos, 325
Músculos extrínsecos do bulbo do olho, 276-278, 277*t*
Músculos infra-hióideos, 241-242, 249, 325, 337
Músculos intercostais, 105
Músculos interósseos, atrofia dos, 14
Músculos papilares, 94-96
Músculos retos, 277-278
Músculos supra-hióideos, 241-242
Músculos suspensores do duodeno (ligamentos de Treitz), 150
Músculos tireo-hióideos, 325
Músculos transversos superficiais do períneo, 186, 189-191

N

Narinas, 31-332
Nariz, 330-333
   externo, 331-332

irrigação arterial do, 332*f*, 332*f*
NAVeL. *Ver* nervo, artéria e veia femorais, espaço vazio, linfonodos
Necrose avascular, 24-25
Nefrolitíase, 170
Neisseria meningitidis, 232
Nervo abducente (CN VI), 276, 278
Nervo acessório espinal (NC IX), 249, 253-254
Nervo auricular magno, 254-255
Nervo auriculotemporal, 284
Nervo cardíaco, 377-378
Nervo do canal pterigóideo (nervo vidiano), 265
Nervo facial (CN VII), 264-268, 265*f*, 272
   glândula lacrimal e, 343
   ossículos da audição e, 308
Nervo femoral, 57
Nervo fibular comum, 45, 57
   dano, 56-57
   lesão do, 73
Nervo fibular profundo, 61
Nervo frênico, 363, 377-378
Nervo genitofemoral, 189-191, 193
Nervo glossofaríngeo (CN IX), 249, 309
   compressão do, 318
   faringe e, 320
Nervo hipoglosso (NC XII), 249, 296-297
Nervo ilioinguinal, 124
Nervo intermédio, 265
Nervo isquiático, 45, 46*f*, 57
Nervo laríngeo
   lesão, 238
   ramo interno, 320
   recorrente, 117-118
   superior, 341
Nervo lingual, 267-268
Nervo mandibular, 271
Nervo maxilar (CN V2), 266, 271-272
Nervo mediano, 31-32, 33*f*, 35
Nervo obturatório, 57
Nervo oculomotor (CN III), 278, 280, 288
Nervo oftálmico, 271
Nervo peitoral lateral, 11
Nervo petroso maior, 266
Nervo plantar lateral, 57
Nervo plantar medial, 57
Nervo pudendo, 186
Nervo radial, 18-19, 20*f*, 22
Nervo subescapular, 373
Nervo supraescapular, 11, 373
Nervo supraorbital, 271
Nervo supratroclear, 271
Nervo sural, 57
Nervo tibial, 45, 57, 61
   lesão do, 73
Nervo torácico lateral, 89
Nervo torácico longo, 85-86

Nervo trigêmeo, 270-273, 271f
　nervos do escalpo e, 284-285
　ossículos da audição e, 308
Nervo troclear (NC IV), 276, 278
Nervo ulnar, 14-16, 32
Nervo vago, 241-243, 249, 377-378
　reflexo da ânsia e, 320
Nervo vestibulococlear (CN VIII), 265
Nervo zigomaticofacial, 272
Nervo zigomaticotemporal, 272
Nervo, artéria e veia femorais, espaço vazio,
　　　linfonodos (NAVeL), 68
Nervos aferentes, 365-366
Nervos axilares, 11, 13f, 16, 373
　luxação do ombro, 42
Nervos cranianos, 234-235
Nervos cutâneos, 228f
Nervos digitais palmares, comuns, 31
Nervos espinais, 226-227
　componentes do, 227f
　lesão do plexo braquial e, 11
Nervos intercostais, 85-86
Nervos musculocutâneos, 11-14, 13f, 16
Nervos. *Ver também nervos específicos*
　compressão, 56-57
　glândula tireoide, 240f
　paralisia dos, 276
Neuralgia do trigêmeo, 270
Neurônio motor superior, 265
Neuropatia, 31
Nevralgia pós-herpética, 226
Nó atrioventricular (AV), 92-94, 96
Nó AV. *Ver* nó atrioventricular
Nó SA. *Ver* nó sinoatrial
Nó sinoatrial (SA), 92-94, 96
Nocaute atrial, 92-93
Nódulo frio, 238
Norepinefrina, 177
Núcleo pulposo, 221-223

O

Occipital, 289
Olho
　movimentos, 276
　músculos, 277f, 279f
Ombro
　articulação, 40f
　bolsas, 371-373
　cíngulo do membro superior, 39
　distocia, 11
　ligamentos do, 372f
　luxação, 38-42
　músculos do, 372f
　músculos extrínsecos do, 40, 40t, 370
　músculos intrínsecos, 41, 41t, 370-373

　tendões do, 372f
Omento, 363
　maior, 165
　menor, 157, 165
Onda líquida, 156
Ondas sonoras, 306
Ooforectomia, 214
Opérculo, 247
Orelha, 306-308
　externa, 307
　média, 306, 307f
　efusão, 306
　ossículos, 308
Organização somatotrópica, 247
Órgãos genitais femininos
　externos, 183f
　internos, 202-204
Órgãos genitais masculinos, 188-191
　internos, 208-211
Órgãos peritoneais, 364f
Osso do quadril, 45, 48
Ossos carpais, 25, 27, 32f
Osteomielite, 313
Óstio da uretra, 184
Óstio da vagina, 184
Óstios, das tubas uterinas, 205
Otoscopia, 308
Ovários, 197-198
　remoção, 214

P

Palatino, 331-332
Palpação, 258
Pálpebras, 342
Palpitações, 110
Pâncreas, 148-150, 149f, 153, 171
　estruturas posteriores ao, 150t
Pancreatite, 148
Papila hepatoduodenal, 153
Papila lacrimal, 343
Papila maior do duodeno, 149
Paralisia de Bell, 264
Paralisia de Duchenne-Erb, 14, 16
Paralisia de Erb, 14, 16
Paralisia de Klumpke, 14-16
Paralisia do nervo oculomotor, 276
Parede abdominal anterior, 116-120
　artérias, 118f
　músculos, 117f
Parede abdominal anterolateral, 120
Parede anterior, 197
Parede da faringe, 320
Parede lateral, fórnice da vagina, 197
Parede posterior do fórnice da vagina, 197, 200
Parede torácica, 105

398 ÍNDICE

Paredes da bexiga, 217
Parestesia, 222-223
Parietal, 289
Parte abdominal anterior inferior, 123
Parte abdominal da aorta, 191
Parte anterior do antebraço, 15
Parte anterior do córtex parietal, 247
Parte anterior do escalpo, 273
Parte anterior superior da coxa, 123
Parte caudal da ponte, 265
Parte costal da pleura parietal, 105
Parte esponjosa da uretra, 211
Parte flácida, 308
Parte intramural da uretra, 210
Parte laríngea da faringe, 319
Parte membranácea da uretra masculina, 211
Parte nasal da faringe, 232, 310, 319
Parte oral da faringe, 319, 322
Parte parassimpática do sistema nervoso, 93-94
Parte posterior do escalpo, 273
Parte posterior do sulco coronário, 113-114
Parte prostática, 210
Parte simpática do sistema nervoso, 93-94
Parte tensa, 308
Parte torácica da aorta, 100-102
Patela, 50-51
    face, 355
Pé
    arco venoso dorsal do, 66
    artéria dorsal do, 65
    músculos que atuam no, 72t
Peitoral menor, 15
Pele, 283
Pelve
    feminina, 203f
    renal, 171, 215
Pênis, 188-191
    bulbo do, 189-191, 193
    corte transversal do, 189f-190f
    raiz do, 193
    vista anterior do, 189f-190f
Percepção sensorial, 247
Percepção somatossensorial, 247
Perdas sanguíneas após relação sexual, 196
Pericárdio, 113
Perilinfa, 307
Períneo, 183, 188
    drenagem linfática do, 184, 186
Periósteo, 283-284
Peritônio parietal, 123-126, 144-145, 363, 367
Peritônio visceral, 144-145, 363, 367
Peritônio, 363-366
Perna, irrigação arterial da, 66f
Pescoço, 238-242
    compartimentos do, 338f
    linfáticos do, 258-260, 259f
    parte anterior, 252-255, 253f

    parte superficial, 249
    raiz do, 78f, 377f
    região/trígono cervical anterior do, 249, 252-253
    região/trígono cervical lateral do, 249, 252-253
    vasculatura do, 246-249
Pia-máter, 233, 289
Pielograma intravenoso, 215
Pielonefrite, 170
Piloro, 165
Pisiforme, 31
Placa aterosclerótica, 248
Plano neurovascular, 117, 120
Planos anatômicos, 2
Planos axiais, 2
Planos frontais, 2
Planos medianos, 2
Planos transversais, 2
Platô tibial, 51
Pleura parietal, 108
Pleura visceral, 108
Pleura, 105, 106f
Plexo braquial, 10-15, 12f, 377-378
    lesão ao, 10-11
Plexo corióideo, 232-233, 349
Plexo de Kiesselbach, 330-334
Plexo linfático profundo, 77-78
Plexo linfático, 77-78
Plexo pampiniforme de veias, 189-191
Plexo subareolar, 85-86
Plexo timpânico, 308
Plexo venoso da faringe, 320
Plexo venoso pterigóideo, 233
Pneumócitos, tipo I, 100-102
Pneumonia por aspiração, 241-242
Pneumotórax por tensão, 104
Pneumotórax, 104-105
Pomo-de-adão. *Ver* proeminência laríngea
Ponte
    caudal, 265
    margem superior da, 302-303
Ponto de hipersensibilidade, na tabaqueira anatômica, 24
Ponto de McBurney, 143, 145
Ponto de referência dos dermátomos, 227, 229
Ponto lacrimal, 342-343
Porta do fígado, 131-132, 157
Posição anatômica, 2
Prega nasolabial, 263-264
Pregas vocais, 241f, 326f
    membrana cricotireóidea e, 328
    paralisia, 238
Prepúcio, 189-191
Pressão intracraniana, 234-235, 288
Processo axilar (cauda de Spence), 85-86

Processo coracoide, 15
Processo lateral da cartilagem do septo
  nasal, 331-332
Processo xifoide, 227, 229
Proeminência laríngea, 239, 253-255, 325
Profunda, 2
Prolapso do núcleo pulposo das vértebras lombares, 220
Pronação, 2-3
Prono, 220
Próstata, 208, 209-210, 210*f*
  ampola da, 209
  lobos da, 209, 212
  ressecção transuretral da, 209
Proximal, 2
Ptério, 289, 291
Ptose, 76, 275-276
Púbis, 45, 48
Pudendo feminino, 182-184
  drenagem linfática do, 182
Pulmões, 106*f*, 377-378
  câncer, 258
  lobos, 100-101
  margem anterior dos, 108
Pupila, 276, 278

Q

QID. *Ver* quadrante inferior direito
QSD. *Ver* quadrante superior direito
Quadrante inferior direito (QID), 141-142
Quadrante superior direito (QSD), 129-131

R

Rádio, 25
Radiografia do tórax, 76
  pneumotórax e, 104
Raiz motora branquiomérica, 265
Raízes anteriores, 222-223
Raízes posteriores, 222-223
Ramo circunflexo, 111-112
Ramo interventricular anterior, 111-112
Ramo isquiopúbico, 183-184
Ramo primário anterior, 227
Ramo primário posterior, 227
Ramo superior do púbis, 123
Ramos bronquiais, 101-102
Ramos da ponte, 302-303
Ramos do pênis, 193
Ramos gástricos, 166
Ramos intestinais, 138
Ramos subendocárdios, plexo subendocárdico dos, 93-94
Receptores gustatórios, 267-268
Recesso costodiafragmático, 106
Recesso esfenoetmoidal, 331-332
Recesso retrocecal, 143

Recessos e pregas ileocecais, 143*f*
Redondo maior, 41
Redondo menor, 370
Reflexo da ânsia, 320, 322
Refluxo esofagogástrico, 164
Região anal, 183
Região ilioinguinal, 124*f*
Região infraglótica, 241-242
Região infraumbilical, 144-145
Região inguinal, 122-126
Região periumbilical, 144-145
Região supraglótica, 241-242
Respiração ruidosa/estridor, 337
Resposta à asfixia/sufocação, 241-242
Ressecção transureteral, da próstata, 209
Ressonância magnética (RM), 222-223
Retináculo dos músculos flexores, 14, 31-32
Rima da glote, 240-242
Rima do pudendo, 184
Rins, 170-173, 171*f*
  glândulas suprarrenais e, 177
Ritmo sinusal, 93-94
RM. *Ver* ressonância magnética
Rouquidão, 241-242
Ruídos, 247
Ruptura do tendão do calcâneo, 70-71

S

Saco da conjuntiva, 343
Saculações, 143
Saídas linfáticas, 157
Segmentos broncopulmonares, 100-101
Seio cavernoso, 233, 284, 301-302
Seio coronário, 113-113-114
Seio da aorta, 95-96
Seio maxilar, 313, 315
Seio pulmonar, 95-96
Seio sagital inferior, 289
Seio sagital superior, 289
Seio sigmoide, 289
Seio transverso, 289
Seios da dura-máter (*dural sinus*), 289
Seios esfenoidais, 313
Seios etmoidais, 313
Seios frontais, 313
Seios lactíferos, 85-86
Seios paranasais, 313, 315
Seios. *Ver também tipos de seios específicos*
  transiluminação dos, 312
  vista coronal dos, 313*f*
Sela turca, 247
Sêmen, 209
Semilunar, 27
Septo, 332f
  interatrial, 93-94
  interventricular, 93-94

nasal, 331-334
Sialolitíase, 294-295
Sinal da gaveta anterior, 50
Síncope, 301-302
Sindesmose, 25
Síndrome de Cushing, 176
Síndrome de Horner, 76
Síndrome do choque tóxico, 330-331
Síndrome do corredor torácico, 376-378, 379
Síndrome do ovário policístico, 176
Síndrome do túnel do carpo, 30-31
Sínfise púbica, 183
Sínfise, 221
Sintomas, 3
  estruturas anatômicas e, 4
Sinusite, 312, 330-331
Sistema de drenagem lacrimal, 343f
Sistema endócrino, 149
Sistema exócrino, 149
Sistema porta, 159f
Sistema venoso ázigo, 77-78
Sistema venoso porta, 158
Sistema ventricular, do encéfalo, 348-349, 350f
Sistemas profundos, comunicação dos sistemas superficiais com, 66-68
Sistemas superficiais, sistemas profundos de comunicação com, 66-68
Sopros, 93-94
Streptococcus pneumoniae, 232
Succinilcolina, 323
Sulco interventricular posterior, 111-112
Sulco intraventricular posterior, 113-114
Sulco lateral (fissura de Sílvio), 248
Sulco terminal, 93-94
Sulcos paravertebrais, 171
Sulcos, 247
Superficial, 2
Superior, 2
Supinação, 3
Supino(a), 220
Suprimento vascular
  do pescoço, 246-249
  para a extremidade inferior, 64-68
  para intestinos, 136-138
Sutura coronal, 282
Sutura lambdóidea, 282
Sutura sagital, 282

T

Tabaqueira anatômica, 19, 25
  pontos de hipersensibilidade na, 24
Tabela bifásica de temperatura corporal basal, 116
Tálus, tróclea do, 70-72
Taquicardia, 93-94

TC. *Ver* tomografia computadorizada
Tecido conectivo, 283
Tecido subcutâneo, 325
Temporal
  canal facial do, 265
  ptério e, 289
Tendões
  do calcâneo (tendão de Aquiles), 70-71
  do músculo supraespinal, 41-42, 371-373
  manguito rotador, 41-42
  ombro, 372f
Tênias do colo, 143
Tensor do tímpano, 310
Terapia anticoagulante, 64-65, 330-331
Terapia fibrinolítica, 246
Teste de Adson, 376
Teste de esforço do braço erguido (EAST), 375-376
Teste de Roos, 375
Teste sanguíneo para antígeno prostático específico, 208
Testículos, 189-191
Testosterona, 175-176
Tíbia
  articulação do joelho e, 51
  face superior da, 358f
Tomografia computadorizada (TC), 76, 246
Tonsilas faríngeas, 320
Tonsilas linguais, 320
Tonsilas palatinas, 320, 322
Tonsilas, 318-320, 322
Tonsilite, 318
Tórax
  abertura inferior do, 377-378
  drenagem linfática do, 79f
  pontos de referência dos dermátomos do, 227, 229
Torcicolo, 252-253
Transiluminação, 188
  dos seios, 312
Traqueia, 76, 319, 377-378
  glândula tireoide e, 239
Traqueostomia, 324-325
Trauma contuso, 19
Tríade de O'Donoghue, 354
Tríade de Virchow, 64-65
Tríade infeliz, 354
Trígono cervical anterior, do pescoço, 249, 252-253
Trígono cervical lateral, do pescoço, 249, 252-253
Trígono cisto-hepático (triângulo de Calot), 132
Trígono femoral, 65, 68
Trígono inguinal (de Hesselbach), 123f, 124
Trígono inguinal, 125-127
Trígono urogenital, 183, 188
Trismo, 337
Trocanteres, 45

Tromboflebite, 313
Trombose venosa profunda, 64-65, 98
Trombose, 64-65
Tronco broncomediastinal, 81
Tronco celíaco, 137, 139, 144-145, 150, 158, 161, 165, 167
Tronco pulmonar, 99
Tronco simpático, 377-378
Tronco superior, 14
Tronco tireocervical, 239
Tuba auditiva (tuba de Eustáquio), 309, 319
Tuba auditiva, 310, 319
Tubas uterinas (tubas de Falópio), 197
Tubas uterinas, 197, 202
  ampolas das, 205
  divisões das, 230-204
  óstio das, 205
Túber isquiático, 183
Tubérculo maior do úmero, 41
Tubérculo púbico, 123
Tuberosidade da tíbia, 51
Tubo torácico, 105
Tumefação edematosa/Bossa serosa, 282-283
Tumor da glândula suprarrenal, 176
Tumor de células de Sertoli-Leydig, 176
Tumores ovarianos, 176
Tumores, 176
Túnel do carpo, 30-32,35
Túnica albugínea, 189-191
Túnica dartos, 189-191
Túnica vaginal, 124-126
TVP. *Ver* trombose venosa profunda

U

Úlcera péptica, 164
Ulna, 25
Ultrassonografia, 130-131
Umbigo, 308
Úmero, 39
Ureteres, 201, 214-217
  abdominal, 215
  estreitamento dos, 217
  irrigação sanguínea dos, 216-217
  obstrução dos, 196
  trajeto dos, 215
Ureterolitíase, 170, 215
Uretra
  feminina, 197
  lubrificação da, 209
  masculina, 189-191, 210-211
  parte esponjosa, 211
  parte intramural, 210
  parte membranácea, 211
  parte prostática, 208

Útero unicorne, 217
Útero, 197
  corpo do, 197
  corte frontal do, 198*f*
  drenagem linfática do, 198
  irrigação sanguínea para, 198
  ligamento redondo do, 124, 198
  remoção do, 213
  unicorne, 217

V

Vagina, 197
  corte frontal da, 198*f*
Valva atrioventricular esquerda, 95-96
Valvas atrioventriculares, 94-95
Valvas do coração, 94-96
Válvula semilunar da valva da aorta, 95-96
Válvula semilunar do tronco pulmonar, 95-96
Válvulas semilunares, 94-96
Varicela, 226
Varizes esofágicas, 161
Vasculatura pulmonar, 98-101
Vasoespasmo arterial, 300-301
Vasos epigástricos inferiores, 124-126
Vasos ilíacos externos, 215
Vasos linfáticos, 189-191, 259, 261
Vasos pulmonares, 99*f*
Vasos sanguíneos do ovário, 216-217
Vasos uterinos, 198, 215
VCI. *Ver* veia cava inferior
VCS. *Ver* veia cava superior
Veia braquiocefálica, 258
Veia cava inferior, 98, 157, 172
  glândula suprarrenal direita e, 180
  veias testiculares e, 191
Veia cava superior, 93-94
  síndrome, 76-78
Veia cerebral magna (de Galeno), 289
Veia esplênica, 158
Veia femoral, 65
Veia frênica inferior, 172
Veia jugular
  externa, 253-255
  interna, 249, 259, 377-378
Veia mesentérica superior (VMS), 158
Veia palatina externa, 318, 320
Veia poplítea, 65
Veia porta do fígado, 153, 158, 161
Veia renal esquerda, 172
Veia retromandibular, 233
Veia subclávia esquerda, 259
Veia subclávia, 254-255, 377-378, 389
Veia suprarrenal, 172
Veias acompanhantes, 65
Veias do coração, 113-114

Veias faciais, 233
Veias oftálmicas inferiores, 233
Veias oftálmicas superiores, 233
Veias ovárica e testicular, 172
Veias pulmonares, 100-102
Veias renais, 172, 191
Veias safenas, 65-66
Veias testiculares, 191, 193
Vértebras
    arco posterior das, 221
    cervicais, 247
    corpo tubular das, 221
    forames transversários das, 301-302
    processos das, 221
Vesícula biliar, 130-132, 131f
    fossas, 133, 157
Vestíbulo da vagina, 183
Via respiratória, respiração e circulação (ABCs), 325
Virilismo, 177
Vírus varicela, 226
Vísceras gastrintestinais do abdome, 137
VMS. *Ver* veia mesentérica superior
Vômer, 31-332